思想觀念的帶動者

文化現象的觀察者

本土經驗的整理者

生命故事的關懷者

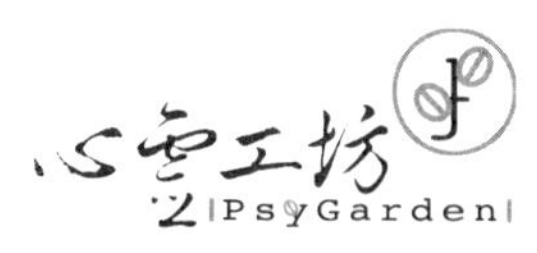

Master

對於人類心理現象的描述與詮釋
有著源遠流長的古典主張，有著素簡華麗的現代議題
構築一座探究心靈活動的殿堂
我們在文字與閱讀中，找尋那奠基的源頭

EXISTENTIAL HYPNOTHERAPY

WITH SITUATED CONSCIOUSNESS THEORY

存在催眠治療

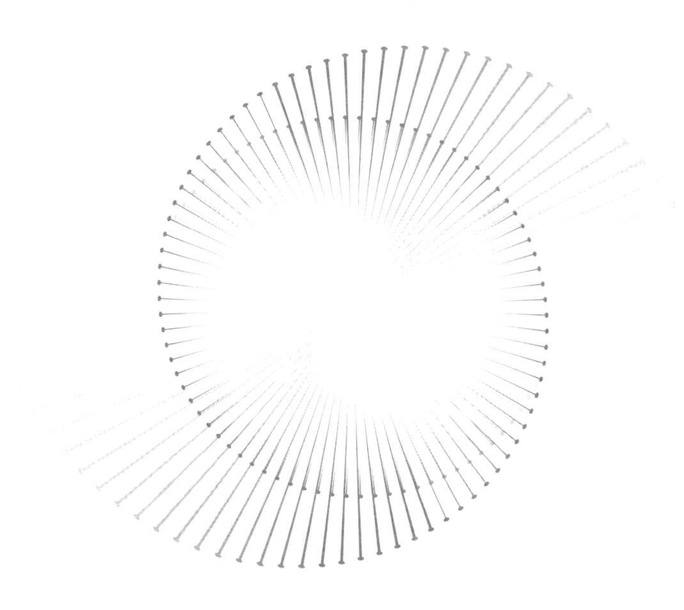

李維倫 著

致 余德慧教授

（1951-2012）

為了他所照亮的人心之道

各界讚譽推薦

從「中西有別」到「當下生活」的本土心理學知識發展的再啟蒙歷程，進而納入有情感質地的、滋味的、歷史的、地理的本土心理學，對學術社群多少已有醒悟。但就日常生活而言，「回到當下生活」並非易事，透過李維倫教授多年淬煉的《存在催眠治療》一書，無論是理論對話或案例引述，開放地邀請讀者踏上倫理療癒旅程，成為人文臨床身心實踐的同行者。

林耀盛
國立臺灣大學心理學系教授

讀維倫教授新著，如師在側，如友在鄰；不「催」亦不「眠」，自在舒暢。

張沛超
臨床心理學家、哲學博士

此書像是佛教中的禪宗，希望直指人心，卻又必須另闢蹊徑地以文字來論述，維倫試圖在「不立文字」和「不得不立文字」之間搭建起一座橋樑，其心可泣，讓人心動！

楊蓓
法鼓文理學院特聘副教授兼生命教育學程主任

{ 目次 }

【推薦序一】

貫徹本眞的照顧理念與方式，讓意識重構

汪文聖
國立政治大學哲學系退休暨兼任教授

李維倫教授在《存在催眠治療》的論述有著諸多層面：

第一、區別與深化艾瑞克森的催眠治療。

第二、參照幼兒鏡像、榮格心理治療、氣的身體經驗、甘德林的澄心法、禪境經驗、阿德勒學派、亞隆的存在心理治療諸學理與治療方式，來賦予存在催眠治療理論與操作的特殊意義。

第三、以存在催眠治療是本土心理學運動的一條路線。

第四、指出這條路線是屬於本土心理學運動的「當下生活」的模式，而別於「傳統文化」的模式。

第五、在同樣是以「當下生活」的模式為本土心理療法方面，存在催眠治療開出了「做為倫理行動的心理治療」，而別於余德慧所關注的「心性與倫理的複合式療法」。

第六、這裡所說的倫理主要指在面對倫理受苦去做心理的治療，可統稱為「倫理照顧」。

第七、而之所以為「當下生活」的模式的本土心理學，因為西方的現象學理論與方法被引用於建立本土心理學的論述中，因而本土心理學亦可與普世性相搭接。

我之所以做著和此書論述的順序有些顛倒的抽絲剝繭，事實上欲將這本以較具實務性與方法性為名的書，其背後所蘊含的諸多意涵顯題出來。我也在提醒讀者對於整本書要有耐心的期待。因為讀者或會問，為什麼存在催眠治療從前面繞了好幾個章節的彎——本土心理學運動、存在現象學、倫理受苦、以及余德慧的柔適照顧等等——才回過頭來成為討論的主題，而且為什麼討論當中又參雜這麼多東西方的心理學派，以及哲學甚至宗教的思維於其中。

其實，當我翻閱全書後，靜靜地對於「存在催眠治療」的整個概念做了反思：是不是一個比較細心的讀者就可以從「存在」兩字去吮嚼所蘊含的諸多層面意涵呢？故我又從書中去找為何名為「存在」？

最適切的答案是在第六章近結尾處：

> 存在催眠治療之所以以「存在」為名，是依循存在現象學的視野，認為人是在世存有（being-in-the-world），而不是閉鎖於內在心靈深處；經驗不是心理過程，而是存在過程；意識不是內在運作，而是存在狀態的變化。留意求助者活出的樣態，而非推測其內心，是治療師理解與貼近求助者的方法。

在第十二章也有這樣的定義：

> 存在催眠治療不僅是一心理療法，也具有做為存在哲學的潛能，對自我、世界、空間性、時間性以及互為主體性等存有論結構有其體會與論述。這也是本療法以「存在」為名的根據。
>
> 存在催眠治療師所面對的並非只是求助者的苦

痛，所從事的並非只是問題解決，而是經驗生成與人類存在可能性的親身見證。這是一種「與存有同行」（being with Being）的意識運作樣態。

故存在催眠治療已提升到人與人的——套用海德格的用詞——共同此有（Mitsein; Being with）或共同此在（Mitdasein; Dasein-with）的層次。再記得海德格對於人的「共同此在」提到彼此照顧（Fürsorge; solicitude）的關係，並指出本真的照顧是照顧者不應對於被照顧者的、屬於每個人本己的「牽掛」（Sorge; Care）能力及行為越廚代庖。我以為存在催眠治療仍貫徹著這種本真的照顧理念與方式，但將海德格的哲學論述以催眠的心理治療方式去落實。

但對我而言，作為本書主軸的論述落實了海德格存在現象學更深厚的一面，它貫穿並奠基著全書的理論與方法，我必須對此做更多的說明，而它是我對此書推薦的最主要理由：

在這方面，為本書譽為首次將存在思考帶入台灣心理學界的余德慧是功不可沒的。《詮釋現象心理學》（1998）裡余德慧將出自海德格的兩個存有論的層次揭示出來，一是「大地存有」，另一是「文化世界」。前者是前言語的、具深淵性的、讓人時或明白但又不能完全接近的、讓我們盤根錯節地深植其中的、從其中汲取生命活水與養分的大地。後者是為語言論述所建構的、為我們所依靠而不致生活在漂浮中的、但又不時會僵化地規定我們生活的文化。這裡除了海德格所給出的兩個存有論層次概念之外，另外還吸取呂格爾在《詮釋理論》（*Interpretation Theory*）所提出的如何從前語言、言說、語言，到書寫的過程，以及文本的地位與意義。這是余德慧較早所強調的以敘事為主的語言性倫理治療方式的立論基礎。但基於大地的活水，以至於可源源不絕地產生出新的言說、語言、文本，特別是故事，以對於受苦者做解厄的工作，適可對照於實務敘事大師如麥克・懷特（Michael White）所強調的：從受苦者的生活世界中產生出綿綿不絕的、取代主線故事的支線故事，更能對於當事人療傷止痛。

但存在催眠治療之所以和余德慧晚期所著重的身體撫觸性的柔適照顧相對照，因為兩者雖仍未直接地回到大地存有，而是間接地——在余德慧方面是在「經驗者返回人與物交接的初始」之下，透過「影像、聲音、氣味」的「擬象空間」或「身體人文空間」，在李維倫方面是透過貫穿書中的「語意意識、圖像意識及體感意識的『意識三重構作』模式」其中的「圖像意識」來做中介——讓「文化世界」與「大地存有」做連結。這是現象學式地從「文化世界」還原到「大地存有」，再從「大地存有」發生學地構成「文化世界」，但兩者不斷地往返運作著。

按照本書，還原與構成的兩端分別是「語意意識」與「體感意識」，催眠治療師引導著受助者脫離語意意識的運作，讓圖像意識與體感意識活躍起來。特別是治療師引動受助者的回憶、想像、故事等圖像意識，其中的內容再引動受助者的體感意識。治療師進而能對受助者的這兩種意識感同身受，以致在對所感受的圖像意識組織過程的描述言說中，讓語意意識得以從體感與圖像意識裡獲得活水而重構；惟這還原與構成的過程應該也是往返運作的。但誠如前面對「存在」的說明所示，這些意識不是閉鎖於心靈內，而是人在世存有的生活狀態。受助者的意識或生存狀態產生變化，這歸功於催眠治療師的引導。我以為這裡就顯示存在催眠治療落實了海德格本真的照顧理念，因為以引導方式讓這些意識的運作或活躍，從而再獲得重構，並不是出於治療師的支配，治療師更沒有以照顧者的姿態對於被照顧者的意識去越廚代庖。

鑒於「意識三重構作」的模式為李維倫教授論述的主軸，我們就可明白，書中所涉及的鏡像說關聯到圖像意識；榮格則提供了圖像意識的技術；氣的身體經驗是將語意意識懸浮，從而讓圖像與體感意識湧現；甘德林的澄心法顯示從語意到圖像再到體感意識的過程；禪修著眼於「脫除語言作用後的身體與心理的體驗」，同時顯示「圖像意識具有將體感意識狀態帶入與周遭事物的連結關係之中，進而在語意意識中形成意義的脈絡理解」。至於提出阿德勒與亞隆，以及相對照的余德慧關於存在的思維，旨在一方面顯示真正存在的苦或衝突要從在文化世界或語意意識層面的人情事理往大地存有、體感意識或反面置身所感受之苦去回溯，另一方面對照出存在催眠治療也在理解死亡、意義、關係與世界之下，幫助存在的受苦者獲得解脫。最後，我們看到艾瑞克森的催眠治療如何被存在催眠治療深化的問題：艾瑞克森的矛盾現象正可借意識的三重構作清楚地說明。

李維倫教授的《存在催眠治療》給予了我們這麼深刻且寬廣的意涵，很值得讀者細細地吮嚼。

【推薦序二】

願「生生不息，繁榮昌盛」

黃素菲
輔仁大學心理學研究所兼任教授

李維倫開宗明義說《存在催眠治療》是「本土」的第二次啟蒙，從「傳統文化」到「當下生活」，從「言詮產物」還原到「言說化成」的現象學方法，從「巫術」到「巫現象」聚焦巫活動的蘊生機制。他強調這是一門台灣本土文化與療癒現象為基礎的心理療法，以現象學方法將台灣在地經驗現象進入到人類心理普遍結構的理解。他認為倫理的受苦要從存在雙重結構來理解，以「意識三重構作」及談話行動做為倫理行動的指引，並透過促發圖像意識與體感意識，讓受助者進入不同存在狀態的移置與穿梭，達成「倫理性自我的契入與疏通」。

作者深知本土的心理治療，不能僅是本土心理學裡的一項學術運動，必須扎根在臨床實務的鍛鍊，也必須與目前心理諮商與治療專業接軌，才有機會成為當代心理治療的一個穩固的支脈。這本書為「深入淺出」做了最佳詮釋，書中涉及的理論概念繁多，都不是能輕易入口即化。然而維倫以系統化、條理性的論述，描繪出「本土催眠治療」多維度的理解剖面，有如玲瓏剔透的琉璃作品，既理性又熱情。

一開頭的源起「本土心理學運動中的存在現象學思考」中的文字，我就深深被吸引，因為我學習心理學的歷程，根本就是一場學術文化的戰場，我淪落其中撕殺搏鬥十數年，遍體鱗傷。我童年缺乏多元文化刺激，直到接觸 A B C 才知道世界上還有個ABC。國小、國中都是班上名列前茅的「好學生」，高中成為「留級生」，大學成為「重考生」，又從輔大應心系到台大心理系成為「轉學生」。作為學生身分的「我」像鏡子般映照出當時的我無法明白的道理。首先，小時候的名列前茅，顯示我不需要克服太大的困難，以「自然我」就能輕易契合學校的學習；其次，高中留級顯現出我對西方科學知識學習上的頓挫，含「二元方程式」、「物理」、「化學」等；接著，閉門自修重考大學是帶著符合社會的面具身分，硬是把自己擠進去「專業分工」的科層體制中；最後，終於透過苦讀似乎搞懂心理學的堂奧「成功的」把自己送進台大心理系的殿堂。作者把這個殿堂描述為：「台灣的心理學不再是三心二意的散漫學生，而是要努力跟上『歐美先進國家』的好學生。」

然而，我坐在台大心理系的教室，似乎聽懂老師說的、看懂教科書上寫的，卻有一種遙遠的距離。大四，我好心慌，怎麼會有一種「讀心理系越久，離心理越遠」的疏離感？於是我又發揮「苦讀」的能耐，應屆考上台大心研所，噩夢並未停止也沒有減輕。楊國樞先生是我碩論指導教授，他問我想做什麼題目，我說了一生最大的、也是最重的提問：「我想知道心理學如何幫助人，活成他想活的樣子？」至今我仍在回答這個問題。楊先生果斷地直接給我定調論文方向：「那你做生活目標吧！」於是我經歷所有「科學心理學」的研究方法，編題、分析研究工具的信、效度、變異數分析、迴歸分析……我碩一時余德慧博士班三年級，有接觸但不熟稔，何況我正陷溺在那個強勢「科學語言」的世界，跌入深淵、自顧不暇。我仍然寫了博士論文計畫希望楊先生繼續指導，還好，當時楊先生拒絕了我！有時候看似殘忍拒絕竟是最大慈悲。與其說這是我正式告別科學心理學，不如說是我整個專業生涯認識論的轉向，我得以從邏輯實證論離開，走向人文敘事典範。

本書第二三四章談到「倫理療癒」、「存在性雙重結構」、「心性與倫理的複合式療法」、「柔適照顧」、「倫理行動」、「存在催眠治療」都很精彩、值得細讀。其中「意識轉換」作為臨床實踐可能還有諸多的治療步驟需要細緻化。例如第四章：

> SU 幾乎是哀求著說：「我要回到像以前一樣。」但我告訴她：「妳是不可能再像以前一樣了。」SU 頓時沉默，眼淚潸然而下。除了直接指出她所謂的「回到過去」的不可能性，我也與 SU 的「陌生之處」經驗進行連繫，並指出此一新的經驗平面對她雖是陌生，但卻絕非孤單之地。

如果治療技術無法細緻化操作達到以交談、對話來開啟與牽引，只是說一句「妳是不可能再像以前一樣了。」恐怕大多數受苦者掉下去的不是「反面置身」的陌生之處，也無法連結到受苦者的體感意識或語言複多意義的發端處，不但無法到達倫理照顧想要與受苦者的本心之我的位置，恐怕會掉入更大的失落的深淵。還好，第五六章實例提出「多重隱喻嵌入結構模式」、「經驗共構體結構」，看來有些譜了。如果完成一個治療學派像是蓋一棟房子，我認為目前深厚地基與鋼筋混凝土都已經成形，但是還是胚屋可以交屋，但無法入住。

第七章的關於「意識三重構作」的鋪墊，說明圖像意識與體感意識的理論基礎，我認為是本書的關鍵重點。作者以梅洛—龐蒂（Merleau-Ponty）的「幼兒經驗還原」分析，說明鏡像階段顯露了意識三重構作的形式，並以拉岡（Lacan）的鏡像階段（mirror stage）理論說明人類主體性的發展。接著，更展開繁複的意識論述，以圖像意識的鏡映運作與榮格心理治療的對話；以氣的身體經驗映襯體感意識與空間；以甘德林的澄心法呼應體感意識的療癒運作；以禪境經驗的意識樣態來連結語意意識的運作特徵，完成圖像意識、體感意識以及語意意識的勾畫。最後總結，作者提出以「行動、理論、存有論視野與意識運作樣態」做為存在催眠治療師的鍛鍊之道。後面還有跟阿德勒學派、存在取向心理治療、艾瑞克森催眠治療的對話與重構。讀完有一種氣勢滂薄的震撼感，關於「存在催眠治療」理論大綱與治療機制，本書已臻完整。

本書最後所揭示的存在催眠治療發展計畫是個遠大的方案，作者從開課、做研究、成立學會到寫書，按步當車、穩健向前。本書問世，有如「星際爭霸戰」（Star Trek, 又譯《星空奇遇記》、《星際迷航》）發行，《星際爭霸戰》是美國電視劇，1966 年九月八日首次於 NBC 播出，陸續還有許多電影、影集、動畫、遊戲等衍生作品，2001 年推出《星艦前傳》。根據維倫的寫作計畫，這本書問世之後，還有兩本「前傳」孕育中，尚未推出。本人以「星迷」（Trekkies）之姿引領期盼。僅誌《星際爭霸戰》中最為知名的台詞：「生生不息，繁榮昌盛」（Live long and prosper），作為由衷的祝福。

於 2022 年七月四日，農曆六月初六「天貺節」

【推薦序三】

意識邊境的漫步與探索：存在催眠治療的開枝與散葉

翁士恆
國立東華大學諮商與臨床心理學系副教授

《存在催眠治療》這本著作，是李維倫老師的實踐成果，也是本土心理學、人文心理學、臨床心理學、諮商與心理治療進展的一大發展里程碑，對我來說也意義非凡。我記得我在蘇格蘭修讀博士班的時候，我的指導老師丟給了我一本談「社會受苦」（Social Suffering）的書，期待我可以深入理解哲學家列維納斯（Levinas）的倫理哲學，那時，我彷彿進入了一個迷幻的思考迷宮裡，進入了二戰前存在哲學發光發熱，但因為世局動盪而充滿挑戰的環境裡。我開始認識胡賽爾、海德格、鄂蘭等哲學家，同時也重新閱讀佛洛伊德所開啟的心理學道路。人文哲學與心理學竟有著如此同步的起點，在那個二戰動盪的歷史想像下、在蘇格蘭愛丁堡的古老空間中，我的思考也重新啟蒙。

也差不多是在那時候，我可以與余德慧老師的思想接軌，在中文世界的心理學領域之中，有一個特別的進展，就是從「受苦」所進入的現象學凝視。我驚訝的發現我在大學時最喜歡閱讀的張老師月刊主編，以及書桌上不曉得有多少本的散文集作者，竟然開啟了一種我最嚮往的心理學視角，在學術領域中竟也是如此閃閃發光。我聯繫了余德慧老師，希望老師可以指導我的博士論文於「受苦」的經驗理解。余老師慷慨答應，那時，在花蓮、在余老師的辦公室，我們談人文世界聊得深入，更讓我的學術研究可以定錨。讓我的專業可以走入人間、走進受苦的人；讓我可以做我自己，做我想成為的心理學家。

在我回台灣到東華大學任教以後，我也和李維倫老師、彭榮邦老師等學術伙伴繼續探索著「受苦」所承載的人間現場。在其間，余老師離開了我們，但我們依然繼續走著余老師所闢徑的心理學道路。從受苦現場，從對話中，我們不斷的想知道，從「我」的「眼」中所看到的，是「誰」的受苦？那不是一個具有絕對答案，但具有著普遍本質的人間世中，訴說「活著」的各種真實。所以，從癌末、創傷、疾病的例外經驗與特殊場域裡，余老師啟發的，以人文哲學和以現象學為方法的心理學，持續的在紮根與影響著。

李維倫老師從存在現象學所探討的世事經驗結構中，提出了「存在催眠治療」的實踐取向，更具體的提出以催眠方法撥動存在經驗而形成心理治療的方法論述，形成結合存在、催眠、治療的倫理療癒行動，那並不限定是「催眠」的方法，而是對存在經驗的撥動，以倫理世界的重構為治療的方向。所以，心理治療就不限定是「病理性」的診斷與改變，而是「倫理性」的照見與轉化。心理治療者，不一定要站在醫者的位置改善疾病症狀，而是在見證者的位置見證受苦。

一位憂鬱症的患者，在失去至愛的失落中無法走出。心理治療者，需要看到的，不是憂鬱症的嚴重程度，而是在他悲傷深處，那身為父親、母親、伴侶為此而苦的「理所當然」。對，倫理的洞見，是一切療癒的基礎！

這本書除了是心理治療者的重要參考書，也是對可以怎麼理解「活著」的邀請。邀請讀者進入一種想像，可以打破身體、空間與時間的界線與絕對性。因為，人不是永遠都能掌握自己的身體、瞭解自己所處的空間、以及可確認自身處於過去、現在與未來的時間線性裡。我們可能在親密狀態時，把我們的身體交託他人，讓自己進入一個想像的空間中，在柔情的氛圍中進入療癒自己的回憶與想像裡。在意識的世界裡，一個充滿關懷的凝視與柔適的碰觸所形成的照顧（care），往往勝過理性的千言萬語。而這本書給予了一把意識之鑰，開啟了經驗之門，從千絲萬縷的繁複世事中，見證「活著」的意義，以及其所開啟的療癒之途。

本書出版的這年，也是余老師逝世的十週年，十年的時間，老師的思想也開枝散葉，從人文哲學的探索，走向面對受苦者的具身實踐。而李維倫老師的這本重要著作，也蔓延著深刻的情感，柔適地延續著過去，並影響著未來。

自序

撰寫本書時我經常有這樣的感覺：在我身上發生的真是一件浪漫的事情！「在我身上發生的」這件事，就是讓一個新的心理治療取向以存在催眠治療之名出現在這個世界上。它為何浪漫？在佛洛伊德提出精神分析超過一百二十年後的今天，在已經百花齊放的心理治療園地裡，還能夠參與到一個新學派的誕生，這事豈不浪漫！如果從我赴美求學時算起，這件事起碼進行了三十年。好長的一段時間！但有關這個成長於台灣社會文化土壤的心理治療的一切，對我來說，仍像第一天聽聞般新鮮。是的，我並非創建人，而是聞道者。

為何說是參與聞道？因為這個經驗就好像我以「現象學」與「本土心理學」買到一張門票，讓我得以進場站到人類受苦與療癒劇場的第一排，與眾多心理治療的前輩探索者肩並肩，見證相同的現象並獲得教導，再以自己的文化語言說出。在人類心靈的廣袤大地上，我是一名信使。

有朋友問我，何故以「催眠」為名？也有人說，「催眠」一詞的聲名狼藉，如何能夠與饒富人文氣息的「存在」共同做為療癒方法之名？然而，我們真的瞭解何謂「存在」，何謂「催眠」嗎？就我所獲得的教導所見，「存在」指向人類理智裂解後的深淵底部，「催眠」顯示的是經驗創生的祕徑。「存在」與「催眠」二詞所言說的，是人之所以為人的根本。苦痛由之而生，療癒也由之而得。

其實，催眠如同房間裡的大象，只是學者們一直加以迴避。在精神分析誕生之始，催眠現象就參與其中，並且一直沒有從心理治療事業中消失。另一方面，在學術與專業殿堂之外，如台灣的民間宗教療癒場域，各種意識轉化催眠技術不斷地獲得演繹，用於撫慰人們的痛苦。對我來說，探究催眠就是探究意識存在，就是探究人類受苦與療癒的根本由來。

為了說明存在、催眠與心理療癒，本書安排了四大部，共十五章。每一部的開始都有主題說明，於此就不再贅述。要特別提醒讀者的是，心理治療涉及細緻精密的經驗過程，需要相應的細緻描述來揭露。因此，本書的每一章都包含了相當份量的經驗歷程描述。我期待讀者能夠放慢腳步，視我的書寫如同經驗風景的導覽，而非進行迅速的概念捕捉。如此我們將同行，共同領會心理治療路途上的動人風光。

第一部

源起

本土心理學運動與現象學思考是存在催眠治療的兩個源頭。這兩者交互作用所產生的學術行動就是探究在地生活中所顯現的人類心理現象，以做為人們受苦與療癒的指引。與之相對的則是抽象拔高的普世心理學與實證主義方法所構成的學術行動與心理學知識成果。為了讓讀者看到存在催眠治療出身的學術地景，本書第一部將先簡單說明本土心理學運動與現象學思考。

【第一章】

本土心理學運動中的存在現象學思考

存在催眠治療的學術理論脈絡可視為傳承自台灣心理學者楊國樞（1932-2018）推動的本土心理學運動，以及余德慧（1951-2012）之現象學取向的本土臨床心理學。雖然學術思考常被認為距離大眾生活遙遠，不過我認為還是應該說明這樣的根源，讓讀者了解台灣心理學界前輩給我們這個社會的贈禮。此外，存在催眠治療雖然來自台灣的心理學脈絡與在地生活經驗，但拜現象學方法之賜，它得以從在地經驗現象進入到人類心理普遍結構的理解。不過讀者可能已經發現，「本土性」與「普遍性」看起來是相互矛盾的現象或主張：本土性指的是某一文化地區的專屬現象，普遍性則是放諸四海皆準的道理，兩者如何不衝突？以下我試著簡要地把其中層層糾結的學術思想問題表達出來。

心理學在中文世界的登場

如果說心理學告訴我們，一個人小時候的經驗很可能對成年後的性格與行為造成相當程度的影響，那麼「心理學」自己在中文世界的「小時候」又是如何？它對我們現在所認識的心理學留下什麼影響？心理學者彭榮邦（2017）指出，曾留學日本的中國學者王國維於 1907 年出版的《心理學概論》（*Outline of Psychology*）用「心理學」來翻譯 psychology 一詞，然而這並不是中文世界對 psychology 的第一次認識。事實上，1850 年代留學美國的清朝學者顏永京是以「心靈學」來翻譯 psychology。從

「心靈學」到「心理學」，其中經歷的是十九世紀末期西方諸國的「船堅炮利」對古老中國的頻頻叩關。如果說「心靈學」的使用代表著中文世界對初次見面之西學從陌生到初步理解的交往，那麼以明治維新後讓清朝北洋水師全軍覆沒的日本也使用的「心理學」來指稱這個「西學」，就不只是一個中性的翻譯名詞，而是代表著西方知識理論已經成為優越的真理。試想看看，不想改變體質，只想「師夷之長技以制夷」的清朝洋務運動羞恥地完敗於同時間學習西方的日本，這不就像散漫的學生輸給用功的學生一樣[1]！用功的學生已經顯示他所得到的好處，受到驚嚇的散漫學生能不丟棄先前的保留，而向偉大的老師（即西方知識理論）好好學習嗎？在這樣的時代脈絡下登場的「心理學」，其地位已經不像是一個新認識的朋友，而是宣講普遍真理的老師。也就是說，「經由譯介進入中文世界的西方知識已經開始在『心』的學問中取得支配性的地位」。（彭榮邦，2017，頁 344）

這發生在一百多年前的事情現在仍然影響著我們對心理學的認識與學習：從 1949 年台灣第一個心理學系——台灣大學心理學系——成立以來，台灣的心理學不再是三心二意的散漫學生，而是要努力跟上「歐美先進國家」的好學生。

本土心理學：抗拒「西方」的啓蒙反思

不過在 1980 年代即具國際學術知名度的心理學者楊國樞眼裡，這種「好學生的心理學」卻出現了一個問題：台灣社會裡的心理學發展跟台灣人民生活無關。1980 年十二月楊國樞與人類學者李亦園、社會學者文崇一共同在中央研究院民族學研究所發

---

1. 清朝洋務運動始於 1861 年，日本明治維新始於 1868 年。中日甲午戰爭發生於 1894 年。

起了一場名為「社會及行為科學的中國化」學術研討會，發出了台灣社會科學本土化運動的先聲。這個研討會後出版的論文集序言中有這麼一段話：「我們所探討的對象雖是中國社會與中國人，所採用的理論與方法卻幾乎全是西方的或西方式的。在日常生活中我們是中國人，在從事研究工作時，我們卻變成了西方人。」（楊國樞、文崇一，1982，頁 ii）從這句話可以看出，楊國樞等人認為台灣心理學者所從事的心理學研究工作跟自己所在的社會人民生活之間是不相符合的，他因此倡議一種回到華人社會文化與中文世界的心理學，即本土的心理學。爾後開展的心理學本土化運動影響了許多海內外的華人心理學者，至今四十餘年而不歇。

然而這個聽起來很合理的「中西有別」或「東西有別」的理由卻在嚴謹的學術論理上有很大的問題。舉例來說，從來沒聽說有華人的物理學或西方的物理學；物理學就是物理學，哪還分什麼社會文化？難道在歐美社會成立的物理學定律到了華人社會就會改變？如果心理學是科學的一支，那麼被證明成立的心理學理論也一定是放諸四海皆準的道理，不是嗎？心理學界裡確實有人以「科學是追求普遍真理」的信念來質疑本土心理學的主張。不過本土心理學者也可以反過來質疑，西方人的親子關係與華人的親子關係完全一樣嗎？不去追究差異才是違反科學的求真精神吧？面對這樣的爭執，有人主張，那就看看哪一種說法或見解是有效的吧！能夠有效解決問題就代表了對事物真相的了解，不是嗎？但這個想法也無法中止這個爭議。舉例來說，中醫與西醫對人體的構造與功能見解天差地別，但兩者都有效！顯然有效與否也無法判定哪一個認識才是真相。

而在另一方面，主張「本土的」或「我們自己的」心理學似乎牽動著華人知識分子心中一百多年來「中學」與「西學」對立的迴響；分辨著什麼是「華人的」、什麼是「西方的」，更像是呼應著兩千年來「華夷之辨」與「夷夏之防」的心情。然而一旦本土心理學走向如此的「文化復興運動」，想要貼近人民生活的初衷似乎就被遺忘了。更何況，在文化交流如此頻繁與深入的今天，台灣社會日常生活中呈現著各式各樣的文化混搭，傳統與外來早已糾纏不清。「貼近人民生活」的方式並不是簡單地「回到傳統文化」就可以。

如此看來，楊國樞先生所領頭推動的本土心理學運動，帶起的問題比答案還多！然而這並非壞事，這才是一項真正的學術運動的開始：不能只憑直覺，沒有簡單答案，而是要求心理學家不斷地反思。更重要的是，在提出本土心理學後，心理學課本中的知識已經不能再以理所當然的真理姿態統治本土人民的心理生活。台灣的心理學家必須分清楚自己是參與科學的心理學學術事業，還是要了解人民的心理生活，並對受苦困厄提出解方。雖然這兩種心理學工作都必須對國外的心理學理論加以檢查與思考，但前者是依循科學知識的規則，後者卻是以生活經驗為依歸。

存在催眠治療即是一受本土心理學運動啟蒙而成長出來的心理治療學派。不過它並沒有被「中西有別」的思考模式所捆綁，而是穿越了知識論與方法論的挑戰，從本土現象走向普遍性人性的理解。

從「傳統文化」到「當下生活」：「本土」的第二次啓蒙

本土心理學的主張對於從事心理治療研究發展的心理學家來說感受特別深刻。心理治療是一門服務受苦者的學科與事業，自然對心理學知識與生活現實的落差特別敏感。台灣社會中人們訴說痛苦的語言以及對於安適生活的認定大多不見於從外文翻譯過來的心理學課本當中，這不但阻礙了心理治療學親近大眾生活，也限縮了大眾接受心理治療服務的機會。

然而如同先前提及的，如果把這「距離」與「落差」解讀為「中西有別」，而把解決方案放在回到傳統文化，本土心理學也不一定就能契合當代生活在台灣社會中的人。更何況即便在台灣島上就有著種種不同族裔、文化的人群，如果只是標舉漢文化的傳統，這樣的心理學仍然將辜負同一社會中的許多人。

其實「本土的」與「我們自己的」心理學不一定是要回到「傳統文化」；它也可以是朝向當下實際的生活處境與運作。只是因為本土心理學一開始就踩到了華人知識分子心中那條「中西有別」的巨大敏感神經，一下子就喚起「我跟你不一樣」的經驗，順理成章地就以「文化差異」做為本土心理學的起點。然而一旦我們可以退出「民族情緒」，重新省察楊國樞先生喟嘆的「心理學知識與人民生活不相合」的狀況，就有機會以「當下生活」來重新定義「本土」，就可避免本土心理學被人我不同的族群文化論述所綁架而瑣碎化心理學知識。

如果說本土心理學以「中西有別」來反思西方的心理學知識是一項啟蒙，那麼以「當下生活」來反思「本土」的意涵就是本土心理學發展上的第二次啟蒙。而後者必須歸功於台灣人文科學心理學（human science psychology）的先行者余德慧先生。做為一位臨床心理學家，余德慧先生對本土心理學關注的核心可說是從面對「在生活中受苦的人」出發，借道存在現象學（existential phenomenology），以回應他的老師楊國樞先生所推動的本土心理學志業。

余德慧先生的本土心理學之路根源於對受苦者的惻隱之心。對他來說，西方心理學，或說以科學語言陳述的科學心理學，不只是對華人社會的心理學術社群進行支配，更是對本土受苦者壓迫。顯而易見地，追求普遍真理的科學心理學或以生物醫學模式為範本的臨床心理學不會關注置身於社會文化生活情境中的受苦者經驗。然而當臨床心理學以生物醫學的疾病模式取得了對人間受苦的論述權與發言權後，卻讓受苦者的經驗失去話語，形成壓迫。心理學知識讓心理學家見不著在他面前的受苦者，是余德慧對西方心理學的不滿所在。為了撕開科學語言的遮蔽，余德慧先生主張回到受苦者所在的生活語言處，從而脫離心理學科學語言的支配。對他來說，本土臨床心理學的存在合法性不在於回到「傳統文化」，而是來自於與人民當下生活的聯繫。

從「傳統文化」到「當下生活」，顯示出來的是兩種本土心理學的模式。以「傳統文化」來定義「本土」是以不同地域的文化差異為基礎，而本土心理學要「返回」（return）的路徑就是不同文化區域間的水平移動，故可稱之為本土心理學的水平模式（the horizontal model of indigenous psychology）。但以「當下生活」做為返回目的地的本土心理學，其認識指向「上下有別」的知識位置，而其移動是從上往下的垂直路徑。這也就可相對地稱之為本土心理學的垂直模式（the vertical model of indigenous psychology）。這兩種模式不可混為一談，圖 1-1 清楚顯示兩種「本土」之返回路徑模式的不同。

回到「當下生活」的困難與存在現象學的指引

然而「回到當下生活」並不是件容易的事，余德慧先生引介了存在現象學來面對這個挑戰。存在現象學是認識「人如何活出如此這般的生活樣態？」（How do human beings live their lives as such?），即關於「存活」（existing）的一門學問，而其中最重要的是它首先釐清「存在」（existence）這件事的獨特性。我們都活著，但若面對「人如何活著？」這個問題，卻少有人能夠說清楚！舉例來說，如果我們說人活著是「生理機制」的結果，那麼「生理機制」就是讓人之所以為人的根源，不是嗎？但是「生

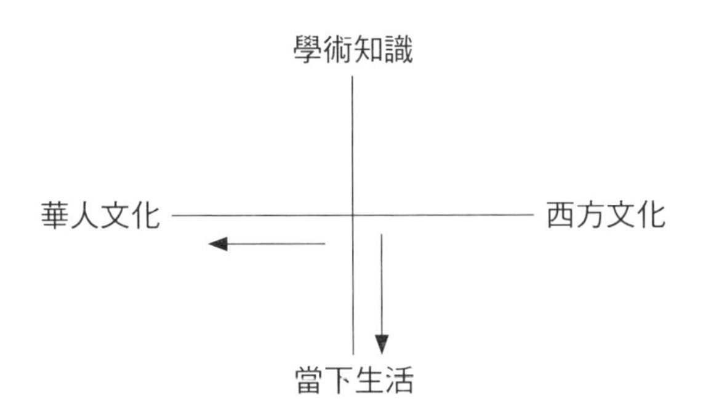

圖 1-1　返回「本土」的水平路徑與垂直路徑

理機制」本身不就是活著的人所產生的知識嗎？所以我們就陷入了這樣的套套邏輯（tautology）：生理機制這種知識讓我們認為它說明了人如何活著，但它本身卻正是如此這般活著的人所產生的知識。於是，人把自己建立起來的知識做為說明自己如何活著（包括建立知識的活動）的答案。這顯然需要一個特別的方法才能讓我們離開套套邏輯的困境，了解自己「如何活出當下的樣態」。

存在現象學又是如何能夠幫助心理學突破這個「回到當下」的困難？余德慧先生認為要從「語言」談起，因為「語言」是「人活著」的一項根本特徵。「語言」一方面像是世界上一般的事物、概念或學科，可以被定義與說明；另一方面它又有著讓事物在其中被說出、呈現且獲得意義的特徵，包括「語言」的意義。這樣「既是事物又是事物意義的承載者」的特殊狀態，讓「如何說出話語？」的問題就像「人如何活著？」一樣，經常讓人陷入套套邏輯。

不信的話，我們就以心理學的說法來試試！心理學談論個體的心理機制；也就是說，心理學家以語言描述、定義個體的種種心理、行為與經驗現象。不過，心理學家要如何說明「說話」

這項行為呢？心理學家會說：「說話是『說話機制』運作的結果。」這個「說話機制」可以是神經心理學的，可以是認知心理學的，也可以是社會心理學的，或是三者加起來。對心理學家來說，不論簡單或複雜，總是會有一個或複合的「說話機制」使人說出話來。

然而這樣的理解將導致如同前述的套套邏輯與荒謬的結論。因為，當心理學家相信這樣的主張時，他必然相信，當他說話時，也正是「說話機制」在運作。也就是說，是「說話機制」在說出「說話是『說話機制』運作的結果」；是「說話機制」在說出自己！由於人類的文化、文明大部分奠基於語言表達形式，那麼我們不得不結論：「說話機制」有如造物主一般的地位，生產出所有文化、文明的內容。

雖然這只是一個簡化的推論過程，但也顯示了這個荒謬結論的出現是因為「既是事物又是事物意義的承載者」的特殊狀態，讓「語言」無法只在一般議題與對象的層次上處理。它已經抵達了存有論（ontology）的層次，即語言在人與事物之存在結構上具有根本的地位；語言過程屬於人的存活過程。做為人的存活活動，語言不是心理學談論的對象，而是心理學談論之所以可能的基礎。

這是為什麼余德慧先生要心理學家注意「語言」：了解了語言的存在性質以及心理學解釋的套套邏輯，我們才可以看到心理學要「回到當下生活」來說明人之生活經驗的困難。也就是，以語言形式出現的心理學理論是「被說出者」（the said），或可稱為「言詮產物」，而說話做為一項存在活動則是「說出者」（the saying），或可稱為「言說化成」。人們經常以「被說出者」來做為「說出者」的原因，就造成了套套邏輯，如圖 1-2 所示。

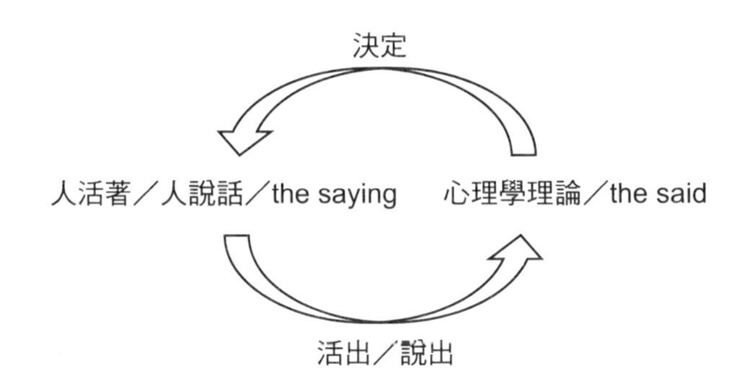

圖 1-2　以心理學理論解釋「存在／語言」所產生的套套邏輯現象

同樣地，我們身邊充滿著人活出來的結果（the lived），如器物、規範與知識，而人的存活（the living）卻是成就出器物、規範與知識的過程。當我們想要指認「生活的當下」時，通常抵達的是器物或規範與知識等「言詮產物」，而不是產出事物的存活活動，「言說化成」。換句話說，「回到當下」的困難來自將「言詮產物」視為當下生活的根本，遺忘了真正根源性的「言說化成」。當言詮產物被當成實在本身，物與物之間的因果機制作用就非常自然地頂替了我們對「當下存活」的認識，同樣形成套套邏輯的現象。圖 1-3 以另一種方式顯示了此一「回到當下」的陷阱。

圖 1-3 以虛線箭頭表示「言說化成」的生成作用，虛線意謂著它是「作用」而非具形的實體。被產生出來的「言詮產物」如典章、器物、風俗習慣，則以空心方格表示。當人們說要「回到當下」時，其方向卻經常會如 V 形線箭頭所示，將「言詮產物」取為以實心方格表示的具體實在。實線箭頭表示的因果運作則是人們設想各個具體實在之間的連結方式。具體實在再加上因果運作成了自然科學對於世間種種現象的認識架構，也以此來認

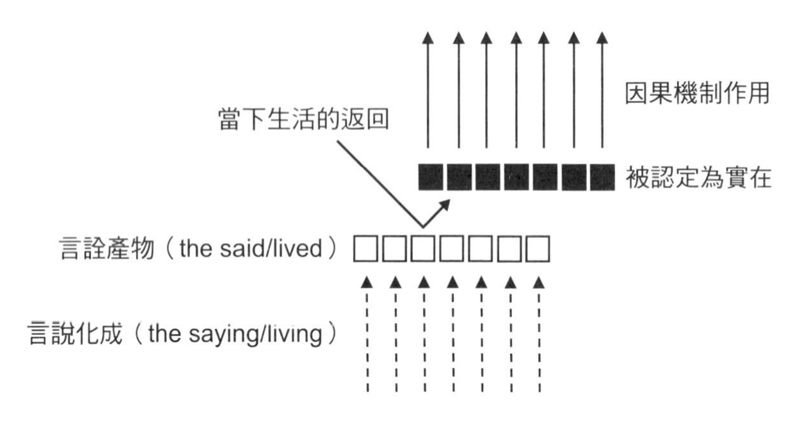

圖 1-3　「回到當下」的套套邏輯陷阱

識人之存活。

透過圖 1-3，我們也可以了解為何存在現象學不同意自然科學之「實在先於存活」的預設，而是主張「存活先於實在」。存在觀點認為「實在」是「言詮產物」被誤取為恆久持存實體後的結果。即便是晚近興起的「實在是建構的」（reality as constructed）看法，也無法消弭用「實在」來解釋「存活」的謬誤，因為那並沒有離開套套邏輯的危險。

從「言詮產物」還原到「言說化成」的現象學方法

存在現象學認為語言過程是人存在活動的一環：人們總是對其經驗領域內的事物進行言詮（interpretation），繼而形成前述的言詮產物；而言詮屬於人完整的存在性了解（understanding）活動之一環。明白這一點後，我們可將「言詮產物」進行還原到「言說化成」，以獲得對後者的理解。這個還原方法是為詮釋的（hermeneutical）。因此在存在現象學中出現了「詮釋現象學」（hermeneutical phenomenology）這樣的名稱，指的是從「言詮產物」通達「言說化成」的方法。法國哲學家保羅・呂格爾（Paul Ricoeur）進一步將文本（text）考慮為「言詮產物」，繼而透過詮釋分析來揭示人性處境中的「言說化成」，形成他的「文本詮釋學」（the hermeneutics of the text）。如此一來，詮釋現象學就成為立基於人類存在條件的方法論。

詮釋現象學不以「物以及物與物之間的因果關係」來看待「言說化成」的作用，那麼從「言詮產物」還原到「言說化成」的步驟與方法為何呢？就圖 1-3 來說，第一步當然就是不要把言詮產物認定為「實在」。舉例來說，或有人把「孔融讓梨」視為「家庭倫理」的表現，接著又將「家庭倫理」視為文化特性，用來解釋「孔融讓梨」的現象：「孔融友愛兄長的行為來自家庭倫理文化的美德。」這就是把「言詮產物」取為「實在」，再加上因果觀點來解釋現象。「孔融拿了較小的梨子以及他的說明給人一種有關家庭倫理方面的印象」，這樣的描述是執行詮釋現象學方法的第一步，避免了「家庭倫理是文化特性」的認定，也顯現了「家庭倫理」是一項面對現象的言詮產物。一旦把「言詮產物」的性質顯示出來，它就不會是一項具有實在性質的原因，也就不會讓我們以因果解釋來說明現象。這可稱之為因果解釋觀點的擱置，是詮釋現象學方法的第二步。

上面的第一步與第二步構成了現象學的還原（phenomenological reduction），或說是存而不論（epoché）、置入括弧（bracketing）。現象學要避免的是以「成見」來認識事物，而這裡的「成見」指的就是把現象認定為「實在」（reality），以及採用「因果觀」（causality）來進行解釋。一旦把這兩者「置入括弧」，我們的視見就留在現象上，就直接與現象面對面了。我們這裡的例子正好把現象學還原的意涵表現出來。

接著，第三步是留在現象經驗的發生現場觀察。以上例來說，就是回到「孔融讓梨」這件事的發生場景來考察。當然這是一件早已過去的事情，只是從史料紀錄上為人所知，似乎無法進行所謂的「回到現象經驗發生的現場」。面對這個難題，詮釋現象學提供的方法是透過「想像」讓人以「經驗者」的位置進入事件的場景中，以此來恢復「現場」。這要怎麼做呢？

前例在史書上的記載是這樣：「年四歲時，與諸兄共食梨，融輒引小者。大人問其故，答曰：『我小兒，法當取小者。』由是宗族奇之。」[2] 我們可以看到其中有三個經驗者位置，一是孔融，一是孔融的哥哥們，另一是在旁的大人。（1）從大人的位置來看，眾小孩一同來拿梨子吃，其中一位拿了一顆明顯小的梨子，這不符一般人對小孩舉止的印象。當問他為何拿小梨子時，他的回答顯示出那是有意的選擇。這位小孩的舉止與理由令聽到這件事的其他家人都感到驚奇。（2）就孔融的位置來經驗是，與哥哥們一起面對一堆梨子，孔融拿了一顆小梨子，而這個舉動伴隨出現了一旁大人的不解。面對大人對自己行為的詢問，孔融給出了一個理由：「我年紀小，所以拿小的梨子吃。」這樣的回答呈現出他的舉動是一個有意識的選擇，而這個選擇的理由讓大人感到驚奇，接著家人間就傳開這件事了。最後，（3）若從孔融哥哥們的經驗位置來看，大家一起吃梨子。弟弟拿起一顆明顯較小的梨子，伴隨出現大人的注意與詢問，弟弟的回答是他年紀小，所以拿小的梨子吃。這個回答讓大人對弟弟感到驚奇，接著家人間就傳開這件事了。上述三項描述就是「回到現場」的做法。很顯然地，如此回到現場的觀察，呈現出很多先前沒有被注意到的面向，像是大人的驚奇點與同樣拿著梨子的哥哥的可能感受，這些都會讓我們重新看待「孔融讓梨」這件事，將大大不同

---

2. 見《後漢書‧孔融傳》李賢注《融家傳》。

於一般的印象見解。

上一段的說明其實已經包括了詮釋現象學的第四步——將事件展開來所涉及的各個人事物及其關係一一描述下來。這就是所謂的現象學描述（phenomenological description）。現象學描述不採取「因為……所以……」的因果句型，而是將事物還回其展開（unfolding）的秩序。相較於現象學描述，一般人習慣使用的因果句型就顯現出過度解釋的嫌疑，充滿了言詮的作用。而現象學描述在讓人面對經驗的展開時，也讓人注意到其他的言詮空間，也就是現象整體的多種可能性。例如，「我小兒，法當取小者」一語的內容不足為奇，而它之所以令人「奇之」，正顯示如此這般的「家庭倫理」並不被預期在這樣的場合出現，或者一般小兒的天真愉悅與此並不相合。另一方面，其他年紀稍長的孩子不論拿大梨或小梨本無特別，但在弟弟孔融說出那樣一句話後，其持梨之大小是否合宜於其長幼之序，就頓時成為眾人關注的焦點，繼而產生後續效果。還有，面對食物卻不見一般四歲孩童的天真與愉悅之情，此事顯然有很多其他的理解可能。

綜合來說，以「孔融讓梨」為例，現象學描述讓我們看到，「家庭倫理」是被四歲孩童有意識地執行與說出，或令大人驚奇，或令兄長尷尬自覺，而同樣令人驚奇的是一般期待之四歲孩童的天真愉悅不見蹤影。要提醒的是，現象學思考並不採取因果解釋，也就是不設定「孔融的心智能力」此一言詮產物為實在，用來做為其言談舉止的原因。如此一來，「言說化成」作用就指向了四歲小兒孔融的周遭生活環境整體，於其中「讓梨」事件如此這般地顯現到世界上來。如此我們就逼近了存在性的「言說化成」作用。

這就說明了存在現象學「回到生活當下」的路徑。

回到育化的新本土心理學

雖然先前我指出本土心理學的垂直模式在意的不是文化位置的「東西有別」，而是知識位置的「上下有別」，容易讓人覺得垂直模式不涉及對「文化」的認識，不過在經過前兩節的討論後，我們現在可以來談本土心理學垂直模式中的「文化」意涵了。文化，如同語言一樣，是具有存在性質的，因為文化既可指人思之、造之的事物，如種種典章、器物，又是支持人思之、造之活動的地基，即：人活在文化裡。因此，與面對「活著」及「語言」的難題一樣，我們早已生活於文化之中，但卻難以找到適當的方式來說明自己置身於其中的文化。一不小心我們就會陷入前述的套套邏輯：把文化影響下所產生的見解與產品當成文化本身。了解了如此這般的「文化」本質後，本土心理學就可以借鏡存在現象學方法來做為回到己身文化的道路。

從語言的存在性質，我們分辨出「言詮產物」與「言說化成」兩者，那麼文化也可以分辨出「文化物」（the cultured）與人文化成之動態作用的「育化」（the culturing）。「育化」是產出文化物的作用，是文化物在世界上出現的根源。這個根源並不是另一個物，因為育化與文化物的關係並不是物與物之間的因果關係。這聽起來似乎很玄：如果根源的意思不是指「冰來自水，水來自氫與氧」這個事實裡的基礎物質氫與氧，那麼根源指的又是什麼呢？以這個比喻來說，冰、水、氫、氧都是物，而從一物化成另一物，其中有一生成作用，這個生成作用並非物，但它是物之生成的根源。是在這樣的意涵下，「育化」是文化物產出的根源。

其實把「育化」的生成作用視為根源，中文世界的讀者應不陌生。老子《道德經》曰：「道可道，非常道。名可名，非常名。無名天地之始，有名萬物之母。故常無欲，以觀其妙，常有欲，以觀其徼。」其中的「不可道之道」與「不可名之名」就是指萬物變化生成的根源。是道，是名，但非可道，但非可名。這裡與「道」同源相倚的「名」即是話語，但卻不是人所說出的話語，反而近似本文所提及的「言說化成」。因此，「育化：文化物」的關係就如同「不可道之道／不可名之名：可道／可名」的關係。

如此，「故常無欲，以觀其妙，常有欲，以觀其徼。」這句話就可以理解為：生成作用雖非實物，但可「觀其妙」，以明生成的道理；對於有名有實的物，則可「觀其徼」，知道其性質與差異。就本章對「文化」的討論來說，「文化差異」指向有邊有界之事與物的不同，而要回到當下生活的垂直取向則是由「文化物」轉向非可道、非可名的「育化」。觀有，即可清楚分辨；觀無，以明無中妙有。接上上一節討論的現象學方法，垂直取向的本土心理學於焉成形。

以「回到當下生活」來重新定義「本土」，讓我們走到以文化的生成義，即「育化」為指引的新本土心理學（Neo-indigenous psychology）。進一步來說，「育化」的認識銜接了華人文化中的道家思想。老子《道德經》中的「不可道之道／不可名之名」讓我們得以認識到非物非實但卻為根源性的「育化」生成作用。但由於「不可道／不可名」的性質在把握上相當困難，容易墮入以「可道／可名」之物來定義育化作用的錯誤，因此余德慧先生借道存在現象學的選擇，在以當下生活為指引的本土心理學發展上就顯得關鍵。存在現象學具備方法來撥開「可道／可名」與「不可道之道／不可名之名」之間混淆難解的迷霧，讓《道德經》所指認出的生成作用落實成為當代心理學知識的目標。如此看來，回到育化的新本土心理學既是當下的，也是文化的，同時也與華人思想契合。

從本土現象到人類存在的根本樣態

存在催眠治療源起於台灣的心理學本土化脈絡中，以「面對受苦之人」為指引，採取存在現象學思考與方法，從經驗現象中發展出契合於本土社會當代生活的心理治療理論。從這裡可以看出，存在催眠治療強調自己的「本土性」，但並不是以實物實名的文化內容為根據，而是以本土社會生活現象背後的生成作用為依歸，勾勒出讓人如此這般受苦的生活之局，並得到消解受苦的心理治療操作。

如此的「本土性」就不是以文化特性做為因子來解釋生活經驗，而是經由個別的、特殊的經驗或現象來還原出具普遍意涵的生成作用歷程。由於人總是在某一社會時空下存在，特定社會文化下的心理現象不需要被認定為文化特殊條件下的例證，就可以被看成是人類生活之根本運作的在地顯現。本土心理學的工作就可以從在地顯現的生活心理現象來通達存在的根本樣態。

一旦本土心理學可以描繪出在地現象與人類存在根本樣態的連結，特殊的在地現象就具備了可了解性（intelligibility），如此一來，文化差異就不再成為溝通的障礙。當相同文化中的人與人之間，不同文化中的人與人之間，都能夠經由將種種生活經驗呈現出來而獲得相互了解時，「可了解性」就取代了「普遍性」，成為人與人之間連結的通道。也就是說，以「溝通」做為本土心理學的根本典範（paradigm），「文化差異」是溝通的起點，而溝通的目標是相互理解，而非同一性的追求。

存在催眠治療提供了方法與理論，讓心理治療師貼近受苦之人的生活處境，了解意識經驗的本質結構與歷程，以及消解受苦的心理治療操作。從事存在催眠治療的心理治療師除了能看見受苦者的種種經驗外，也將認識到人類存在的根本樣態。

參考文獻

彭榮邦（2017）：〈人文的凝視——追尋余德慧先生逝去未遠的身影〉。見 余安邦（主編），《人文臨床與倫理療癒——余德慧教授紀念文集》，頁 337-360。台北：五南圖書。

楊國樞、文崇一（主編）（1982）：《社會及行為科學研究的中國化》。台北：中央研究院民族學研究所。

第二部

形成

存在催眠治療並非一日之功，而是經過二十餘年，匯集眾多師友學生的參與所致。本書第二部將呈現存在催眠治療的思想與行動的形成。這像是理論與概念之接力過程的呈現，是進入存在催眠治療不可少的脈絡基礎。第二部最後兩章的案例是存在催眠治療在心理治療行動中的結晶，不僅展示實務上的步驟、作用與效果，更進一步提供新的表達來說明存在催眠治療的療癒機制。

【第二章】

倫理療癒的提出與存在性雙重結構的照見

接下來的三章將完整地呈現存在催眠治療的研究發展理路。從 2000 年到今天，二十年來從倫理療癒、心性與倫理的複合式療法、倫理行動心理治療、柔適照顧到存在催眠治療，就像是接力一般，一棒一棒地累積出能夠在實務現場執行的本土心理治療形式。其中每一階段都有其核心的心理治療上設想，也都有學術論文的發表。雖然要綜觀這二十年來的發展，必然有厚重的學術思想密度，但完整的脈絡可以提供理解存在催眠治療的堅實基礎，同時也可以讓資深的心理治療師與學術研究者來檢視、判斷或加入存在催眠治療的發展。這對台灣社會獲得更好的心理治療專業是一項正面的工作。

本章就從台灣街頭巷尾隨處可見的民間宗教「辦事」現象為起點，敘述地方性助人活動如何演化出普遍性與理論性的心理學認識。

追尋契合本土生活的心理療癒

在台灣心理學本土化運動的初始，是以心理療癒（psychological healing）一詞做為尋求契合華人身心之心理療法的指引，這是因為「療癒」一詞比「治療」（therapy）有更大的包容性，能囊括台灣社會中種種助人消解受苦的作為。在當代社會中，「契合本土生活的心理療癒」該如何尋得呢？其意義又是如何？經過從 2000 年到 2004 年的「本土心理學研究追求卓越計畫第五分項計畫：文化、心理病理與治療」團隊探究後，余德慧等（2004）發現，如果沒有讓人們當下的生活世界現身，僅是懷古式地回到傳統文化的醫病修養之術，或以儒道佛論述來直接統攝當代人們的身心作為，不但無法讓本土心理療癒與建制化的心理治療專業一較長短，也忽略了「契合」之道。所謂的「契合本土生活」中人們的身心作為，指的是必須從台灣人生活中用來說明與談論種種身心狀態的語言出發，也就是奠基於可以照亮本土社會中人們受苦與療癒經驗的喻明系統（simile system，余德慧，2005）。透過喻明系統接軌人間受苦與當代心理治療形式，才得以讓契合台灣人身心的當代心理療癒工作有所指引。

我們先舉一例做為上述主張的參照。一位老祖母年輕時守寡，但為了撫養子女，再嫁給經常給予幫助的丈夫生前好友。由於這位繼父對繼子女相當疼愛，為了圓滿這個恩情，老祖母就將子女過繼到繼父名下。長大後的兒子結婚生子，並因夫妻都在都市工作，而請在老家的老祖母照顧孫子。當孫子到了入學年齡，兒子想將自己的孩子接到都市就學，老祖母卻不捨，而要求將孫子留在身邊。然而不幸的事發生，孫子跟著祖母在老家的菜園種菜，卻被蛇咬死。這時老祖母不但傷心，也為自己把孫子留下來而悔恨不已。另一方面，兒子、媳婦對媽媽的埋怨無從釋懷，每每想到自己早夭的孩子就難以諒解。更有甚者，鄰居好事者傳言，小孩死於非命是老祖母將子女改姓，斷了第一任丈夫的香火而遭受的報應（余德慧、彭榮邦，2003）。

這個例子中牽涉到的人情義理在台灣社會中並不罕見。然而原本孤兒寡母受人恩情以身回報的佳話，卻在多年後成為老祖母痛澈心扉的報應折磨。如果把這位老祖母的痛苦放到主流心理治療的脈絡來，會得到什麼樣的說明呢？是潛意識中沒有表達的情結作祟？是認知信念的固著與僵化？是不適當的條件化學習結果？還是存在意義的失去？或許從某些角度下手是可以由這些心理治療學派的理論來解釋老祖母的心理狀態，但顯而易見的是，這些理論概念與老祖母的受苦不相契合。了解老祖母痛苦所在的人都明白，其中所牽涉到的台灣人情義理底蘊並不見於西方心理治療學說之中。也就是說，從西方傳入台灣的心理學欠缺照亮本土社會中人們受苦與療癒經驗的喻明系統。

回到老祖母的處境，其中令人痛心而無法排解的，可以說是「倫理的不堪」，亦即老祖母所受之苦並非來自個人心理狀態的干擾，而是她身所處之人情義理局面的陷落，使其置身於毫無出路的困頓之中。如果不訴諸心理治療專業，這樣的困局要如何解呢？老祖母後來前往一間頗負盛名的宮廟進行「牽亡」。這是一種在台灣常見，由靈媒召喚已逝者現身來與在世家人相見的儀式。當被孫子「附身」的師姑開口呼喊「阿嬤！」，「祖孫」相擁而泣，旁觀者莫不動容。老祖母訴說著自己的悔恨與不捨，「孫子」也表達了對老祖母的思念。在相互泣說之中，「孫子」說明，由於自己的前世因果，在劫難逃，看似死於非命，但卻是了前世之債，因此請祖母不要自責與掛心。就在這樣的民俗儀式過程中，老祖母與家人的種種難言苦楚得以化解（余德慧、彭榮邦，2003）。

這個例子呈現出的「牽亡」，是屬台灣民間宗教解厄除困操作的一種，其他還包括了收驚、問卜與乩童辦事等。這些民間宗教療癒活動所帶出的效用與文化契合性，雖讓同樣從事助人的心理治療學者對之懷有高度興趣，但其抵觸科學理性的前現代「行巫」內容卻不免阻擋了學者的腳步。畢竟現代精神醫學與心理治療事業正是從「邪魔附身」的手中搶救出為精神症狀所苦的患者。好在余德慧與彭榮邦（2003）採取了現象學的路徑，將宗教文化中行巫療癒還原到生活場景中，而非著重於巫術的概念內容或價值觀，從而避免對巫術信仰取或不取的兩難處境。以牽亡為例，余德慧與彭榮邦（2003）指出其中「巫術」與「巫現象」的區別，前者為行巫的具體操作與相關的宗教形式，後者為行巫活動的蘊生機制。巫術不是心理治療學者感興趣的目標，巫現象才是需要進一步了解的對象。在該研究結果中，巫現象顯現為行事理性所照顧不到的受苦處境之救濟面，即受苦的倫理補償。「社會行事理性不及處」指的是，社會行事理性是大眾據以行動的大傳統，其價值是建立在公共領域的慈善與正義之上，而個體的處境就常被以群體為目標的行事理性所忽視。然而，「當社會在公共領域愈是伸張正義，並集體地減低社會殘酷，愈是不能考量個人獨特的境域與感受」（余德慧、彭榮邦，2003，頁 115），此時原本的倫理之應然就可能成為對個人的壓迫。上例中「斷人香火將受報應」是民間行事倫理的應然，但卻無法照顧到老祖母當年孤兒寡母的處境。如此看來，牽亡現場所發生的，不僅是思親的撫慰，更重要的是倫理的救濟。

上例呈現了台灣人生活苦痛的核心在於「倫理的難處」；台灣人的受苦總是倫理的受苦，即在人情事理中之苦（余德慧等，2004）。而且這樣的倫理受苦的關鍵不是在於規範倫理（normative ethics）的消逝或維護，「反而是當這些人倫社會文化形式規範無法施行，或甚至成為個人受苦結構一部分的時候，受苦者處於『倫理的難處』而需要一種心理救助來為其解除這些規範桎梏，並將之送往一個重構人與人之間關係秩序的再倫理化道路」（李維倫，2008，頁 208）。這就說明了余德慧等（2004）為何主張以倫理療癒（ethical healing）做為本土臨床心理學的起點與本土心理助人工作之核心的理由。

民間宗教行巫療癒的身心接應歷程與結構

確立「社會行事理性不及處的倫理救濟」之巫現象本質後，我們就獲得了解析宗教療癒之巫術活動的視角：也就是，巫術操作本身正是倫理行動的展演。在行巫的現場，匯集了行巫者、求巫者，以及各自的人情處境，倫理的受苦與療癒得以經由儀式操作的過程而展開。底下呈現的是筆者所觀察到的牽亡部分過程：

下午三點多，我與兩位同事在研究助理的帶領下，來到石壁部堂。天空陰沉，時而下點小雨。我們今天到此的目的是觀察牽亡儀式的進行。雖然來到石壁部堂的路很小，但石壁部堂卻是一座很宏偉的廟宇。其中寬闊的廟埕，我估算至少可以停入五輛遊覽車。

據助理的解說，一般牽亡的儀式是在下午三點開始，因為陰魂無法在陽氣太盛的日間「出來」。但此時師姑，也就是牽亡儀式的主要執行者，卻尚未出現。只見供奉在廟右側的地藏王菩薩座前的廟門外，散坐著一些等待牽亡的家屬。門內地藏王菩薩的供桌上，排著一張張牽亡的「申請單」，上面寫著死者的姓名、生辰年月日、死亡時間，以及生前住址等。今天看到的，全都是外地來的人。據助理說，每天都有來自全國各地的人到石壁部堂牽亡。

一位穿著青衣的佝僂老婦出現在廟埕上，在等待的家屬中有人指點著說，這就是著名的牽亡師姑某某。但師姑卻又坐上一部轎車離去，留下眾人焦急地等待。約莫二十分鐘後，師姑回到廟埕，逕自走到地藏王菩薩座前跪下，所有等待牽亡的人，包括我們一行四人，全都跟著進了廟門。

師姑點香祝禱，據助理說，是在祈請地藏王菩薩准許供在座前所請的亡魂能夠「出來」，而等一下就會「有」土地公帶著一干亡魂到廟門外等候牽亡。

師姑先是一張張地拿起端詳她前面的「申請單」，一方面口中念念有詞，好似在與人對話。助理對我們補充說，師姑正在與土地公確認是否有要牽的亡魂。當師姑拿起某一張單子時，就會有兩、三個人特別往前靠，臉上的神色似乎說明他們正是這張單子所載死者的家屬，並且期待著師姑就此開始牽亡。但有好幾回師姑只是又將單子放回桌上，讓趨前的人只好黯然退下。原本單子的排列是依家屬到來的順序擺放，但顯然這並不是牽亡進行的順序。目前看來師姑會從哪一張單子開始牽亡卻是未知數。

師姑突然提高聲量說：「某某人的家裡人有來嗎？」立刻有兩女一男應答趨前。師姑要他們擲筊，請求地藏王菩薩准許亡魂「出來」見面。有了聖杯之後，師姑轉身面對眾人，坐在供桌前的跪墊上，那兩女一男也立刻跪了下來。師姑手上拿著這家人的單子，開始以台語說出一些名字：「阿英，阿英是什麼人？」家屬面面相對，但似乎沒有想到誰是阿英，「沒呢，沒阿英呢。」師姑再說：「阿英或者是阿興？你講大聲一點，這裡太吵我聽不到！」師姑突兀地好像跟其他人在說話。助理解釋，因為亡魂不能進到廟裡，所以都在廟埕上等著，有一段距離，因此師姑有時會「聽」不清楚亡魂的話。這時其中一位婦女突然說：「是不是阿幸？我啦，我就是阿幸。」師姑說：「是阿幸喔，是啦，阿幸是什麼人？」「我是他的大姊啦。」就這樣，師姑繼續說出一些聽起來有時明確，有時模稜兩可的名字，來讓家屬確認。但這一次的確認過程似乎不太順利，接連幾次不是根本對不上，就是家屬很勉強地湊出人名來。其中一位家屬面對著地藏王菩薩就逕自跪拜起來，口中祈求著菩薩讓亡魂順利「出來」，焦急的心情溢於言表。然而此時師姑卻起身說：「不是他，我不能隨隨便便就牽，說不定是路過的孤魂野鬼想來冒領庫錢。你們到旁邊再去求地藏王菩薩讓他出來。」說完便又轉身，開始看下一張單子。原本以為可以開始牽亡的兩女一男，臉上的表情從被召喚時的期待，確認應答時的焦急，到現在落空的黯淡。兩位婦女忍不住哭了起來，但三人還是在一旁不斷地對菩薩跪拜磕頭，似乎還是不放棄牽亡的希望。

此時我也注意到，相較於來牽亡的家屬，我們四個「研究者」對師姑的專注是完全不同。我們四個人站在一旁，仔細注視著師姑與家屬的互動；不若其他人或站或跪，但都雙手合十，看起來是隨時準備跪拜下去。就我自己來說，雖然並不會簡單地否定眼前所發生的有它的道理，但也絕對不是「相信」儀式中相關的「靈界」事實。我也注意到，在師姑的許多模糊的問話中，是家屬直接或間接地提供了許多訊息出來。

隨後又有一位亡魂的家屬被召喚趨前，可能因為有前一次的「示範」，這一次的家屬對於什麼時候跪，什麼時候拜，什麼時候擲筊，都表現得比較熟練。這次的確認應答也比前一次順利，雖然還是一些語音模糊的名字，但都很快地獲得應對的對象。師姑得到確認後便說：「好，我們到外面去。」隨即起身逕自往廟埕走去。獲得確認的家屬臉上充滿欣慰的表情，也隨即跟上。眾人也隨著出了廟門。師姑與家屬走到廟埕一旁擺著香爐的辦公桌旁坐下。我們與其他幾位好奇者雖然想靠近觀察，但因覺得事涉人家的私

事，只得在稍遠處停下來，隔著一段距離觀望。（李維倫，2004，頁 375-378）

這裡的觀察紀錄透露出宗教行巫療癒的身心接應結構。首先，牽亡活動中出現了一個可稱之為靈界與俗界相混的空間。牽亡對許多人來說是匪夷所思的事，許多人必會在「靈不靈」，也就是「是否為真」的焦點上打轉。在上述的紀錄中，研究者的「理性眼光」對師姑舉動的關心是在於「審視」其是否合於大眾對一般事實的認定。這樣的眼光必然構成對行巫或行巫者的挑戰。然而這裡的田野觀察顯示，求巫者與行巫者之間卻不是玩巫術的真假遊戲。牽亡的家屬所表現出的，不但不是懷疑著師姑的舉止是否為真，反而期待著「這就是真的！」也就是說，包括前世今生的靈俗相混界域之行巫療癒空間不屬於科學理性的管轄，也不是現實的社會空間，而求巫者藉由種種儀式進入如此的療癒空間，而讓人情獲得調節轉圜，讓心思得以抒發通透。

其次，「亡者附身」的師姑，也就是行巫者，是運轉此一「聖俗摻雜」之療癒空間的關鍵。「附身」以及相應的儀式顯現的是行巫者有著「靈通之知」，也就是能夠與靈界溝通而傳達訊息。在牽亡儀式中行巫者並不是直接說明指點迷津，而是藉由「附身」而與求巫者產生一種擬似倫理關係的締結，如前例中的祖孫，並在此擬似倫理的基礎上來運轉求巫者的現實人情處境，轉化原本的困局，達到融通的效果。

第三，行巫者的「亡者附身」所開啟的倫理關係，是一條能夠迅速撥開種種人情糾結而直通家屬心底情感的道路，求巫者在此將經歷強烈的情感湧現，不能自已。如此的接應除了是擬似倫理，其值得注意的特徵是感受性的情感經驗而非理智的掌握。進一步來看，余安邦（2003）有關宗教療癒的研究觀察指出，進入宮廟的個人通常以「問事」為接觸的初始，而所問之事是個人的受苦經驗，但在這過程中某些人會發生「起靈」或「靈動」的經驗。這是一種莫名的身體感受或自發的動作現象，在宮廟場域中被稱為「原靈交會」，意謂著求助者與宮廟中的主神或其他神祇的直接接觸。如此的「原靈交會」經驗是非常私己的，有此經驗的個人不見得能完全清晰地描述，但都會表達確有其事的堅信。這是求巫者進入「聖俗摻雜」療癒空間的接引與證明。也就是說，情感或感受性身體經驗的湧現是宗教行巫療癒身心接應結構的一環，在身體感受衝擊中形成的是一種與神靈或其代理人靈媒的連結，求巫者緣此被攝入「聖俗摻雜」的療癒空間。

我們就此可在台灣民間的受苦療癒現象中看到，個人由於種種原因掉落在原本生活理路之外，成為受苦者，而出現在宗教行巫場域來尋求脫困解厄的依托。身體層面的直接感受，如靈動或儀式中的衝擊，是個人臣服於靈俗相混界域的重要關鍵。受苦的個人心思千迴百轉，生活中的說三道四紛紛擾擾，只有不言而喻的直接體驗得以迅速平息種種阻抗、懷疑。臣服於靈俗相混界域等於進入另一種人情形式的空間，而「聖俗摻雜」使得此中人情形式具有比俗世生活更為寬廣的操作空間。

本土療癒現象中的一般性理論：存在性雙重結構

前面提過，台灣本土心理治療的發展有著從殊相到共相的跨越，我們現在就來看看這是如何發展出來的。

上一小節論述牽亡做為民俗宗教療癒的巫現象時，我們的眼光其實已經穿過個人的遭遇而看到相對於「行事理性空間」的「行巫療癒空間」。這個看見也可以這樣表達：我們在台灣本土療癒現象上發現了「行事理性空間」以及「行巫療癒空間」兩者相互交纏共同構成的存在性雙重結構（the duality structure of existence），圖示如下。

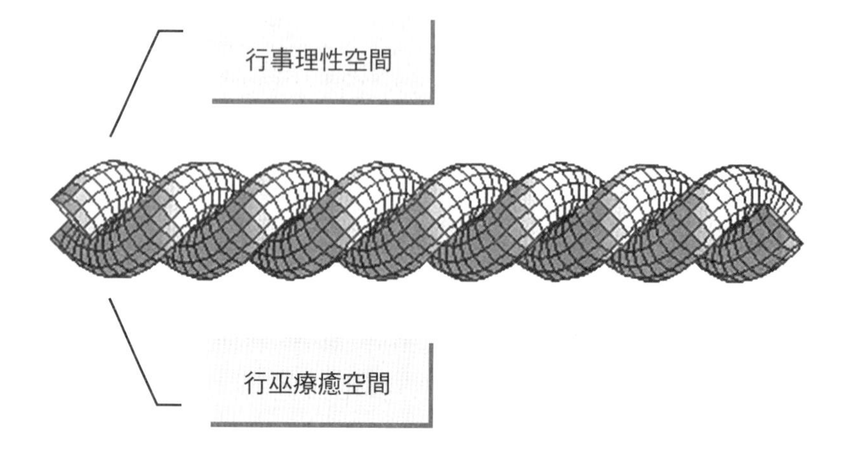

圖 2-1　華人日常生活中的存在雙重結構

（雙紋繩圖來源取自：http://piotr.pieranski.pracownik.put.poznan.pl/IdealTwistedPair.html）

如此的常民生活結構其實我們耳熟能詳。台灣除了是一個教育普及、工商業發達的現代化社會外，街頭巷尾各式宮廟林立，各種宗教也都十分活躍。台灣人面對生活中難解的病苦或衝突時，醫療與行政法律等的現代化社會機制以及傳統指點迷津的求神問卜都可以是求助的對象，而且兩者並行不悖。相應在個人的日常生活上，就體現出上述之存在性雙重結構，成為台灣人待人處事的依據。

存在性雙重結構也顯現在余德慧所研究的臨終病人照顧場域，也就是他所稱的「正面倫理秩序」與「無限性的域外」兩者（余德慧等，2004）。「正面倫理秩序」的顯現在於，人在重病時對個人倫理責任力有未逮的罪疚，如臨終的壯年病人面對父母時的自責不孝；或是對他人倫理責任的追討，如平時任勞任怨的婦女在重病時對丈夫與子女的怨恨。「正面倫理秩序」也正是「人情行事倫理之應然」的認定。另一方面，臨終重病不但讓人感到對死亡的不知所措，同樣顯著的是「正面倫理秩序」無以為繼的「倫理黑洞」經驗。「所謂倫理的黑洞指的是『正面倫理秩序所編織之殘餘』，亦即為倫理無法顧及的暗處，在倫理的黑洞裡，所有受苦經驗的語言表達都被取消，因為這些隙縫本身的經驗從未被登錄在語言領域，殊少從語言中獲得其完全的顯在性」（余德慧等，2004，頁 277）。「倫理黑洞」是「人情倫理的應然界域之外」，人們也因如此「在界域之外」而痛苦。然而從臨床現象中，余德慧發現此一「應然界域外的黑洞」卻也可能轉化成「無限性的域外」，人在其中由受苦進入療癒。此時人「不再是原來的自己」，不再汲汲於「人情倫理的應然」，從而進入「重新發現自己」的療癒時刻。關於「無限性的域外」的性質將於下一小節中闡明。

這裡要指出的是，雖在不同情境脈絡下有不同的命名，但台灣本土療癒現象中，有著一方面指向現實理性秩序之應然界域，與另一方面指向深度感受之跳接轉化空間的存在性雙重結構。這就顯示了，本土心理療癒研究從不同的受苦療癒現象抵達了一種台灣人生活形態的共相理解。我們可以進一步問，這日常生活的存在性雙重結構，只是「台灣人的」嗎？它會不會也是一項對人類存在處境的一般性理解？如果要跟西方的理論對比才會知道它是不是人類心理生活的共相，又要如何避免兩者之間相互的化約？本土心理學可以從西方思想汲取養分嗎？的確，發展本土心理學的目的並不在於畫地自限，也不應就此不與西方學術界與實務界進行交流，然而兩者之間的互動對話應如何進行？

針對這個問題，我們可以用余德慧提出的「雙差異折射理論」（李維倫等，2007）做為方法指引。這個理論的大意是，文化中的研究者並不保證能看清自己文化的意涵結構，反而可能因為太過黏附於其中而自我遮蔽，所以要經過一種偏移的視角或由外邊來看。這就是將自己的文化「陌生化」，以他文化的角度來看以求得更進一步的理解。然而在採用外來文化觀點時，又必須注意以外來視野強加解釋本土現象的陷阱。在做法上，首先要在本身文化中分辨出內部的差異結構，如上述雙重結構中兩層界域的分別，這是文化內部解釋系統的運作邏輯。文化內部的差異邏輯是「雙差異折射理論」的第一重差異。其次，當兩個文化各自獲得其內部差異性結構後，再相互比較。此時兩者的相互參照並非求同也非存異，而是藉此立體地環視文化內與文化間的差異意涵。「文化間對話邏輯的觀點在於……其差異強度與差異方向不應該只有『同一』（『華人文化也是如此差異著』）與『對立』（『華人文化則有相反的結論』）兩個範疇，而是去探討兩種同體異形的差異（homological difference）」（李維倫等人，2007，頁 21。此處文字為余德慧撰述）。也就是說，兩個文化間的比較對話並不是在於獲得「我們都一樣」或「我們完全不同」的結論，而是在於經由「同體異形」的指認來深化對自身與他者的理解，此為「雙差異折射理論」的第二重差異。經由雙差異的相互折射比較，共相的獲得就不是化約，而是提高對人類處境之理解的豐富度。

無限性的域外與有限自我的轉化

如此，我們就可以理解，余德慧何以能夠藉著討論丹麥哲學家齊克果（Søren Kierkegaard）、法國哲學家巴塔耶（Georges Bataille）、列維納斯（Emmanuel Lévinas）、德勒茲（Gilles Deleuze）等對人存在的理解論述，來進行療癒現象的「殊相」到「共相」的跨越（余德慧等，2004）。余德慧指出，齊克果在討論人存在層次上的「絕望」（despair）時，看到了人的自我有著有限（finite）與無限（infinite）的兩個層面（Kierkegaard, 1980），余德慧稱之為齊克果的「自我雙環理論」。而人的真正絕望在於其有限性與無限性的完全斷開；人在有限性中無法企及無限的存在，而脫離絕望狀態的關鍵就在於有限性的自我與無限性的自我之間的溝通。我們可以看到，齊克果的有限性與無限性層面辨認，結構上與前面論述的存在性雙重結構相仿。

然而有限性自我與無限性自我的溝通卻是相當困難，因為這牽涉到原本以為自足自主之有限性自我的毀壞消盡。余德慧以一位癌末婦女 JM 為例，說明這樣的困難（余德慧等，2004）。JM 為家庭多年辛苦付出，到頭來卻遭受疾病的痛苦折磨與丈夫的外遇背叛。這在有限性自我的夫妻恩報對等義理上實是令人無法接受的難堪與怨恨。即使人間大義站在 JM 這一邊來顯示丈夫的不是，但人間大義同時又映照出她的不堪。JM 又如何能放下這一口氣？任何人勸她放下這一口氣不就是摧毀人間大義的共犯？這個例子顯現了有限性自我之改變的困難，也就顯現了有限性與無限性阻隔之絕望。

無限性自我的靠近甚至躍入，需要讓有限性自我消融。這縱使困難，但也正是脫離絕望受苦之療癒轉化的必經過程，因為此時任何義正詞嚴的主張或問題解決的尋思都不是療癒的指引，也都將面臨無用的困窘。矛盾的是，無可奈何、束手無策的虛弱卻是轉化的開始。余德慧指出「望斷」、「消盡」與「邊緣」經驗等，正是有限性自我的恩義功能算計迴路崩塌的臨界（余德慧等，2004）。此時有限性的自我逐漸碎片化，失去其自足自主的假態，從而形成「空洞」，個人極度痛苦。但這裡的空洞（the void）並非虛無，而是無限性的涵納。

由於是從人間大義脫離，進入應然之外的「非」處，余德慧將這樣的經驗稱為「非關係」療癒。在「非關係」療癒的歷程中，人間的正負界定會遭到反轉。以 JM 為例，在出現了第三種癌症之後，她開始懺悔，不但向自己懺悔，也向別人懺悔。她甚至向丈夫道歉，雖然丈夫並不領情，但她卻開始感到輕鬆安在。

在這裡原本的應然大義轉變成為錯誤，而原本要排拒的不該不義者卻成為懺悔、感恩的對象。這樣的正負反轉卻是倫理桎梏鬆脫的療癒現象，相應了民國初年在中國東北的「王善人」王鳳儀先生所說的「愚人爭自己有理，賢人認自己不是」的教訓（余德慧等，2004）。

於是，人之受苦療癒的路徑走出了「人情行事的應然」，走向了「無限性的域外」。這是一種在「非」處的消解受苦之道。由此余德慧指出，當代心理治療必須認識這個「非」效果的治療：「治療室是『非』現實，但這個『非』不是否定意義的、『不在現實裡』的『非』，而是治療室做為『有別於現實的現實』，亦即現實線走到某種盡頭的『非處』（或他處），使現實被轉進『非』的空間——『非』的現實依舊是現實，只是逃脫了現在的現實，『非』的治療依舊是治療，只是在治療的盡處，方才形諸治療，即療癒」（余德慧等，2004，頁 304）。所謂的「非」空間，符應了先前討論「牽亡」的「行巫療癒空間」，因為在行巫療癒現象中，人們被運送到一個非科學理性所能企及的轉化地帶，於其中事物獲得了重新跳接的可能性，從而運轉了難解的死局。台灣本土的「牽亡」儀式也正可以做為「非」處之療癒的例證。

於本土心理療癒現象中顯現的存在性雙重結構指出了「正面倫理秩序」與「無限性的域外」的存在與差異，而在與西方學者的存在論述交互參照下，突顯了療癒發生時所涉及之自我的轉化。也就是，進入「無限性的域外」的歷程也正是自我破裂的歷程。自我的破裂或喪失，在一般心理學的看法裡是一種失能與創傷；同樣的看法也將生活應然秩序的無以為繼視為妨礙健康的壓力源。也就是說，在我們深入台灣社會中的受苦療癒現象時，似乎有了與主流心理學不同的發現，但卻也看到「域外」與「非」空間的指認相應了另一西方思想潮流所辨認出來的人之存在結

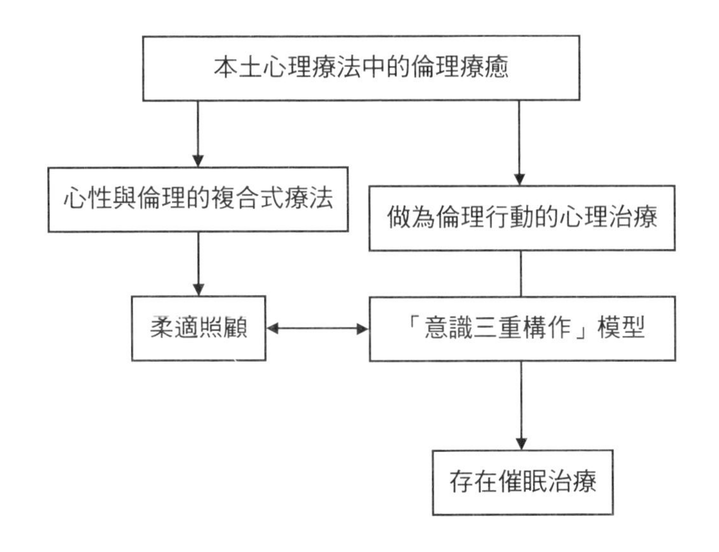

圖 2-2　倫理療癒之實踐形式的發展

構與療癒樣貌。如此的理解將台灣本土心理療癒所揭露的存在性雙重結構深化，從而使其踏入受苦療癒的一般性理論（general theory）的行列。

邁向實踐形式的發展

以倫理療癒為起點的本土心理療法發展，至今可梳分出兩個方向。一個是余德慧（2005）的「心性與倫理的複合式療法」，一是筆者的「做為倫理行動的心理治療」（李維倫，2004）。前者延續進入華人「自我」的現象討論（余德慧，2007b），繼而由民間宗教療癒與臨終過程中的自我狀態轉化現象發展出「柔適照顧」（anima care）（余德慧，2007a；余德慧、李維倫、林蒔慧、夏淑怡，2008），成為一項安寧照顧（palliative care）的實踐形式。後者則藉由對心理治療現場的解析（Lee, 2009），將倫理療癒安置到當代的心理治療操作形式之中，並透過療癒過程中意識變化經驗考察所得的「意識三重構作」模型，與柔適照顧對比（李維倫，2015），發展出符合個別心理治療型態的「存在催眠治療」（existential hypnotherapy）（Lee, 2011）。這兩個路徑的發展如圖 2-2 所示。柔適照顧與存在催眠治療都不僅是本土心理學提出的學術知識，更是可以在臨床心理學專業場域中實踐的心理療法。接續的兩章將分別說明。

參考文獻

余安邦（2003）：〈台灣民間社會對哀傷療癒的援助網絡：以北縣新惠慈惠堂的靈媒系統為例〉。華人本土心理學研究追求卓越計畫成果報告，報告編號 89-H-FA-01-2-4-5。

余德慧（2005）：〈華人心性與倫理的複合式療法——華人文化心理治療的探原〉。《本土心理學研究》（台北），*24*，7-48。

余德慧（2007a）：〈柔適照顧典式的導言〉。《東海岸評論》（花蓮），*210*，98-103。

余德慧（2007b）：〈現象學取徑的文化心理學：以「自我」為論述核心的省思〉。《應用心理研究》（台北），*34*，45-73。

余德慧、彭榮邦（2003）：〈從巫現象考察牽亡的社會情懷〉。見余安邦（主編）《情、欲與文化》。台北：中央研究院民族學研究所。

余德慧、李維倫、林蒔慧、夏淑怡（2008）：〈心靈療遇之非技術探討：貼近病人的柔適照顧配置研究〉。《生死學研究》（嘉義），*8*，1-39。

余德慧、李維倫、林耀盛、余安邦、陳淑惠、許敏桃、謝碧玲、石世明（2004）：〈倫理療癒作為建構臨床心理學本土化的起點〉。《本土心理學研究》（台北），*22*，253-325。

李維倫（2004）：〈做為倫理行動的心理治療〉。《本土心理學研究》（台北），*22*，359-420。

李維倫（2008）：〈從「病理化」到「倫理化」：兒少性侵害受害者之研究的視野轉換〉。見余安邦（主編）：《本土心理與文化療癒──倫理化的可能探問》論文集。台北：中央研究院民族學研究所。

李維倫（2015）：〈柔適照顧的時間與空間：余德慧教授的最後追索〉。《本土心理學研究》（台北）。*43*，175-220。

李維倫、林耀盛、余德慧（2007）：〈文化的生成性與個人的生成性：一個非實體化的文化心理學論述〉。《應用心理研究》（台北）。*34*，145-194。

Lee, W. L. (2009). 'Psychotherapy as a locale for ethical care: The reaching into situated negativity'. *Schutzian Research: A Yearbook of Worldly Phenomenology and Qualitative Social Science, 1*, 67-90.

Lee, W.L. (2011). 'A phenomenological approach to the acts of consciousness in hypnosis/hypnotherapy: A proposal'. Paper accepted for the 30th International Human Science Research Conference, Oxford, UK.

【第三章】

從「心性與倫理的複合式療法」到「柔適照顧」

本土心理療癒的發展不是一直停留在學術思辨與概念推論的層次，而是勇於進入實踐中理解心理治療的本質。余德慧很早就投入實際生活中的民俗心理活動的探究（余德慧，1986），從台北移居花蓮後，更是投入安寧病房的臨終照顧場域之中。這讓他所思考建構的心理療法，除了有學理上的基礎外，更有著社會文化與現實行事上的契合性。本章將呈現余德慧從「心性與倫理的複合式療法」到「柔適照顧」所展開的心理治療形式。

社會的「世情倫理」與原初的「心性存養」

余德慧很早就注意到「倫理」與「心性」是探究本土社會生活中自我發展所涉的兩大面向（余德慧，2000，2001）。在台灣社會中的自我經驗與心理學領域進行融接時，余德慧指出，關於「倫理」與「心性」的討論必須先區分出以「擁有」（having）為核心的「社會倫理」路線，以及以「存有」（being）為核心的「原初倫理」路線：

> 所謂「擁有」就是把活著當作一種「取得」某種東西的活著，例如取得食物、房屋等等，因為我們必須想辦法保有「東西」才能活下去。「存有」是指一種活著的滋味、一種心情。同樣做一樣事情，這兩種意思同時存在。例如，以前述的例子來說，乘客被

救難的船員救起，乘客很感恩，這個感恩的瞬間，受救的人感到「他人的偉大」，但並不一定要指認「是誰救了我」，這是「存有」的恩。可是，在「擁有」的世界觀，我們由於感恩，就得指出某某人救我，於是攜帶禮物或感激的心情去謝謝他，這時候「恩」是人情世故的一個事情。我們因感恩而致謝或報答，這時候的「恩」就從「存有」轉變為「擁有」。如果「恩」是不能被報答，那麼「恩」就只能是一種無法報答的無盡心情，那是一種「無限的恩」；一旦「恩」是可以報答，報答之後就可以一了百了，心中的欠情就可以稍卸仔肩，因此「恩」就成為一種有限的東西：我可以只記得某人對我好，而不必老是記掛在心，不能自已。（余德慧，2000，頁 168-169）

余德慧的「擁有」與「存有」的區分，即是「有限」與「無限」的區分，也是「世俗」與「原初」的區分，也就是存在的雙重性結構。他指出，世俗的社會倫理總是在問「什麼是善」的總攝性問題，目的即在於形成總攝一切的倫理觀：

就「總攝性倫理觀」來說，它的論述核心就在於權力與控制的調配，因此所有的論述都朝向如何系統化人間秩序；……就總攝性倫理觀的歷史效應來說，掌握倫理論述的是政治文化菁英，他們為整體的倫理設想了統治的對象，即是奴隸與下屬，他們為了鞏固政權而將整體的倫理絕對化與神聖化，進而使之成為無所不在的暴力（如「禮教吃人」）。（余德慧，2000，頁 158-159）

這樣的區分在這裡的要旨是，「倫理」是台灣本土社會生活的核心，但使用「倫理」這樣的喻明詞彙卻需要避免踩入傳統中國帝王社會下的總攝性倫理觀，避免走上絕對化與神聖化的道路，才不至於重蹈「禮教吃人」覆轍。

同樣地，「心性」也不能取之為總攝性的，如「為天地立心，為生民立命」，因為把「心性」總攝化極有可能讓個人不受社會倫理的節制。余德慧藉著尼采的話語指出，「主體道德化來自漫無限制的傲慢主觀論」（余德慧，2000，頁 160）。這並不是說本土心理療癒否定了傳統文化遺產。余德慧的分辨反而使得他可以從中國心學取經，並深入其原初性而與後現代倫理接軌。

余德慧以孟子「見孺子入井而生惻隱之心」的寓例做了一個精彩的論述。一般人在苦難無望之際受恩，必然感覺到「他者」的偉大。而在「惻隱之心」的寓例中，他人與自我有了一個反轉，即指向了「見人之苦，我如何成為偉大」，此即「人如何成聖」的問題。如此一來，「這個『成聖』的本質卻來自我們自身的脆弱：我看到稚童將溺，無論如何也抵擋不住我所『眼見』的危險」（余德慧，2000，頁 167）。如此的惻隱之心是無限無盡的存有經驗，而「成聖」的端點與鍛鍊來自於面對他人之苦與我之脆弱的原初倫理。

余德慧指出，正是因為原初倫理被轉變成世俗的交換式社會規範倫理，中國心學家才需要挑起華人心靈的改造任務。宋代心學家陸九淵將惻隱之心的經驗往回推至人「未發之中」的本心，而「本心發微」就是把微光乍現的本心擴大，「也就是像孵小雞一樣，把惻隱之心『存養』起來」（余德慧，2000，頁 170）。中國心學做為一種本我心理學，顯示出來的是，「心性」的鍛鍊是在「世情上磨工夫」（余德慧，2001）。在此，「世情」是社會規範倫理行事場域，而「磨工夫」就是返歸原初之存有時刻的本心經驗，不是交換式的行事計算。

回到以「自我」為對象的當代心理學，余德慧（2007b）將「心性工夫」與「倫理世情」做了進一步的概念詮解。前述的「存有」與「擁有」的分別，區分出了原初倫理與總攝倫理，以及無限體驗的心性與有限交換的計算。這在個人的「自我」領域則表現為兩個層次的實在，即超越的心性存養以及世間的倫理圓滿。或有人會問，「心性」與「倫理」原是相倚相生的兩者，為何在日常生活中是兩個不同層次的實在呢？原因如圖 3-1 所示，華人在日常中熟悉的是各式各樣的規範倫理，但也追求著超越傾向的心性存養鍛鍊，如練功打坐。如此一來，華人自我領域中所出現的「倫理世情」與「心性工夫」在本質上是背反的，也就是「倫理世情中安身」與「心性工夫上立命」經常形成衝突。因此，在華人受苦處境中一再顯現的「心性」與「倫理」之間就需要一個轉圜空間（余德慧，2007b），以消解自我的困厄，這正是余德慧「心性與倫理的複合式療法」的基礎。

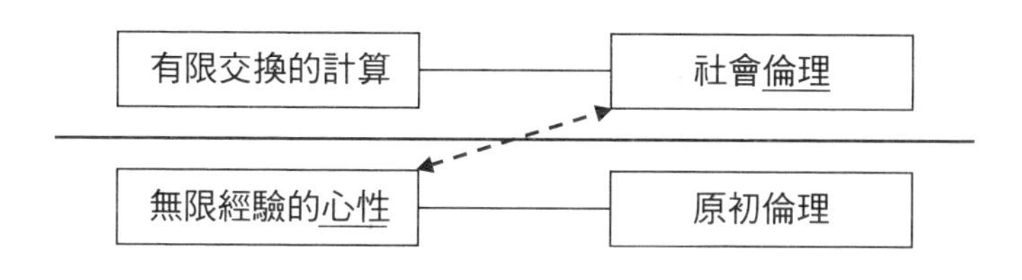

圖 3-1　「心性」與「倫理」的層次差異

心性與倫理的轉圜機制及「自我」的重新構念

而從民間宗教療癒與臨終自我轉化現象中，余德慧尋得了「心性」與「倫理」的轉圜機制，即「擬象空間」的出現（余德慧，2007b）。之所以名為「擬象空間」，因其是以圖像（imagery）經驗為主的存在狀態。在宗教療癒發生之時，人要進入如神臨在的擬象空間，原本如事實般堅硬難移的倫理要求獲得鬆動，人心感到神之瀕臨的滋養，從而進行人情事理的重新調配。在臨終時刻，病人無力參與世界的運轉，離脫人情脈絡且自我消解，但卻產生「與萬物深度締結的無分別感」（余德慧、釋道興、夏淑怡，2004，頁 124）。「擬象空間」在此現身為「病者情感蘊生依存的生活空間」（頁 121）。在此兩種處境中顯現出來的是，當有限卻強制的「倫理」消解，自我也不再同一而轉化成「開放待變的生發過程」（余德慧，2007b，頁 66），「心性」與「倫理」的轉圜於焉發生。「這個領域必然是時間與空間交織互補的場域，倫理朝向存有之地，而心性朝向倫理之原初成形之處」（頁 67）。

然而「擬象空間」的現象辨認構成了一項理論上的挑戰：如果「自我」的定義仍指向包括了動機、認知、情感與社會身分的個體性總合核心（Sedikides & Spencer, 2007），也就是「自我」仍舊以「個體」的視角視之，那麼「擬象空間」及於其中的「自我消解」等經驗現象就很難與心理學之個體性（individuality）構念的「自我」連接起來。為了避免讓個體性的自我構念遮蔽了本土療癒現象上獲得的個人經驗處境內涵，余德慧（2007b）以受苦療癒的轉圜經驗現象為基礎，加入現象學對生活經驗的描述，提出以「場所／空間」與「流轉／時間」來重新設想「自我」。底下細論之。

首先，從前面的討論中，我們看到在台灣社會的生活行事裡，個人是處於人情事理之中；人事情理中的行為者以此說明與了解自己，也獲得了身分。這就是我們的「自己」經驗。我們常說的「局」，其實就是人情事理的脈絡空間，而「當局者」就是在這脈絡空間中處於某一位置的行為者。「局」跟「者」的說法顯示了華語文中以「空間」來描述一個人經驗處境的理解方式。

余德慧（2007b）進一步深化這個觀點，指出所謂的「自我」經驗在於與行動相應的場所空間，因此可說「自我」即為「場所」。這是說，個人在某一目標行動裡，事物進入其周圍而獲得遭遇，如某人在野外臨時需要繩索固定東西，樹藤或一束長草就對他顯現為可滿足工作需求的物項。換句話說，在朝向完成目標的行動、尋思與觀察時，有著一個有限圈圍的局部意識，形成一個事物彼此相關與功能顯現的地帶，這就是「場所」。行動者於「場所」中獲得一個經驗位置，形成自我認識的內容，如：「『我』想搭一個帳篷」、「『我』找不到可用的材料」，以及「『我』把它完成了」等等。如此的「自我」就不同於包括了動機、認知、情感與社會身分之個體的構念，而是事物聚集的場所。場所又可以被界定視為「被脈絡化的空間」（頁 54），而「空間中的位置」與「位置形成的空間」可說是同一個現象的不同表達；「空間」與「位置」互依而生。

在考慮文化與個人的關係時，將「自我」視為「場所」有特別的重要性。因為在把動機、認知、情緒等經驗視為自我心理內容的觀點下，容易把人在文化界域中的行為視為來自「文化性格」。「文化性格」接著被視為一種恆常存在的心理類型或機制，以做為產生文化行為的來源。然而這樣的看法很難與生活上的現象一致，如以「文化性格」來解釋行巫療癒與臨終過程中的轉化現象顯然非常不貼切。相對地，如果將自我視為「場所／位置」，它可以是其他事物的相對原點與展開的空間，也可以是參與到以事物為原點之空間中的相對位置者。「這樣的文化心理學不再考量個體與文化的關係，而是透過地域、論述、境域與意識型態，將一個地域以『成為世界』的方式集結起來，在那裡，人們『與……熟悉』、『去寓居於……』，即海德格所謂『在之中』（being-in）」（余德慧，2007b，頁 53）。如此我們就非常容易理解，台灣人生活中的「人情行事空間」也就是自我的伸展現身之地。在每日的生活實踐中，個人的行為不是重複腦中的

「文化性格」設計，而是在場所的脈絡中面對不一而足的生活條件，落實出各式各樣的文化行為。

其次，余德慧（2007b）認為，「自我消解」的現象就是人情行事空間的塌陷。而個人在經驗到「無地容身」的同時，也面臨著自我在社會性與空間性之外的另一特性，即內在性與時間性。由於自我的場所性的崩解，個人只能獨自經驗失序與失效用的話語、意念與動作，以及無限流轉的時間樣態。在如此的「流轉／時間」內在體驗的對比下，原本生活在場所空間中的自我所享受的時間樣態就可稱之為線性的時鐘時間或日曆時間。線性時間是人情行事空間中諸種事物的前因後果關係基礎。換句話說，自我的消解也就是場所的消解與線性時間的消解，留下的是無限時間流轉的內在狀態。

如此一來，自我的社會空間性與無限時間性呈顯出「倫理」與「心性」本質上的背反，同時也讓足以轉圜兩者的「擬象空間」的性質與運作獲得進一步的說明。余德慧（2007b）指出：

> 倫理／心性的轉圜問題就必須是「讓空間融入時間」與「讓時間轉向空間」的雙向循流的問題，空間的結構消融必須不完全，時間的空間結構化也不能完全，而必須是此在當下開顯，那麼這樣的主體不能是「同一性」的自我（self-identity），反而是諸多生成領域的集合體，它不能如自我認同那樣的結構，反而必須是開放待變的生發過程，不僅需包括未決的實踐、表達領域，也需包括他者性，因為這個主體需要空間的距離來操作，並造就現實條件中主體的誕生，但它需要此在地揭露存有的時間性，歸返自身而非踰出。（頁66）

也就是說，自我的場所空間性與流轉時間性兩者的背反在擬象空間中會出現雙向循流的現象。首先，前面提過的在宗教行巫療癒過程中，原本倫理不堪而動彈不得的「無地容身」，其無著無落的心思在擬象空間中獲得了「（流轉）時間轉向（脈絡）空間」的倫理秩序場再恢復。另一方面，在臨終過程（余德慧、石世明等，2006）中的「（脈絡）空間融入（流轉）時間」變化，顯現在當病人無法再掛搭於人情行事的倫埋空間時，語言不再與世界對應，甚至支離破碎，直至深度的內在流轉狀態。「此時的臨終者若還存著在世的殘餘，其空間的型態應是『擬象』的，亦即臨終者對『象』（form）的捕捉虛擬化了」（余德慧，2007b，頁 65）。如此的空間與時間轉換也可稱之為「神話思維空間」（mytho-poetic space）（頁 60），其中事物與個人不需維持同一，異質可以跳接，從而可將受毀壞者塑出新樣態或形成新的秩序。

說明至此，我們可以看到存在性雙重結構以同體異形的方式也出現在華人追求「倫理圓滿」與「心性存養」的生命目標中。而更進一步的是，倫理療癒的發現進一步促發了對西方心理學中「自我」構念的反思，讓學者得以重新以「場所／空間」與「流轉／時間」來描述我們的「自己」經驗。擬象空間中所產生的療癒現象也獲得了進一步的理論性說明，亦即：自我的場所空間性與流轉時間性的異質循流迴路正是療癒轉化的機制。

臨終過程與柔適照顧

先前已多處提及的余德慧在臨終場域中的研究所得將於此進一步說明，並展示臨終過程中的存在性雙重結構與貼近自我轉化歷程的柔適照顧方法。在余德慧的臨終研究系列中，他提出了一個「臨終過程兩斷階論」，即人們臨終時並非是身心功能直接下降敗壞的線性過程，而是牽涉到一種心理質變，使病人臨終出現一種從相繼相續的心理狀態中斷，進入另一不同心理性質的情況（余德慧、釋道興、夏淑怡，2004；余德慧、石世明、夏淑怡、王英偉，2006）。余德慧首先將此斷裂的雙方稱為「健康人可以理解接應的『常觀世界』」與「常觀不易了解的『擬象世界』」（余德慧、釋道興等人，2004，頁 121）。其中，前述的「自我消解」現象，在臨終過程中是伴隨著身體衰敗而來的經驗樣態。在生命最後階段的自我消解後，臨終病人會進入完全不一樣的存在狀態（mode of being）。此時的病人經常有著偶發不連續的話語，透露出碎片化的影像經驗，余德慧將之稱為「擬象世界」。

在 2006 年的論文中，余德慧進一步描述了兩斷階論的具體內容（如圖 3-2 所示）。他提出臨終的心理質變，有「知病」與「死覺」兩種存在模式。知病模式（mode of sickness knowing）包括「社會期」、「轉落期」與「病沉期」。社會期時個人雖已生病，但仍是以如同往常的自我狀態來處理事務。余德慧將庫布勒—羅斯（Kübler-Ross, 1969）的臨終五階段視為社會期的心理現象。隨著身體逐漸衰弱，不適感增加，「病人整個身心靈處在一個無所適從的狀況之下」形成轉落期的特色（余德慧、石世明、夏淑怡等人，2006，頁 77）。此時病人仍有往常心智意志，但身體卻無法如常同步。到了病沉期已是自我消解的最後一站，病人只有眼前而不再有延伸的心智活動。若身體進一步往敗壞的方向變動，則會有顯著掉落的「邊界經驗」。

病人的邊界經驗有時會呈現為激烈的情緒反應，這是因為在自我意識底下的病人第一次明明白白感受到死亡的切近。從心智自我的角度來看，這是令人哀傷之事；不論病人或家人都將同感悲傷。然而余德慧也指出：「邊界經驗的發生如同病人躍入『死覺模式』（mode of dying awareness）的橋引」（余德慧、石世明、夏淑怡等人，2006，頁 78）。也就是說，邊界經驗是臨終

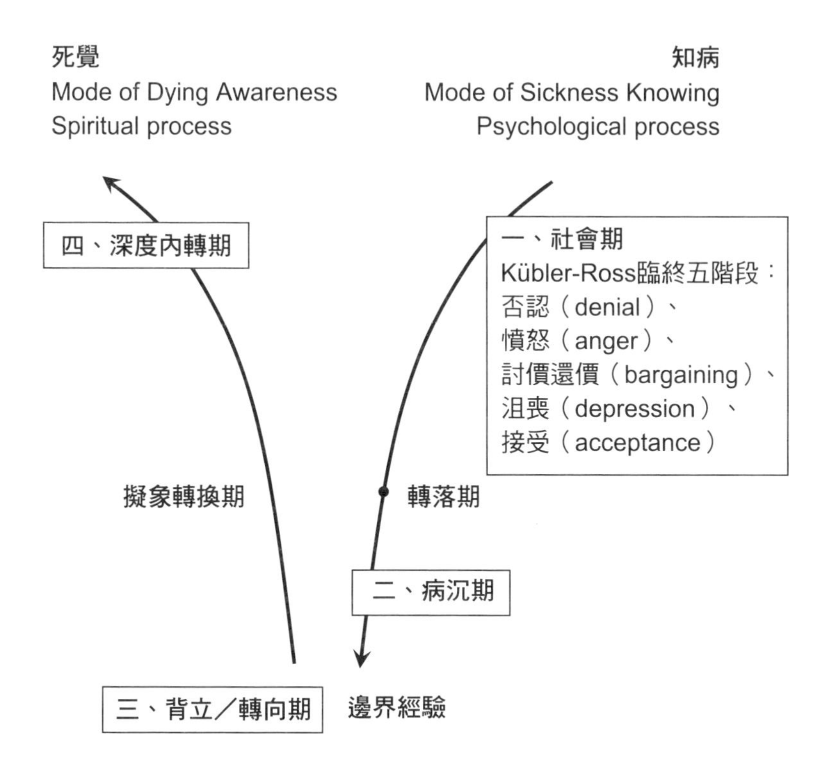

圖 3-2　臨終兩斷階論圖示

（取自余德慧、石世明、夏淑怡、王英偉，2006）

斷階現象的具體表現。在此之後，病人離開了心智自我的知病模式，進入包括「背立／轉向期」、「擬象轉換階段」與「深度內轉期」等的死覺模式。

在背立／轉向期，病人不再迎向世界，不再有對外的明顯意識行動。在旁人的經驗中，病人不再「活在世界之中」，亦即原本做為某人的世間角色或情感好惡已無法驅動其行為反應，顯現出特定身分認同之「我」的消解。病人在此並非沒有行動，但其行動不是對外在世界的反應，而是內在浮現的經驗。余德慧稱此為擬象轉換階段：「病人看到我們看不到的東西，並待之如真實地擬象互動，彷彿進入魔幻現實的世界」、「病人世界的邏輯系統也由原本的心智自我推理的邏輯系統轉變成『視覺邏輯系統』，也就是人理解事物的邏輯是用視覺、心象」（余德慧、石世明、夏淑怡等人，2006，頁 80）。也就是說，事物的意義不再以語言符碼來勾連，即不再由病人過去與旁人共處之世界來賦予，而是仰賴病人自發的內在影像經驗，如同做夢一般。如此，事物之間就喪失了語意邏輯的關係，以致旁人難以理解。

至於深度內轉期，臨床上病人多是處於昏迷的狀態，旁人已經無法從外表獲得明顯的資料來推論其內在經驗。而從心智自我的消解到擬象轉換的現象過程，余德慧對深度內轉期的理解描述是：

> 我們對深度內轉期的猜測傾向於：病人的整個意識狀態有可能就像水流一般，擬象內在空間之物，停留不住，也無法被語言所組織和捕捉，病人彷若進到一個萬物流轉的世界中。……病人整個內在的時間感，就如同流水一樣，時間如同當下的流動狀態，沒有過去，也沒有未來。嚴格意義來說，每個人進到深度內轉的時候，就算安全過世。……一直到深度內轉期的到來，可以說人和世界的關係已經解除殆盡，人回到一個萬物流轉的自然臨終狀態。（余德慧、石世明、夏淑怡等人，2006，頁 81）

若如余德慧的描述，深度內轉期的時間經驗不是由過去、現在與未來等面向依序標定的，也就是說事物不再由線性時間組織起來。這與健康者在世生活的「過去——現在——未來」之線性時間常觀是完全不同的，因此我們似可同意，此時期的病人已是「離開世間」。

「臨終兩斷階論」其實也可以看作是存在性雙重結構的另一種展現方式。由於類似的自我斷階現象並不僅出現在生命末期，常人也有著如此的存在結構，只是多數時間將「自我」的人情事理空間認作為唯一現實，我將描述臨終過程的兩斷階現象修改為顯示存在性雙重結構的圖 3-3（李維倫，2015）。把臨終的兩斷階表示為存在的雙重結構，好處是不以對立隔斷的方式來看常人世界與臨終世界，而是把兩者的存在經驗一同納入人類的存在結構。

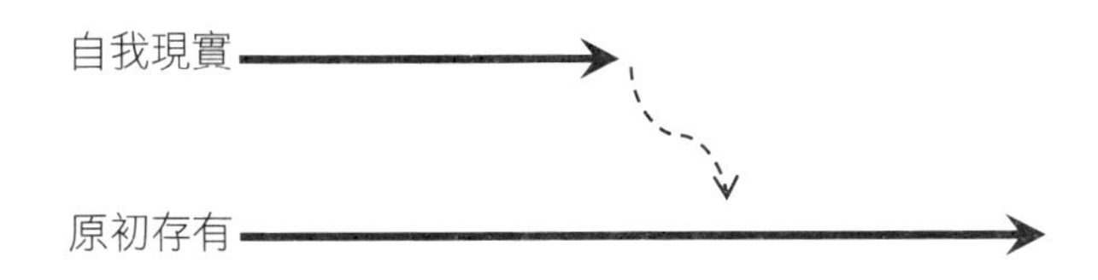

圖 3-3　存在性雙重結構顯示下的臨終斷階現象

也就是說，原來日常生活中理所當然的自我現實在臨終過程中喪失了支配事物的效力，從而裸露出原初存有經驗層次。然而原初存有經驗層次並非僅是生命末期的現象，而是人早就身處其中的存在底層模式樣態。

不過，臨終的兩斷階模式的確清楚指出了臨終受苦的結構。對病人來說，在「知病模式」時會因其社會習性而身心痛苦，然而進入「死覺模式」卻得以寧靜下來。此時的受苦是自我現實的我感到自身的流逝。由於健康的病人家屬總是在自我現實層面，難以隨著病人自我的消解而解脫，因此不論病人在哪一階段，家屬都經常與病人咫尺天涯，難以相伴。究其實，不論是家屬還是病人，其受苦是人在臨終場域卻仍以人情行事的思考邏輯來規畫、安排著種種事務，這樣也就拒斥了逐漸顯露的原初存有經驗地帶，並因此受苦。

在此了解下，余德慧提出無目的的塗鴉、無調性的頌缽，與輕柔的撫觸等活動，來取消日常行事邏輯中對目的、效能、效率的執著，反而形成一項照顧作為。這些活動都有著「觸域」的特質，而少了建立意義的意志。這樣的特質，余德慧將之命名為「柔適」：

> 柔適照顧來自老子的「人之生也柔弱，其死也堅強」……柔適這個詞，英文翻譯我們就採用 Anima care 這個詞。阿尼瑪相當於我國所謂的「陰柔」，有別於陽剛，所謂「陰柔」除了意味著柔軟的力量，還含有更深不可測、不可思議的感覺，那是無法被表徵的。我們曾經研究過阿尼瑪的「負性邏輯」，裡頭充滿了隱晦，無法以概念來表示。阿尼瑪的哀傷就如同低泣無助的母親，深深而幽微，含有的成分無法以單純的喜怒哀樂來表達，一方面所有的情都以殘餘方式彼此交連重疊，一方面它的成分無一完全，全然半遮半現，希望與絕望並存，並且互相流轉，善惡、對錯皆可以相互辯證互換。（余德慧，2007a，頁 101）

柔適照顧的「柔適」之處，即在於其引動的不是社會世界中建造意義的操作，也不是對目標效能的追求，而是經由觸域的活躍得以進入柔軟幽微、無以言喻的感通。然而，這個經驗到底是什麼呢？又將是如何撫慰？底下是余德慧自身經歷的描述：

> 最近我因為背部貼青草藥片而長滿了疹子，密密麻麻的遍布整個背部。每天需貼二十小時，經常處於奇癢難當的苦境。整個生命的感覺陷入一種表面無事，卻非常容易騷動的刀片邊緣，非常容易產生懼怖

感，例如看影集，只要有一絲暴力、髒、流血鏡頭、怪物臉孔，都會難以忍受，對於廁所髒、垃圾桶、不乾淨的人、滿頭亂髮的年輕人，都有噁心的反應。整個人陷入一種隨時動亂的狀態。週二下午到勝安宮，燃香二十二支，試圖投筊杯請母娘允許在大殿從事畫夢，連投數十餘次，每次的問筊皆是一拒、一笑、一應，三種可能輪流出現一次，可說是完全不理會我的請求。只好在殿旁休息，這時母娘的弟子們開始在大殿靈動，我注意到他們表情十分專注，對外界事物似乎恍若未聞，似乎形成一個我看不見的空間。我這才發現，我在問筊的時候，對外意識過熾，雖閉眼但內在空間匱乏，一直在擔心問筊的結果。於是，我再次回到母娘駕前，手護筊杯，閉眼，母娘臉孔浮現，我置之不理，繼續站立閉目冥想，一直到影像自動消失，僅剩光芒，其次我將聽覺調到聽空茫的聲音，效果慢慢出現，自己彷若在靜寂之宇宙，輕微的滋滋聲音，如電磁波，此時我大約整個人進入另一種狀態，我緩緩地舉左手做接收母娘靈光的樣子，右手慢慢拿著筊杯，在胸前慢旋三圈，然後高舉過頭擲下，結果只問二次筊即獲得三個連續應杯。回家途中，忽然發現原先那種剃刀邊緣的感覺消失，隨之而來的是一片安寧。這種安寧大約持續一個小時才逐漸消失。（余德慧，2009）

在這段經驗中，余德慧發現，身體生理狀態與身體感受結果之間並非直接密合；其中有著某種空隙的可能，讓我們的「不適感」不完全是身體生理狀態的呈現。相對地，如上面的經驗描述所示，我們可以不透過外力或藥物的生物化學作用就可更動身體感受。這個看法並非重複「心理影響生理」或「生理影響心理」的論辯，因為一般所謂的「心理」與「生理」是未經反思鍛鍊而太過粗糙的概念，無法幫助我們解明這個細緻的現象。我們可以看到，余德慧提倡的柔適照顧其實正是以「擬象空間」為指引的受苦陪伴撫慰。相應於擬象經驗，他同時提出「身體人文空間」（humanistic space of the body）做為身體生理狀態與意義世界間的中介，並且指出這個空間是可操作的。

柔適照顧的撫慰，在經驗上是來自於經驗者藉由無目的的塗鴉、無調性的頌缽，與輕柔的撫觸等活動，進入以知覺感受為對象的體感作用地帶，打開身體的人文空間，調節其間的經驗形成結構，更動身體疼痛經驗。由於此一空間經驗是貼著知覺感受的流轉，它可說是流轉時間經驗突入日常的線性因果時間，造成空隙所掙出來的空間。此一非意義的空間中，意識緣物流轉，經驗者得以暫時脫除世間身分自我，形成一種與周遭的另類締結。柔適照顧的作用可說是讓經驗者返回人與物交接的初始，其中的「對象／物」，如影像、聲音、氣味以及觸物等，給予經驗者輕柔幻化的滋味、感受，帶領經驗者進入「空」處停憩。

余德慧汲取東方文化傳統中的身體技術，如聽泉、頌缽、太極、靈氣等，並與論述種種人類存在經驗的眾多西方學者之學說對話，建立了柔適照顧的普遍性理論與操作形式。柔適照顧也就顯現為基於台灣本土心理療癒現象所發展出來的心理撫慰模式，可以應用於種種因身體病痛所帶來的生理、心理與人際狀態的調節。它更是一種陪伴方式，讓受陪伴的病人脫離規畫與擔憂等心思，獲得平靜，也讓陪伴者不再感到咫尺天涯，獲得貼觸到受苦病人而使其安適的共同存在經驗。

參考文獻

余德慧（1986）：《台灣民俗心理輔導》。台北：張老師出版社。

余德慧（2000）：〈從心理學的面向探討後現代生命倫理的實踐〉。《本土心理學研究》（台北），*14*，157-196。

余德慧（2001）：〈心學：中國本我心理學的開展〉。《本土心理學研究》（台北），*15*，271-303。

余德慧（2007a）：〈柔適照顧典式的導言〉。《東海岸評論》（花蓮），*210*，98-103。

余德慧（2007b）：〈現象學取徑的文化心理學：以「自我」為論述核心的省思〉。《應用心理研究》（台北），*34*，45-73。

余德慧（2009）：《冥視空間的探討》。國家科學委員會人文處專案計畫，計畫編號 NSC98-2410-H-320-001。台北：行政院國家科學委員會。

余德慧、石世明、夏淑怡、王英偉（2006）：〈病床陪伴的心理機制：一個二元複合模式的提出〉。《應用心理研究》（台北），29，71-100。

余德慧、釋道興、夏淑怡（2004）：〈道在肉身——信徒於臨終前對其信仰之追求探微〉。《新世紀宗教研究》（台北），*2*（4），119-146。

李維倫（2015）：〈柔適照顧的時間與空間：余德慧教授的最後追索〉。《本土心理學研究》（台北）。*43*，175-220。

Kübler-Ross, E. (1969). *On Death and Dying*. New York: The Macmillan Company.

Sedikides, C. & Spencer, S. J. (Eds.) (2007). *The Self*. New York: Psychology Press.

【第四章】

從心理治療的倫理行動到存在催眠治療

由本土現象與經驗所發展出來的心理療癒一方面要回到受苦者身旁，另一方面也要能夠與當代心理治療專業接軌。當代心理治療是一門建制化的心理助人專業，包括個別治療、家庭治療及團體治療等形式，而在訓練與執行上目前仍是以一對一談話形式的個別治療為基礎。倫理療癒在當代社會中的展開也需要在如此的專業心理治療形式中獲得可行的道路，才能是心理治療實務工作上的一個選擇。

一對一的個別治療形式來自精神分析的發展。根據佛洛伊德的記述，布瑞爾（Josef Breuer）醫師的病人安娜・歐（Anna O.）以「談話療法」（talking cure）來稱呼當時尚未成形的精神分析（Freud, 1910）。今日，談話治療（talk therapy）則用來指不同於藥物治療（medication therapy）的種種心理治療方式。談話治療，顧名思義，就是以談話做為處理病人行為與心理狀況的管道或方法。然而，談話是人們生活中的日常活動，治療則是一專業作為。當治療者與病人共處於治療室中進行交談，如何有別於日常談話？不同治療學派對於這個問題各自有其答案，以倫理療癒為基礎的心理治療也需要提出自己的理解與回答。

面對「倫理的受苦」的心理治療，其作為可稱為倫理照顧（ethical care）。以談話治療來落實倫理照顧，必須有別於民間宗教的行巫療癒，並相容於現代心理治療的形式。要這樣做，學者與實務者面對的問題會是：心理治療中的言語互動如何成為「倫理照顧」的技術？相對於一般人的「勸說」以及助人專業的

「症狀處理」，倫理照顧心理治療現場中的說話行動如何給出抑制或促發的人際運動？如果是促發，那麼說話的兩人之間，將呈現出什麼樣的接應狀況？如果是抑制，心理治療中語言行動的互動歷程又當如何？這些問題構成了以談話治療發展倫理照顧的指引，將此一探究帶到「說話」與「說話現場」的普遍層次，而這也將進一步深化倫理照顧的普遍性意涵。

存在催眠治療（existential hypnotherapy）是本土心理療癒接軌現代心理治療專業形式之發展的一項成果。它可以被描述為以台灣本土心理療癒之倫理照顧為起點，結合了存在現象學（existential phenomenology）的理論視野與催眠治療（hypnotherapy）的具體操作，經歷現象觀察、理論建構與具體實作而形成的心理治療方法。為了完整說明此一發展內容，本章將以四部分組成：（1）倫理照顧的心理治療架構，（2）談話治療現場的雙重性結構，（3）倫理療癒過程的意識狀態理論：意識的三重構作，以及（4）存在催眠治療的形成。

倫理照顧的心理治療架構

為了在心理治療的形式中思考倫理照顧的實踐，我一開始就提出了這樣的問題：「面對受苦者，做為心理治療者的我如何能夠有倫理性的作為？」（李維倫，2004，頁 361）。這也是將「如何療癒？」轉變為「如何照顧？」的發問。如此一問，顯化的是心理治療中治療者與受苦者之間的遭逢（encounter），即「面對受苦之人」，而心理治療也就成了有關治療者如何與受苦者連繫起來的行動知識。同時，在理論思考上的重點就聚焦在治療者做為行動者的治療照顧學，而非受助者心理狀態的病理學。以此問題為視野，我重新理解中國古代知識分子的心性鍛鍊作為（余德慧，2001）、民間宗教的受苦解厄施為（余德慧、彭榮邦，2003），以及臨終照顧處境裡展現出來的新寡婦女人際特徵（余德慧、李維倫、許敏桃，2003）等本土療癒示例，尋求能夠於一對一心理治療中實行的倫理照顧行動模式。本節將依序說明中國士人的自我安置之道、民間宗教行巫療癒的接引之道以及新寡婦女「言談」與「關係」經驗中的自我置位，再綜合起來呈現倫理照顧的心理治療模式。

迂迴於「心性存有」的自我安置之道

余德慧（2001）對中國心學的考察指出，中國心學可以說是知識分子在其處境上「安身立命」的論述計畫。余德慧認為，中國心學談的是如何在日常生活行事中獲致「本我的鍛鍊」以成「大人」的安身立命之學，其中包含了「社會倫理」以及「心性存有」兩個走向。心性存有講本心的經營，是把人處於世的困頓向上抒發，在濁世中獲致一片青天。社會倫理則是「在世情上磨工夫」，向紛擾的周遭再度投身，並視為本我的鍛鍊。綜而言之，中國心學家面對個人的困頓受苦，一方面講本心感通的精神出路，但卻不因此而離世遁居，反而是重新面對所處之社會倫理困局，並將之視為個人轉化「仁熟」的泉源。如此一來，則濁世也可成為立命安身之所。在這裡，受苦療癒的動向可以表示為：「濁世」→「本心發微」→「心性存有」→「社會倫理」。從先前討論的倫理受苦與存在性雙重結構來看，「濁世」可說是陷落，而「本心發微」與「心性存有」的修養則是域外的歷程，指向的是重回「社會倫理」地帶的安身。這透過「心性存有」鍛鍊的迂迴，是中國知識分子的自我安置之道。

宗教行巫療癒的照顧結構

如此「心性存有」的迂迴相應著本書先前討論的民間宗教療癒動向，然不同之處在於中國心學是士人自身的修養鍛鍊，庶民生活中的宗教療癒則是由具「靈通之知」的行巫者接引求巫者出入擬象空間。從形式來看，行巫療癒有著幫助與受助兩方，更接近心理治療的基本結構。

從助人與受助來看，行巫助人可解析出（1）求巫者的「有所求」，（2）行巫者的「行巫能力」，以及（3）行巫的「所為之事」等三部分的組成結構（李維倫，2004）。首先，如同前述，個人在現實生活中的受苦主要是從行事理性空間掉落出來，原本理所當然的人情連結反而成為痛苦的根源。在行事理性所建構的人情形式之外的置身，會生發相應之千迴百轉的心思空間，而來到神明面前的求巫者就懷著隔絕於他人的「掉落感」（sense of being expelled）但卻期待獲得疏通的心思。如此，行事理性所不及處，等待轉圜的人情與等待疏通的心思，構成了巫術接應之「有所求」的結構條件。

其次，在台灣的民間宗教現象裡，成為「神明」代理人的靈媒行巫者並不是一項受歡迎的恩寵，多數時候反而是一種受苦，因為來自「神明」的接觸、訓練或訓化經常是透過身體不適或惱人的異常感知，使人無法維持正常生活。從異常的身體痛苦或感知出發，成巫的過程顯現出來的是獲知自己是「神明」挑選的對象，但卻心有不甘地跟「神明」討價還價，直到妥協臣服的「領旨」。這些經驗構成了「交往」行動，也讓「交往的對象」，也就是「神明」，在生活中「活靈活現」。如此，不管「神明」是否真的「存在」，更重要的是其在行巫者生活中的「臨在」（presence）。

因此我們可以獲得一個認識：行巫能力的靈通，其本質是與「奧祕的交往」。上述討論中的「神明」，在不同的脈絡會以「神」、「母娘」以及「高我」等名稱出現來做為行巫者與之互動的對象。這些名稱，究其本，皆指向一種人的智性邏輯未能掌握的面向，因此我們可以將之統稱為「奧祕」。我們也可以這樣說，「奧祕」藉由種種「神明」形象，顯現於行巫者之靈感知的「三世因果透視」或直接「附身」演出，構成了其於人的俗世生活中之「臨在」。余德慧、劉美妤（2004）以榮格（Jung）的 Imago 概念來理解「奧祕」的形象化作用：「*Imago* 是 image 的原型。所謂『原型』就是透過一套想像系統直接與存有狀態產生勾聯的關係」（頁 76）。如此的理解可以將 Imago 視為擬象空間的開啟，而靈通的行巫能力就可以被描述為進入擬象空間而與「奧祕」交往的作為。「奧祕」雖指向難以捉摸、難以把握的領域，但「交往」卻是具體的生活經驗與活動。

行巫療癒的第三構成環節是其「所為之事」，具體內容則是個人的照顧與倫理的調節。讓我們再回到本書先前章節提過的老祖母失孫的「牽亡」例子。在行巫的現場首先出現的是求巫者的「觸動」與「締結」（connectedness）。透過附身出現的孫子所連結到的是心思無法排解的悲傷祖母，由之構成心思「通透」的重要條件。如此的接應是行巫療癒的關鍵起點。其次，求巫者的「有所求」依附著行巫者「與奧祕交往」的能力進入擬象空間，而原本經歷的倫理不堪，或人情處境的無法轉圜，隨之得到更廣寬的視野與心思的安置，獲得重解（reframing）。前例中孫子的劫難之說，撫慰了老祖母的喪痛，也解除了她「報應」的指責。如此理解的行巫療癒照顧結構沒有訴諸無法驗證的神靈存在，但足以呈現求助者的狀態、助人者的依憑以及助人的工作內容，並突顯出其倫理照顧的意涵。

最後要說的是，「靈不靈」及「應驗與否」的結果論通常是一般人肯定或否定行巫療癒的依據，然而這裡對於本土社會中的行巫療癒解析，不是建立在行巫療癒的「靈驗效能」之上，「不靈」或「不真」也不會推翻這裡的立論。事實上，所謂的「靈驗與否」指向的是行巫者給予的「你們當如何如何」之指示應驗與否。然而當「與奧祕的交往」展化成「應然的具體行事」，求巫者便被移置到現實處境的條件之中，所指示之事也必然在此條件裡盤算，或者必須與原本的行事局面相磨合。舉例來說，「神明指示」需修祖墳以增進家人的和睦，然而「修祖墳」牽涉到的金錢需求便會落入實際的經濟狀況中考量。神明指示的奉行也就不是單一因素來決定的，甚至落入原有的爭端之中。在日常行事中，「神明的指示」只是一項條件，而不是奧祕空間中靈象徵的關照，也因此才有「靈不靈」的可能。如此看來，民間宗教行巫療癒的關鍵在於奧祕空間的開啟與否，而非具體指示的靈驗與否。我們可以這樣說，行巫是與奧祕交往的開啟，而具體的指示卻是奧祕空間的結束。

「言談」與「關係」經驗中的自我置位

中國士人「心性存有」的迂迴與民間宗教療癒「奧祕空間」的締結兩者共同呈現的受苦療癒動向是：陷落受苦的心思在原本的人情事理中受到阻隔，但卻經由一條不同質地的通道而獲得接應與抒發，從而可以返回現實生活，解開打了結的人情絞索。這裡的「阻隔」與「抒發」現象涉及的是個人與周遭人際間的互動經驗，透過新寡婦女處境的探究（余德慧、李維倫、許敏桃，2003）可以進一步釐清其中的經驗結構。

台灣社會的家庭倫理格局裡，面對丈夫即將過逝或新逝的年輕婦女心中總有許多情緒、感受，也有許多心思忖度，但在表達上經常會有難以啟齒或欲言又止的經驗。這個現象牽涉到與說話對象之間的關係：原本親緣連結強的對象，如婆家與娘家親人，不見得能夠讓新寡婦女暢所欲言；有時反而是沒有深厚關係的志工協助者能夠讓她們深入地吐露。這其中顯示了在新寡婦女的經驗中，能與之言以及不能與之言的對象，並不與人情親疏一致；即「關係之深淺」與「言談之深淺」的對象並非一致，但有一種交互作用。

進一步來看，當我們把個人當成一位「作為者」（agent），其在人際界之言談與行為可被定義為「論述行動」（discourse act），即以言談來行動與作為。論述行動有其指向處（to-pole），也有其發端處（from-pole），後者即是作為者的置身之所，我們稱之為「作為者所在」（the locus of agency）。作為者所在雖然是論述行動結構之一端，然而當個人完全融入於人際活動時，此一部分並不會被個人經驗到。然而當人際關聯不再是個人活動的支持，而變成個人必須應付的人情形式，如原本自認為夫家一分子的新寡婦女驚覺公婆懷疑其將會改嫁的可能性，或是照顧癌末丈夫的太太開始思索未來與婆家的關係以及自己日後的出路，這時個人就顯著地經驗到自己千迴百轉的「心思空間」（pondering space），也就是充滿個人思量的「作為者所在」。有了心思空間，就有了內外的經驗之別。「外在」的親緣人情雖然仍在，但其性質不再理所當然，心裡所想的總是要在「內在」的心思空間中琢磨一番，總是要轉個彎才能說出來。

新寡婦女經驗中的「關係之深淺」與「言談之深淺」的不一致現象可以用「本心觸動——心思空間——人情形式」的結構來進一步說明。「本心觸動」指的是一個人在生活中尚未言明但卻已然覺察其置身周遭的種種。就新寡婦女來說，其因喪偶所帶來的倫理身分（媳婦與出嫁的女兒）改變不言而喻，但卻又不得不以原來人情形式中的倫理角色來生活。此時看似有實質親緣的人情事理成為個人要應付的對象，說話前必須琢磨一番，也就反身地經驗到自己的「心思空間」，並以此做為論述行動的發端。我們可以注意到這裡有一反身的作為者性（reflexive agency）所造就的，從群體關係中分隔開來的個別化自我（the individualized self）經驗，並讓本心觸動與人情形式之間有了宛若實在的心思空間相隔。然而在與無甚關係的志工協助者交往時，個人心思空間的自我思慮相對地薄弱起來，由本心觸動到人際關係中的言說歷程也就較為順暢，形成「交淺言深」的現象。此時人情形式不是說話者要處理或考慮的對象，言說行動的作為者所在顯現於「本心觸動」之處。沒有反身的自我思慮，也就沒有心思空間的千迴百轉，形成通透的作為者性（the channelled agency）或本心自我的經驗。

這裡就清楚地顯示出，受阻的溝通發生在經驗中的心思空間與人情形式之間，個人的思慮千迴百轉，難以抒發。即使拐個彎說了出來，卻也令人難以理解。事實上，這樣的阻絕（thwartedness）也可以在安娜・歐的例子（Freud, 1910）上觀察到：安娜・歐對社交生活的嚮往阻絕在女兒對生病父親之人情倫理義務之外。因此，心理受苦指的即是當一個人的觸動經驗不再與其公共生活（人情倫理形式）聯結在一起。這就是「倫理的受苦」。由於在此倫理受苦處境中產生顯化的卻是個人心思空間，顯題化的自我思慮很自然地就被以個體自我為目標的心理治療做為處置目標。然而若承認了受苦是一種阻絕，心理治療的重點便不在自我的功能，而是在於心思空間與人情形式間的疏通或通透。

心理治療中的倫理照顧行動模式

綜合中國士人、宗教行巫以及新寡婦女經驗中的受苦與療癒動向，我提出了心理治療做為倫理照顧的行動模式（李維倫，2004），如圖 4-1 所示：

這個治療行動架構顯示，治療者首先面對的是從日常人情應然裡掉落的受苦者，兩者之間因此形成一種阻絕的面對（B →← A）。這裡的要點是，心理治療的求助者總是從其原本的或期待的人情行事空間陷落而出（B ← A 動向），不再是原來的「我」，如自己或親人罹患惡疾、婦女新寡或中國士人為當道冷落，但卻求「再回到從前」（B → A 動向）而不得。治療

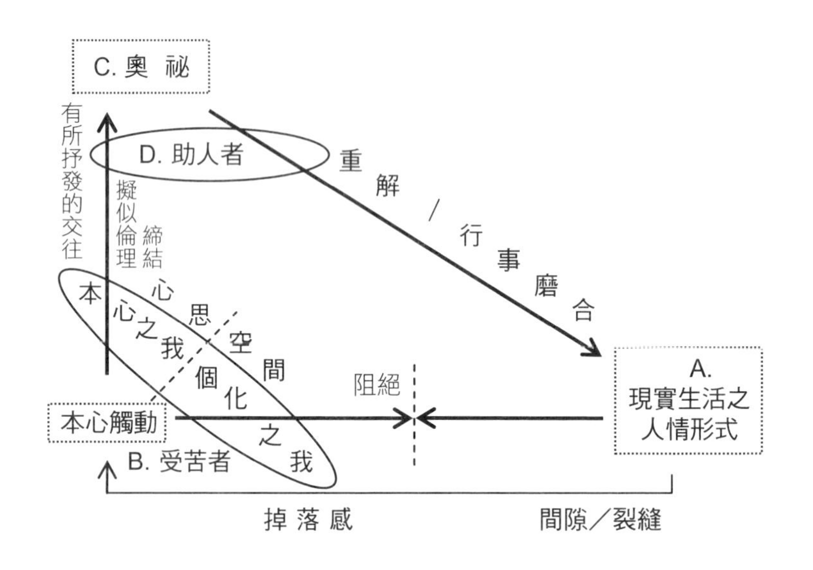

圖 4-1　心理治療中的倫理療癒行動

（摘自李維倫，2004）

者若踩在現實生活裡人情形式之應然處（A），就必然承繼了此一結構的受苦阻絕而無能觸及求助者。

要脫離此一人際阻絕，治療者要出離於日常人情所在（A 位置）的應然思維，進占 D 位置，而與受苦者的本心觸動連繫（D—B），形成有所疏通的交往。也就是說，要與受苦者連結，治療者必須離開其所熟悉與認同的人情應然，否則將會以一般的人情道理來評判於 B 位置的受苦者，如同新寡婦女受到大眾以倫理角色來框限。然而此一「出離」卻會對治療者構成挑戰：治療者也將進入應然之外，甚至與之對立。此外，要注意的是「本心觸動的連繫」並不是把自己移至 B 位置來與受苦者同一（identification），後者將會是與受苦者一同陷溺而無能疏通。治療者與受苦者能夠形成 D—B 的連繫將使後者的「本心之我」顯化，即落身於常規人情形式之外的感受狀態顯化，如宗教行巫療癒中的締結。若能如此，求助者不再處於阻絕之中，此即治療者與受苦者的倫理關係的締結。

繼而，藉由治療者提供的倫理關係陪伴與中介，受苦者可離卻與世情的阻絕，以繞道的方式進行人事的重解，重新進入日常的人情形式之中（B → D → A），此即社會倫理的重解與磨合。也就是說，透過 B → D 的繞道（detour），受苦者經驗到與治療者連結以及本心之我的顯化，才得以從個化之我的阻絕中脫離出來。從前述的本土心理療癒示例來看，此一繞道即是避開行事理性之應然的空間，並進入擬象空間。對社會倫理的重新理解是在擬象空間中孕育，並於現實生活中實踐、磨合。

與發源於西方的心理治療比較上，倫理照顧心理治療面對的是「倫理性自我」（self-for-being-ethical），即尋求著與周遭之人有著適切關係，能夠安身立命的「我」（Lee, 2007），這是以人情倫理為場所的我。相對地，西方心理治療學派是以個體完整性（individual completeness）與運作效能（efficacy）為目標，瞄準的是「功能性自我」（self-for-functioning），也就是能理性地掌理事務的「我」。因此，契合華人身心的心理照顧是倫理性自我的契入與疏通（contacting and enacting self-for-being-ethical），而非西方心理治療所強調的功能性自我的培養（fostering self-for-functioning）。如此一來，奠基於本土現象的心理治療獲得了倫理照顧的內涵，成為具體的操作指引，也可以在理論上與西方心理治療做出區別。

談話治療現場的雙重性結構

「倫理性自我的契入與疏通」要如何以談話治療來達成呢？在圖 4-1 的動向指引裡，治療者要從 A 位置移動到 D 位置，並且與 B 位置的求助者連結，其中所涉及的空間結構在一對一的心理治療現場是如何展現的？「言說」又將如何進行這個工作？本節將以「心理治療現場」做為解析的目標，同時把倫理照顧的療癒動向重新概念化到心理治療現場裡的說話行動，這將讓倫理照顧獲得具體的操作指引。

本節將以底下三個主題來論述：說話的現場空間（the locale of speech）、存在雙重性結構、反面置身（situated-in-negativity）以及反面置身的身體經驗。本節的結論是，在倫理照顧的心理治療現場，治療者透過說話要抵達的並非社會性規範倫理的維持，而是無名且充滿力量的反面置身。因此，社會性規範倫理的反面置身不是倫理照顧所要取消的對象，反而是治療者與被治療者要一起進入且領受的地帶，也就是使其成為可以棲居（dwelling）的地帶，也就是新的生存形式的生成。

說話的現場空間

心理治療是一個說話行動的現場。當人說話，帶出了什麼樣的「現場」？這個問題似乎十分抽象，但其實屬於我們日常具體經驗的範圍。底下一個幼兒學語的簡單例子就可以顯示其中作用。

> 我一歲九個月大的兒子寬寬指著月曆上的葡萄照片對我說：「一樣，一樣。」同時也拉著他的褲子，讓我看到他的褲子上有著一個一串葡萄的繡花圖案。寬寬重複著說：「這個一樣，一樣。」（李維倫，寬寬成長觀察紀錄，20041115）

上面這個例子是小孩在獲得語言的過程中常見的情形，然而當我們仔細考察，這其中有著複雜的經驗結構。當幼兒寬寬指著身上衣服繡的葡萄圖案與月曆上的葡萄相片說「一樣」時，他一方面進入語言指稱的領域，但另一方面，現場所覺知到的不同，如質感、尺寸與顏色，反而被推擠開來了。也就是說，葡萄繡花圖案與月曆葡萄相片這兩件東西在知覺上是有差異，但這「差異」在語言的指稱中被抹除。進一步而言，相對於在場的某些覺知的排拒，幼兒寬寬的「一樣」所指涉的那個東西，卻以不在場的形式被帶入在場。

我們可以這樣說，幼兒寬寬的言說是一意義生成的過程，在此過程中，他經歷了現場覺知。然而現場覺知是雜多的，這些多樣的經驗之間的連結卻尚未被決定。當他說出「一樣」時，發生了一個生成事件，經驗中某些部分突現了，而某些部分被排斥了。突現的部分立即生產了一個不在場的在場，在這個例子中可能是與葡萄相關的事物，甚或他對吃葡萄的記憶。這使他進入了語言的領域。勾連上了語言的強大力量，讓他在月曆相片與繡花圖案的覺知之間獲得了一個突顯的連結方向，不再只是模糊複多的經驗。另一方面，他離開了現場的模糊複多經驗，其中包括許多不同方向的覺知。

更進一步來說，倘若有人對上述幼兒寬寬的「一樣」接話：「你說的是葡萄嗎？」、「你說的是紫色嗎？」或是「你喜歡吃葡萄嗎？」等，這樣的談話就會將對話的焦點帶離現場更遠；現場複多的知覺經驗將遭到遺留，也有可能就此掩蓋下來。然而這被遺留下來的經驗領域卻同屬於話語生成的根源。

從上述的例子與討論，我們可以對「現場」提出這樣的認識。第一，現場有著以語言規畫出來的一個突現的意義方向與理路。第二，語言指涉了一個不在場的世界；將此一不在場帶入了現場。或者更常見的是，將我們的眼光帶出現場，帶向不在場的指涉世界。以及第三，現場還包括了一個模糊的複多知覺經驗地帶，雖是言說的發端，但卻在言說中隱沒。如此一來，言說的出現就產生了一個顯化的正面世界，是由語言所打開的。另一方面，模糊複多的流動經驗地帶，摻雜著知覺與體感，則構成了正面語言界域的反面經驗地帶，我們可以稱之為說話者在現場的反面置身。正面世界與反面置身也就形成言說所構成的現場空間結構。

以此來想像心理治療的現場：（1）治療的約定、轉介原因、治療方法、治療目標等實是以話語構成的正面世界，另外治療中說出的話語所鋪排的、充滿故事的意義平面，也屬於正面世界；（2）治療者與受助者的「在現場」也包括一個流動的、模糊的、閃爍的、複多的知覺經驗領域，其中可能包含了兩者的相互知覺與相互引動，以及其他種種心思的湧動；以及（3）治療者對受助者言說的接應就有兩個可能的動向，一是讓「在場的話語」指涉到「不在場的事實」，二是讓「在場的話語」連繫到「在場的反面置身」。也就是說，治療者對受助者言說的回應，左右了語言是帶離現場的事實指認，或是指向回到現場的就地發生，如圖 4-2 所示。橫向的 E—F 指的是「在場——不在場」的連繫，兩者都處於正面；而縱向的 E—G 指的是「正面——反面」的連繫，兩者都在現場。現場正面語言的連繫指向決定了對話是滑向不在場的事實與經驗，還是讓在場之反面置身與語言生成之關係得以揭露。

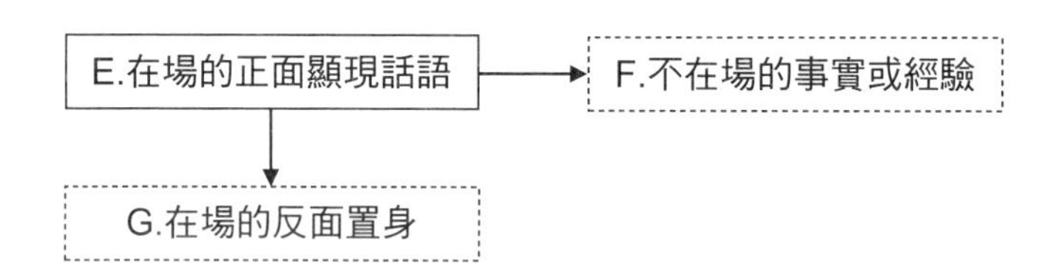

圖 4-2　言說連繫的現場結構

以此來看，言說現場並非只是單純的事實性存在，而是有著生產與排斥的動態運動。我們可以說，生產是話語的生產，生產出智性邏輯運作的平面，讓我們得以居留其中。以克莉斯蒂娃（Kristeva, 2003）的賤斥（abjection）作用來理解，這樣的生產也會是一種異化（alienation），讓我們遠離複多的經驗樣態，遠離我們的現場覺知。這種有所生成、有所拒斥的作用，卻是「說話主體」（speaking subject）顯化形成的過程；相對於陽面主體的生產，必有那被賤斥的陰面。

談話心理治療因此可有兩個方向，一是貢獻於陽面或正面主體性的維持，而療癒就會被定義為主體危機（陰面經驗，即複多經驗，如潛意識或創傷）的解除，或是主體的確定或再確定（陽面經驗平面的穩固）。另一個療癒的方向則是，回到生成歷程，即去觸及反面置身。正面與反面之間的生成性療癒歷程不只是單方向的線性運動，而是來回穿梭；來回穿梭即是生成。此時，被賤斥者必須被靠近，而且不必然要被認為是恐怖，因為恐怖的認定是以陽面主體視野為出發，而讓陰面的靠近成為焦慮的來源。

心理治療現場的存在性雙重結構與反面置身

如此一來，我們看到，以同體異形的方式，在心理治療的現場有著先前提及的存在性雙重結構。心理治療也就不僅是「問題—解決」歷程，而是涉及到在兩個不同性質之經驗平面間的移動。第一個經驗平面是我們最熟悉的、人的智性邏輯所擅場的日常行事之應然領域。它也正是我們要經由教育傳遞給孩童的這個世界的秩序。如果它受到破壞或挑戰，它也是我們要修補、維護的目標。這個平面的重要特點之一是，它是「有話可說的」，亦即：透過一片一片的話語論述，人們得以投入與支持此一經驗平面，同時個人也獲得自己在正面世界的認同與位置。

而第二個經驗平面，即反面置身，即恰恰是智性邏輯與人情應然所不及處。如果說第一個經驗平面是講道理的、依據因果的，以及可預測的，則第二個經驗平面就是被視為斷裂的、不可預測的、模糊的、身體的，以及難以說出或無話可說的。除了先前提過的例子外，受創於重大災難的生還者經常會顯現出一種對所遭遇之衝擊無法理解、無法說出，同時也無法確定的經驗現象；他／她們進入了一般生活的反面。我們可以說，處於維持與推動生活平常之智性邏輯平面的是「正面世界」經驗，而離脫於此一經驗領域之外的即是「反面置身」的經驗。

雖然，反面置身是一種反常，甚至是破壞，是必須被排除或修補的，但在先前的論述已指出，反面置身經驗是療癒轉化中具有超越性的部分。這其實不難理解，療癒本身即包括對「平常」的超越，這也就可能呈現為對「平常」的背反。以另外的例子來說，一位音樂奇才的不世出作品可能會被認為是對同時代之音樂規制的破壞。反面置身因此有著毀壞性與超越性的矛盾性質。

連結到圖 4-1 的心理治療倫理照顧動向，「現實生活之人情形式」即為正面經驗領域，因為它跟隨的是智性邏輯之行事應然的道理，而受苦者的 B 位置即是反面置身。因此，我們可以說，所有的心理受苦都是反面置身之苦。在反面置身底下，流動著種種感受與心思。「本心觸動」是一個反面置身的經驗，它雖是有所察覺，但卻「無話可說」。「個化之我」的作為者位置，即是個人要離脫反面置身而向正面處境回返的努力。底下試以一例進一步說明。

SU 為一二十歲的女大學生，在一次嚴重的車禍中全身多處骨折，需要接受多次的手術治療與物理復健。在復原期間 SU 經常情緒激動，與家人照顧者之間有多次衝突。在車禍發生後的第五個月，SU 開始接受心理晤談。她表示，在與別人的互動上，她有著兩個困難。第一個是她感到自己不再能夠與朋友一起對某些事物感到興趣。在同學的聚會中，別人會興高采烈，但她卻不再覺得有何可興奮之處，只會注視著正在說笑的友人，別人也就會說她變得冷漠。SU 也說，她知道以前的自己一定也會像別人一樣享受聚會的快樂，但如今的她卻已完全漠然。SU 第二個人際上的困難是，沒有人能夠了解她所經歷的，也沒有人懂她為何有些堅持，即使是照顧她最多的母親也無法理解。因此她與心力交瘁的母親經常衝突。

SU 表示車禍後她覺得自己完全變了一個人，除了時常憤怒、焦躁、孤單、害怕外，她感到對自己的陌生。有一次，SU 幾乎是哀求著說：「我要回到像以前一樣。」但我告訴她：「妳是不可能再像以前一樣了。」SU 頓時沉默，眼淚潸然而下。除了直接指出她所謂的「回到過去」的不可能性，我也與 SU 的「陌生之處」經驗進行連繫，並指出此一新的經驗平面對她雖是陌生，但卻絕非孤單之地；這些也是人類經驗的一部分。

隨著晤談的進展，SU 逐漸呈現出有力量處理生活中的事務，她說：「我現在不再在意過去覺得重要的事。過去我可能會擔心好朋友會離開我，現在我覺得即使如此，我自己一個人也會過得不錯。此外，我覺得不管面對什麼樣的任務，我都可以做到。」SU 開始出現對某些課程與事務的熱切，以及對另一些課程與事務的不耐。在晤談開始後的兩個半月時，SU 甚至藉由一項課堂作業，主動決定訪問母親的受苦經驗。母女兩人在電話交談中痛哭失聲，了解了彼此的受苦與心意。SU 說：「我從未感受到與母親如此地靠近。」

> SU 仍然擔心著接下來必須再度接受的手術治療，她甚至宣稱，她寧願醫生直接割開她的皮肉，也不要接受全身麻醉，因為全身麻醉讓她感到就像車禍後昏迷時的無能為力、如同死去一般。SU 說：「那是一種完全沒有了的感覺。」而她無法確定她是否會再醒過來。（節錄整理自：李維倫，心理晤談紀錄 SU20041004- SU20041213）

上面的例子在精神疾病診斷系統中很明顯地會被歸類於創傷經驗，而這樣的創傷經驗會是處置介入的對象。也就是說，當定義為創傷經驗，SU 的種種情緒與體驗都會被認定為需要排除的對象。但以倫理照顧來思考，我們可以這樣說，車禍讓 SU 的生活之理所當然出現裂縫，而 SU 隨之經驗到一個反面的置身處境，不但難以被他人所了解，連她自己都感到陌生。這是一種「只有我自己」的個別化（individualization）經驗。這時的個別化不見得是馬上形成個化之我，而是一種從熟悉之周遭中掉落出來的經驗。這個經驗顯現為無以名狀的情緒與感觸，但當她努力地想要「回到從前」，即融回周遭人情形式，回到正面的人情行事之應然，「咫尺天涯」的阻絕經驗就顯著起來，同時伴隨著另一層的挫折與怨怒感。這時個人感到自己成為「獨自一人」，此即是「個化之我」的經驗。反面置身經驗者同時會有一種哀傷而舔舐傷口的經驗，但這有時是個化之我的自我哀憐，而非掉落時的本心觸動。不論挫折怨怒或自我哀憐，這些經驗都有一種私己性，即與他人阻隔。

上述晤談紀錄中的治療者呈現出以接引「本心感觸」的方向來與 SU 交往，這同時也是對想否定反面置身之「個化之我」的挫折（「妳是不可能再像以前一樣了。」）。在這個過程中，SU 呈現出在正面世界與反面置身間的反覆移動。當一方面 SU

能夠與母親和解，發展出一個新的關係樣態時（「我從未感受到與母親如此地靠近。」），另一方面在不同的脈絡還是會有無法確定的反面經驗發生（「那是一種完全沒有了的感覺。」）。

上例也顯示，如果能夠讓經驗者安身於存在雙重性結構之中，不是只想否定反面置身，也不是走向另一極端，否定正面世界，就是讓經驗者具備在雙重空間穿梭的能力，經驗者的受苦結構則會因而改變。也就是說，療癒的發生並非指在第一重空間中的事實（原本熟悉的世界中的裂縫）獲得改變，而是原本以為是唯一的平面變成二重中的一重。底下筆者將以輔仁大學教授蔡怡佳所提供的一個例子來具體化此一主張。

> 一位母親因兒子車禍變成如同植物人一般而憂心焦急不已。這位母親是虔誠的天主教徒，因此時常祈禱請求上帝顯示神蹟，讓兒子甦醒過來。有一時，母親所熟識的一位修女來病床前探望這對母子，並陪同母親一起禱告。突然間母親看到一幕景象，耶穌基督手握權杖來到病床前，以權杖點了兒子一下，兒子就坐了起來。就在這個時候，修女也宣稱她看到了一幕景象，兩人協議由修女先說出她的經驗，修女說她看見耶穌基督手握權杖來到病床前，祂放下權杖，彎屈身體，伸出雙手，將病人抱到懷裡。此時母親流下眼淚，卻沒有把自己所看到的景象說出。事後母親道出這段經驗，並說當時她體會到一種更廣大的愛，也同時感受到自己的苦楚獲得釋放。（蔡怡佳，私人溝通）

此例中母親所經驗到的療癒不能說是負擔的解除，而是接觸到，或說顯化了另一經驗平面，即反面置身的存在。這裡所顯示的受苦療癒雖然與 SU 之例有很大部分的不同，但兩者都有雙重性結構經驗的發生：除了原本熟悉但已受破壞的世界之外，還接受了另一個經驗平面的存在。療癒可以不是醫療技術或神蹟將傷害復原，也不是「回去」原來的生活，而是安身於雙重性的經驗之中。也就是說，反面置身也成為可存在的經驗，甚至是領受而非拒絕的對象。

反面置身的身體經驗

當我們考慮反面置身經驗時，無法忽略置身者的身體經驗（bodily experience）。前述 SU 的例子也提示出異樣的身體感是反面置身的重要面向，包括無法消除的疼痛、麻醉劑的感受，以及後來的某種熱切。為了進一步考慮身體經驗與心理治療的議題，我們在此先轉換一下跑道，借助精神分析的古典案例來提供更多的線索。

回顧佛洛伊德的古典案例朵拉（Freud, 1997），我們可以發現，在朵拉的生活中，最顯著也因為顯著而不被看見的，其實是一種曖昧的氛圍：其家人與鄰人、朋友之言語及意圖的多重意義。這種曖昧的氛圍在經驗上，即如同本文在討論 SU 案例時所指出的「咫尺天涯」：看得到卻得不到確定。如此，圖 4-1 中的掉落感經驗也就出現了。我們可以想像，朵拉身處於曖昧氛圍中，無法明確知道到底發生了什麼事，即使她努力注視眼前發生的事情，她還是難以對周遭人事有明確的認定。這種處於曖昧的複多經驗（the experience of ambiguity and multiplicity）卻凝視著、尋求著事物確定意涵的姿態，正是存在雙重性結構的經驗：她置身於反面，卻望著正面；她所注視的部分無法說明她所置身的部分。而當此一處境中的個人開始「認定」事情的意涵時，卻也從來無法抵達「肯定」或「確認」。因此，此一曖昧並未消散，而是繼續保持下來，個人處境也就成為一個特別的姿態：身處反面但背向反面，無法置身於正面世界卻努力尋求正面的

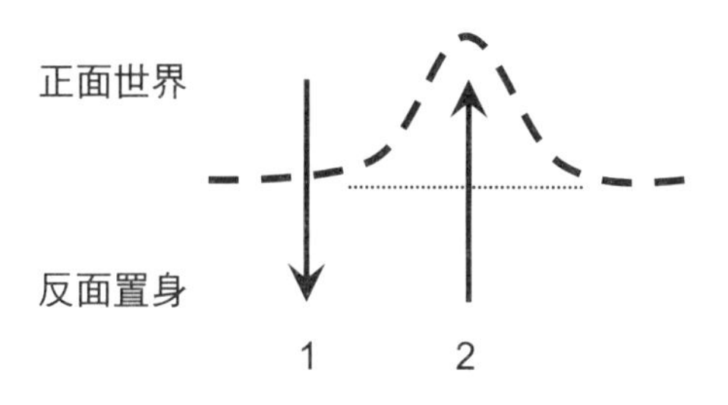

圖 4-3　二重性經驗之穿梭樣態

置身。圖 4-3 中 1 號箭頭為朵拉之反面置身位移；而 2 號箭頭運動，即是顯示此一樣態：箭頭的部分好像已置身正面世界，但其實仍在反面，她就會經驗到一種咫尺天涯的阻絕狀態。如此看來，正面／反面的雙重性經驗結構也可見於精神分析理論中，我們也就可以從中汲取相關現象來思考反面置身的身體經驗。

進一步來看朵拉案例中佛洛伊德對身體經驗的認識方式。佛洛伊德對朵拉的分析主要在於對其生理症狀（咳嗽、呼吸困難等）與種種性慾經驗（吸吮乳房、吸吮手指、吸吮陰莖等）之間的連結（Freud, 1997）。佛洛伊德認為，身體性的激發感受是潛意識構成的重要基礎。而回到存在雙重性結構的思考上，佛洛伊德在此可說是提出了一個關於反面置身之身體經驗的論述與邏輯，其對性慾及其種種作用的觀察也就顯現為：由於反面置身並非意義的擅場之地，因此經驗上極其容易充滿了身體性與感受性等的激動或流動。當個體無法安身於單一意義的運作平面時，他人的話語就容易散射出種種可能，甚至撩撥身體感受。因此，反面置身也包括著許多身體性激動或流動的曖昧複多經驗。

不過，反面置身經驗中的身體性激動或流動是否必然指向生物性慾，或是佛洛伊德的論述方式是否為我們討論身體經驗所必然要採取的路徑，則有待商榷。從這裡的討論可以看到，身體經驗根本上屬於語言意義之外的另一空間或平面，個人可以因陷落而為其充滿，也可以是曖昧複多的知覺狀態；它可以被基模化（schematization），也可以是尚未基模化（Merleau-Ponty, 1962）。當身體經驗還無法與世界搭出一個協商結構，還未能與世界組織起來，它是無以名狀（unpresentable），是無器官的身體（body without organs）（Deleuze and Guattari, 1983）。在這種狀態或時刻，有著強烈的感受經驗，但無法以明確的模式來接應。這也是一個無法思考的自我失落的時刻，非理性時刻。若無器官的身體能夠被抵達而進行連繫，便有機會開出種種不同的身體部署（body disposition）（龔卓軍，2006），也即是一種生存形式的重新生產。以此觀之，所謂的倫理照顧，並不是進入正面世界的應然來要求或重複，而是在倫理的難處參與到受苦者的反面置身，去遭逢無器官的身體，進入生產的時刻，搭建起一個與世界聯繫起來的新的生存形式，也就是一個再倫理化的過程。

綜合以上討論，我們就獲得了以「說話」做為行動的心理治療倫理現場結構。心理治療以話語互動為主，然而人一說話，經驗就被切割出「被說出的」與「沒有被說出的」兩部分。「說出的」展現在人際互動之間，也就進入「正面」的公共地帶，而「沒有被說出的」就形成在「反面」的經驗，這就出現了「正面／反面」的雙重性結構。此外，「說出的」話語也經常被視為對不在場之事實或概念系統的指涉，因此「現場」也有著「在場／不在場」的另一對比結構。也就是說，「現場」有著以「正面／反面」與「在場／不在場」兩種對比所形構出來的空間樣態，如圖 4-4 所示。如此就清楚顯示出，以「說話」做為倫理行動，心理治療者的話語不是去指向不在場的事實或概念（E → F），也不是去形成受苦經驗的阻絕（E → G1，如同圖 4-1 的 A →← B 連結），而是去抵達受苦者置身於治療現場之反面的本心觸動（E → G2，如同圖 4-1 的 D—B 連結）。

以現場的空間構成來描繪出說話做為心理治療倫理行動的指

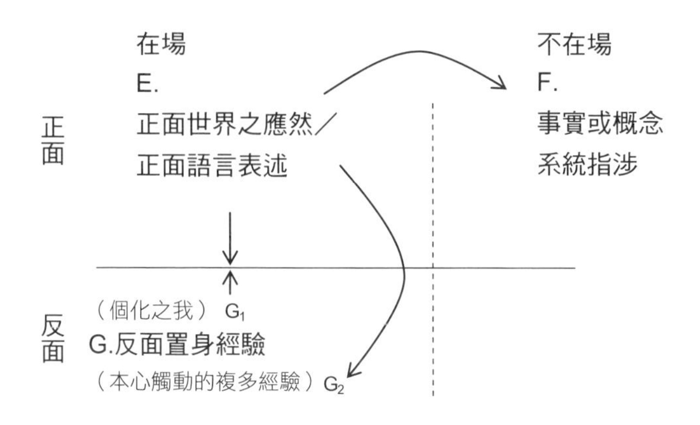

圖 4-4　心理治療現場的雙重性結構

（摘自 Lee, 2009）

向，不但精細地具體化心理治療中的倫理性操作，也具體化了心理治療中常被強調的此時此地（here and now）。這讓倫理療癒不再限於台灣本土社會現象的特殊性，而成為具備普遍意涵的心理治療理論。這樣的理論發展過程是由本土生活中的受苦療癒現象中還原出朝向「倫理性自我」的倫理照顧作為，再從心理治療的倫理性互動中揭露經驗發生的現場結構，從而得到在地現象中的普世性內容。

倫理療癒過程的意識理論：意識的三重構作

討論至此，存在的雙重性結構的性質內涵與特徵有了進一步的呈現：第一重是依賴著話語所組織與運作的人情行事理性空間，第二重包括了圖像與身體感經驗的流轉跳接空間；第一重是理性自我的場所，第二重是自我消盡的地帶。在談話形式的心理治療現場陳顯出來的雙重性則是正面世界理路與反面置身感受，而治療者的言說行動是將治療互動移置到第二重平面的關鍵。圖

4-1 與圖 4-4 共同呈現了倫理照顧心理治療的運作行動架構。

雙重經驗空間的移置現象，如擬象空間的進出與抵達身體感受的言說，經常伴隨著恍惚或催眠狀態（hypnotic state）經驗。余德慧的柔適照顧也注意到施行時的意識狀態變化，同時也將催眠經驗與催眠治療做為發展柔適照顧的理論與技術時所設想的操作方法之一（余德慧、李維倫等人，2008）。催眠現象指的是，在他人的引導或自發的情況下一個人所產生的顯著知覺、說話與行為的改變。「另態意識」（altered state of consciousness, ASC）通常用來描述此一顯著的變化狀態，意指著所謂的催眠實是關於「意識」的改變。早於 1968 年美國心理學會即成立「心理催眠」分組（Division 30 of APA, Psychological Hypnosis），並持續進行對催眠的科學性研究。學術界對催眠現象的興趣在於它是揭露人類意識組成與運作的重要管道。如同知名美國心理學者希爾嘉德（Ernest Hilgard）所指出的：「如果研究催眠的專家成功了，他們可以告訴我們的應該不只是關於催眠，而是關於一般性的人類功能，因此也會有助於理解正常意識及其控制系統。」（Hilgard, 1986, p. 138）

綜合了一路走來在本土心理療癒現象上的發現，我發現倫理療癒的存在性雙重空間移置現象正可以提供出一項意識理論，一方面說明倫理療癒過程中的意識經驗變化，另一方面貢獻到人類意識結構的一般說明（Lee, 2011）。從先前的說明可知，本土心理療癒現象中有著以話語構成的常規生活地帶、充滿圖像經驗的擬象地帶，以及身體感受顯著的體感經驗地帶，而且這些經驗地帶之間的移轉伴隨著意識狀態的變化。為了具體化與深化理解其中涉及的意識經驗面向，我採用了塔特（C. T. Tart）的意識狀態研究、吉布森（J. J. Gibson）的可為性（affordances）生態心理學觀點，以及胡塞爾（Husserl）的意識意向性理論，來交互考察，提出了包含語意意識、圖像意識及體感意識的「意識三重構作」模式（The threefold acts of consciousness, the TAC model）。

首先，根據塔特（Tart, 1975），意識可以描述為一個一個可分別的狀態（discrete state of consciousness, d-SoC），而人可以經驗到不同意識狀態之間的差異。一般人所謂的清醒狀態並不是睡眠之外的唯一意識樣態，而只是一種特別的 d-SoC，塔特稱之為基礎意識狀態（baseline state of consciousness, b-SoC）。在 b-SoC 之外，有著種種可分別的另態意識（discrete altered state of consciousness, d-ASC）。恍惚出神（trance）或催眠狀態即屬可分別的另態意識。

其次，雖然一般人將意識設想為內在的心理作用，但如果我們採用吉布森（Gibson, 1977, 1979）的生態觀點，就會看到意識不是人的內在心理裝置，而是包括了個體之外的種種環境條件的組織，意識的轉換就指向了個體與外在世界關聯起來之模式的改變。吉布森的「可為性」（affordances）理論指出，動物，包括人類，對於世界的知覺不只是關於對象與空間，還包括環境中行動可能性的知覺，即採取行動的可行性與可能路徑。也就是說，個體在環境中的知覺不是主觀也不是客觀，既非內在也非外在，而是與知覺者的行動能力連在一起的。這裡的重點是，人類的知覺包含了知覺者與其周遭環境的整體形態建構。結合了「可為性」的觀點，艾利斯（Ellis）與紐頓（Newton）（2000）對意識的描述為：

> 意識來自於有目標與指向之有機體在環境條件中之行動可為性。……主體所感受到的意識經驗來自於，當我們活躍於環境中尋視著種種事物，透過情緒，包括好奇，促發預期圖像（motivate the forming of anticipatory imagery）的歷程。（p. xi）

這樣說來，意識是一種由人所經驗到的，將環境組織建構起來的現象，並且讓人感受到自己是一個「作為者」（agent）；意識活躍地組織起有機體的「活在環境脈絡中」，從而激發了相應的生理與心理活動。因此，意識不僅是生理或心理的事件，它更是屬於環境的事件。如同完形心理學所指出的，環境整體優先於個別知覺；個別感官知覺的生理活動是由早已在個體與環境互動中組織起來的刺激所激發的。如此，意識並非生理活動的副產品，而人的意識狀態正是人的存在狀態（existential state）。

第三，在胡塞爾（Husserl, 1970, 1983）的現象學觀點下，意識總是關於某對象的意識（consciousness is always the consciousness of something）。意識的主體端稱之為「能意」（noesis），對象端稱之為「所意」（noema），「能意一所意」即是意識意向性（intentionality）的結構。從現象學的角度來看，不同的意識對象構成了不同的意識結構：了解話語言說運作的是語意意向性，觀看圖片運作的是圖像意向性，而對事物的感受或質地，活躍出來的是體感意向性。

綜合上述理解，有三項關於「意識」的特徵可以被指出來。第一，「意識」一詞所指涉的經驗是一個一個可分別的「意識狀態」。以「狀態」（state）來描述「意識」，讓不同性質的意識可以在具體經驗中被指認出來。第二，意識狀態不是內在的心理機制，而是人置身於環境中的存在狀態，也就是說意識必然涉及環境與對象。第三，不同性質的意識對象，如語意對象（話語或文字）、圖像對象（圖畫或想像）及感受對象（體感或感官經驗），有不同的相應意識動作（conscious acts），意識狀態的轉換可視為不同意識動作的作用變化。如此一來，意識狀態即是人與周遭事物組織起來形成置身所在（situatedness）之整體。此中的組織構作可以被區分出經由語意意識（significative conscious act）、圖像意識（imagery conscious act）以及體感意識（sensorial conscious act）的意識動作。我們因此可以這樣描述，人存在之意識的組織建構歷程來自於包括語意意識、圖像意識，以及體感意識所構成之置身於環境中的行動可為性。

圖 4-5 展示的就是以「意識三重構作」來呈現環境脈絡中之經驗行動作為者的意識運作（the working consciousness of an experiencing-acting agent in context）模型。圖中的人形代表著如果我們討論意識，那麼我們討論的是一個人在經驗場中的意識經驗。不同的意識動作將相應形成不同的意識經驗地帶，語意意識形成語意意識地帶（significative realm, S-realm），圖像意識形成圖像意識地帶（imagery realm, I-realm），以及體感意識形成體感意識地帶（sensorial realm, P-realm）。圖中標示的垂直方向箭頭是三者之間的綜合或轉移運動。語意意識、圖像意識，以及體感意識三者，雖然共同構成了意識者的經驗組構歷程，它們之間也會因彈性程度、容納程度與處理速度等方面的不同，在它們的綜合中產生差異，並發展出不同的組構形態。三個意識動作地帶之間的連結可以是順暢的，也可能是阻絕的，甚至形成一種僵化的形式。這個意識模型提示出不同的意識狀態經驗可能是來自於

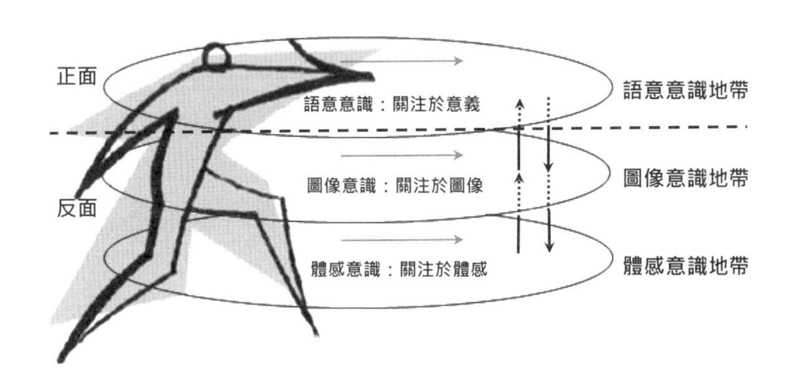

圖 4-5　一個環境脈絡中之經驗行動作為者的意識運作

（修改自李維倫，2015）

經驗場中多重層次歷程的綜合狀態不同。圖 4-5 也顯示，存在的雙重性結構也可由意識三重構作模型來表示：人情事理空間為語意意識地帶，而行巫療癒空間則是圖像意識與身體意識活躍的地帶。此外意識三重構作模型也可以用於說明柔適照顧過程中的意識經驗變化（李維倫，2015），顯示其契合於倫理療癒的操作。

把意識三重構作結合談話治療的現場結構來看，治療者的說話行動可朝向聽者的語意意識地帶而引動語意意識作用，也可以是朝向圖像意識地帶或體感意識地帶，相應地引動圖像意識或體感意識的作用，如圖 4-6 所示。引動語意意識的言說會是如推理、說明、判斷與辯論等等，引動圖像意識的言說會是如回憶、想像、比喻與說故事等等，而引動體感意識的言說會是如一般導向身體感經驗的指導語，例如「注意到肩膀的放鬆」或「注意到空氣進入鼻腔的溫度」等等。如此一來，心理治療的現場更加立體起來，治療師的言說也就有了更清楚的操作方向。舉例來說，圖 4-4 中的倫理照顧說話行動 E → G2，指的就是治療師引動圖像意識或體感意識的話語作用。

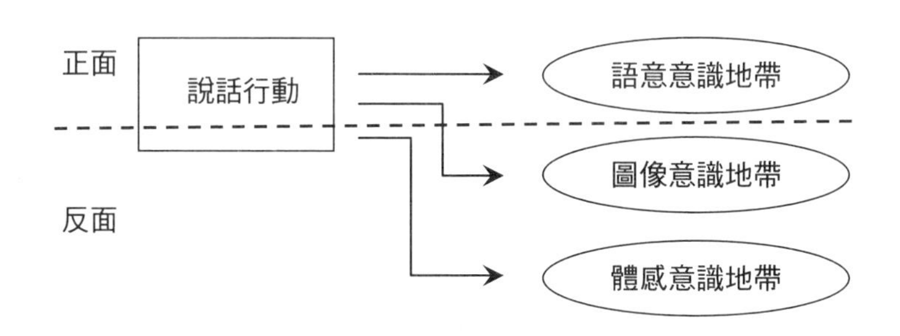

圖 4-6　說話行動的意識作用指向

另一方面，不同的意識引動言說將在聽者的經驗中促發不同的意識狀態，也就是一般稱之為催眠的另態意識。如果一個人從一般清醒狀態接受如身體掃瞄（body scan）的催眠引導，再給予場景想像的指導語，最後回到體感意識的引導，並結束催眠過程而「清醒」過來，從「意識三重構作」模型來看，就會是「語意意識支配狀態——體感意識支配狀態——圖像意識支配狀態——體感意識支配狀態——語意意識支配狀態」的意識狀態變化歷程，可以圖示如圖 4-7。

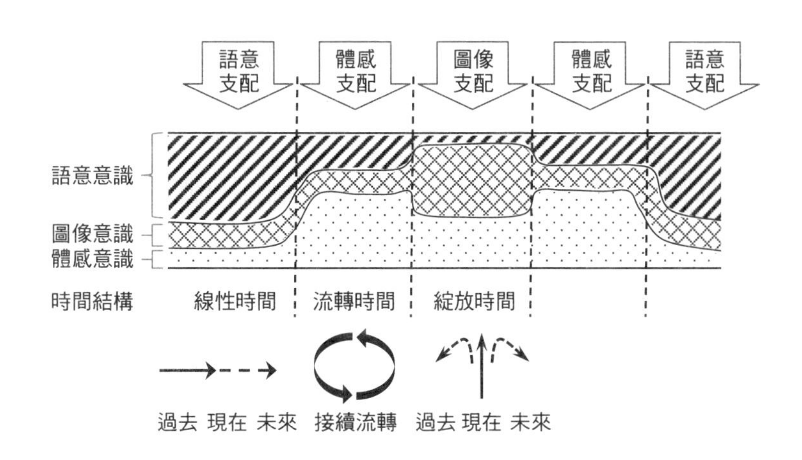

圖 4-7　不同意識作用支配下的意識變化

在圖 4-7 顯示的意識變化歷程中，我們首先可以看到最左邊的一般清醒狀態，也就是塔特指的基礎意識狀態，其中顯著的是談話中的論說與理解，以及文字材料的閱讀，因此可說是語意意識支配的意識狀態。此時雖然也有圖像意識與體感意識的作用，但多是邊緣性的，不在意識者的意識活動中心。其次，所謂的「另態意識」其實有二，一是體感意識支配的，另一是圖像意識支配的。這兩種另態意識可以被經驗者區別出來。此外，圖 4-7 也顯示，圖像意識的活躍支配不會完全邊緣化體感意識的作用。我們可以由引人入勝的說／聽故事為例來理解這種狀況。當一個人為故事吸引，好像進入故事之中，眼前浮現故事場景，並且產生如同故事中角色一樣的身體感受。這就顯示，圖像意識的內容將引動相應的體感意識活動。

沉浸於故事中的人渾然忘我，在故事結束時如大夢初醒，恍如隔世。這時我們看到一個人在圖像意識支配時的時間經驗狀況：從原本的生活時間線離開，以故事時間為時間。就如「黃梁一夢」般，夢中功成名就展開的一輩子時間，而醒來後所面對的卻是只過了一小段的炊煮黃梁米飯「現實時間」。這裡前者是圖像意識活躍時的時間經驗，後者則是一般意識狀態，也就是語意意識作用時的線性時間經驗。而在體感經驗支配下也有其時間經驗模式：其中個人將感到感受流轉，雖有過程，但沒有過去、未來之分，只有當下。

也就是說，如圖 4-7 的標示，三種不同意識支配狀態下的時間經驗形式有所不同。首先，在語意意識為主的意識狀態下，人們行使語意理解、推論與判斷等等活動；事物必須在語言秩序下才得以被通達。也就是說，事物必須合於前因後果的「合理」秩序才具備可通達性（intelligibility），也因此顯示出線性因果時間（linear-causal temporality）是語意意識中事物組織運作的基礎。其次，當指示受試者以其身體感受為其注意的焦點時，如一連串的指導語，像是「注意到空氣進入鼻腔的溫度」或「注意到手心的溫度」等等，體感成為受試者主要的意識對象，大部分的受試者會報告此時的經驗為「較為放鬆」、「感到身體沉沉的」、「不確定過了多少時間」等等。受試者有意識對象流轉變動的內容，但卻沒有關於時間長度的經驗，因此我們稱此時間經驗為「流轉時間」（flowing temporality）。此時即使受試者聽到不合理的指導語，也呈現出相當被動的狀態，也就是說雖有判斷，但並不驅動作為，這是語意意識活動較為「稀薄」狀態。最後，當受試者被引導到視覺的圖像經驗或是有自發的圖像經驗時，在圖像中的事物或人物可以隨意地跳接，也不照因果秩序，形成一種事物可以往先前或往後來開展的狀態，從而自行構成事物間的線性時間關係。我們因此稱此時間經驗為「綻放時間」（ecstatic temporality）。

如此，倫理療癒的存在性雙重結構以及不同空間的移置現象提供出一項意識理論，一方面說明了倫理療癒過程中的意識經驗現象，另一方面貢獻到人類意識結構的一般說明。「意識三重構作」理論具備開啟意識狀態研究新視野的潛力，種種意識經驗現象議題有待學者進一步的探究。

存在催眠治療的形成

發展至今，在心理治療領域可說已經出現了以台灣本土文化與療癒現象為基礎的心理療法。首先，這個療法認為受苦總是倫理的受苦，因此倫理的調節會是其治療目標。其次，種種「倫理不堪與難處」的轉圜策略則是奠基於存在雙重結構的理解，以及談話治療形式中的現場空間構成。最後，以「意識三重構作」及談話行動做為倫理行動的指引，治療者透過促發圖像意識與體感意識的活躍，讓受助者進入不同存在狀態的移置與穿梭，達成的是「倫理性自我的契入與疏通」。事實上，透過意識三重構作所揭露的意識變化，倫理照顧心理治療就呈現為一項涉及意識轉換之催眠現象的心理治療方法。為了收納其特徵，並做為進入心理治療實務領域發展的起點，筆者將此一療法命名為「存在催眠治療」。

接續將進一步呈現兩項說明。首先是與西方心理治療的發展策略對話，這是受啟於余德慧提出之本土心理學理論發展的「雙差異折射理論」所做的工作設定，也是拓展存在催眠治療之意涵的一步。其次是回到倫理照顧心理治療的原初問題：「面對受苦者，做為心理治療者的我如何能夠有倫理性的作為？」之指引，呈現存在催眠治療的具體操作原則。

「催眠」的意涵：與艾瑞克森催眠治療對話

以「存在催眠治療」為名的本土發展心理治療，其中的「存在」、「催眠」與「治療」意涵在本文中已多有闡明，但由於有許多人將坊間的催眠表演與催眠治療混為一談，或將質疑「催眠」一詞的使用。因此本小節先以既有的催眠治療來做為對話對象，以澄清「催眠」的經驗意涵。

回顧晚近催眠治療的發展，最主要代表的人物當屬美國精神科醫師米爾頓．艾瑞克森（Milton Erickson）。他不拘一格的治療手法提供了另一種方式了解催眠治療，同時也影響了後續許多心理治療的發展。面對艾瑞克森的開創性做法，許多學者都嘗試給予理論性論述，但目前還是沒有一個說法可以涵蓋艾瑞克森的所有操作（Parke, 2000; Yapko, 2001），事實上，即便是艾瑞克森本人也沒有對自己發展出來的心理治療給予完整理論性的說明。在這種情況下，存在催眠治療與艾瑞克森催眠治療（Ericksonian hypnotherapy）之間就可以有一種相互澄清的對話關係。

存在催眠治療的意識三重構作理論可做為理解艾瑞克森催眠治療的視野。帕克（Parke, 2000）認為，艾瑞克森催眠治療在理論說明上的困窘狀態來自於一般學者沒有注意到語言使用在口語（orality）與書寫（literacy）上的不同。帕克藉由昂恩（Ong, 2002）的著作指出，口語與文字不同的是，前者的聲音不只傳達詞語意義，還有透過音聲所展現之表情與情感的傳達。我們可以說，口語是身體性的溝通（bodily communication）。此外，口語言說使用「故事」（narrative）來聚合人類行動的種種面向，而不是用分析性的概念範疇來掌握事物的邏輯。傳統上的吟唱詩人、說書人與巫師是口語文化的代表，在他們的口語表達下，人們可以經驗到栩栩如生、歷歷在目的內在圖像經驗，宛若目擊了故事中的英雄旅程。帕克認為艾瑞克森的催眠手法是口說語言文化的展現，要以書寫語言文化的思維來掌握就有困難。若以意識三重構作理論視之，口說語言的運作在聽者的一方動用到體感意識與圖像意識，而書寫語言的溝通表達則集中在語意意識的運作。以口語傳統與書寫傳統的差異來了解艾瑞克森催眠治療的運作機制，符合存在催眠治療強調促動體感意識與圖像意識及其意識變化歷程的見解。

再來看實際上的操作。舉例來說，藍克頓和藍克頓（Lankton & Lankton, 1983）綜合了艾瑞克森催眠治療的特徵，提出了一個多重隱喻嵌入結構（the multiple embedded metaphor structure）模式來指導催眠治療指導語的寫作。簡言之，這是把求助者的困局與解決方案寫成一個故事，再於催眠狀態下說給求助者聽的過程。其指導語的結構為：「進入催眠狀態引導——隱喻故事——離開催眠狀態引導」三階段。其中的隱喻故事則另包括了受困處境、資源與力量以及解決方案三部分，而進出催眠狀態的引導則是一般以當下身體感為焦點的指導語。很顯然地，這個催眠治療過程符合口語文化的表達特性。接受如此催眠指導語的經驗者之報告也有著如圖 4-7 所顯現的意識狀態變化過程。在被稱作「催眠」的意識變化狀態下，隱喻故事的聆聽有著重解、轉化求助者困局的力量。此例顯示，艾瑞克森催眠治療的實際操作也符合意識三重構作模型，因此會是存在催眠治療可以參考的實作形式。下一章即是一個實例的呈現。

如此可以看出，存在催眠治療與艾瑞克森催眠治療中的「催眠」是一種口語溝通的現象，其中顯著的是圖像經驗與體感經驗的促發所引動的意識狀態變化。在本文的脈絡裡，催眠治療的意識變化也可以被理解為在不同存在狀態的穿梭進出。若再以倫理照顧心理治療將「催眠」於心理治療中的作用重新概念化，則包含著底下所稱之「靠近、領受、生產」等三面向的歷程。

首先，催眠是一種溝通上的靠近，也是與受催眠者的連結。催眠其實是一個溝通過程。以最單純的催眠操作來說，催眠者向受催眠者說出一番話語，引導後者進入所謂的「出神」狀態。在這個狀態下，受催眠者顯現出對催眠者話語的高度依循。相對地，我們常說的溝通問題，其實是說溝通雙方之間不會依循對方的話語。因此，催眠是一種溝通上的靠近與連結。

催眠中所獲得的依循，一開始是來自於催眠者以受催眠者的體感狀態為依歸的言說。這就是說，催眠者靠近受催眠者，到他／她所在的地方去。在催眠的操作中，「靠近」的具體作為在於「調頻」（attunement）。調頻是指催眠者所說的話是與聽話的人同頻同調，如對於呼吸節奏的同頻，或與身體經驗符應的話語。進一步來看，催眠者得以調頻的基礎在於觀察。透過觀察，我們才知道對方身處於何地，才能了解對方的情況。

其次，催眠治療是一種「退出意義指涉，恢復現場領受」的操作。以體感意識的促動來改變意識狀態，也就是讓語意意識不再活躍支配，不再進行意義判斷。另一方面，此時的受催眠者對於引導的話語能夠直接有相應的身體反應，如影像或體覺的產生。也就是，受催眠者進入一個高度領受的狀態，能夠泰然地任話語及身體感流動，領受其中的不同體驗。

以催眠治療的術語來說，受催眠者在此時具有高度的可暗示性（suggestibility）。不過，可暗示性卻不是一個適當的指稱，因為它似乎意指受催眠者是被動地接受催眠者的指令，但在實際的催眠現象中並非如此。我們時常觀察到，受催眠者不一定完全照催眠者的指令而反應。事實上，受催眠者會對引導的話語做反應，但其反應內容與方式卻是自發的。因此，受催眠者可說是受動而非被動，「領受後而動」。因此，催眠者的另一重要技術即在於隨時察覺受催眠者的受動反應，改變引導方向與內容，猶如急流中駛船，順勢而為。

最後，催眠治療是一種非預先設定的生產。受動反應現象也指向了催眠治療中的混成生產特徵。催眠者並非單方面強制地設定治療目標或治療結果，而是投石問路般，提供不同的引導話語，包括小故事及隱喻，來讓受催眠者進行一種受動的自發整合。即使催眠者精心設計了針對不同問題的催眠引導，但受催眠者會對哪一部分反應，會如何反應，總還是未知數。然而正是此種催眠者與受催眠者共同聽從條件的給出（條件指的是種種的意念、體感及其連繫方式），再加以琢磨，使其成形，呈現了一種混成生產。此一混成生產是一種抵達對周遭世界及個人領受的整合了解，其顯現不一定是在受催眠者的智性認知上，更重要的是在受催眠者的生活連繫活動上，也就是在其生活中之人事物上所展現的關係形式。混成生產猶如漂流木的雕刻，雕刻家體察材料的質地、紋理、肌里與枝展狀態，加以雕琢而使其成熟展現。雕刻家與受自然歷練之漂流木相互遭逢，使天成的材料成熟展現。如此，雕刻家也完成了「領受——生產」的任務。

存在催眠治療的倫理行動

雖然存在催眠治療提供了意識變化在心理治療中之作用的理解，但其核心指引仍然是倫理療癒與倫理照顧。「面對受苦者，做為心理治療者的我如何能夠有倫理性的作為？」這個原初問題仍舊是存在催眠治療的起點。這也是說，與求助者的連結是存在催眠治療的第一步。透過本章的討論與說明，這個問題的答案從倫理照顧的角度來看，是與受苦者之倫理難處的本心之我的連結；從治療現場結構來看，是抵達受苦者尚未進入話語的反面置身；從意識三重構作來看，是連結到受苦者的體感意識。這三種描述所指向的行動皆可以由治療者的說話來完成，也都是朝向一般人情倫理應然平面之外的存在經驗，因此都是具備了原初倫理性的作為。

與受倫理之苦的求助者連結有兩個管道。一是讓求助者的倫理置身（ethical situatedness）顯化，從而看到其所遭遇之倫理的難處。由於每一個置身都有三重意識運作著，倫理置身的理解不在於聽從求助者話語說出的理由或問題（語意意識地帶），而是治療師聆聽話語，將其還原到「經驗者的經驗」，並將自己置身其中，獲得求助者所面對的場景與身體感受（體感意識地帶），再以促動圖像意識的隱喻勾勒出此一置身（圖像意識地帶）。另一種連結的方式是跳過語意意識的應然論辯與判斷，直接抵達體感意識。這是一般的催眠引導語所做的，話語內容不指涉現實事物，主要是讓體感成為意識的主要對象，或以有節奏的聲音引動體感意識。此時求助者直接脫離語意意識的運作，在輕柔的話語中獲得被照顧的經驗。類比來說，透過聲音或輕觸給予有節奏的身體感受，正如同母親對幼兒的撫慰照顧。

在一般的見解中把與求助者的連結視為由同理心建立的治療關係，而存在催眠治療的概念化卻指出此中不可忽略的意識狀態／存在狀態的改變。這是因為，一旦治療者透過體感意識的還原，讓求助者的倫理置身在治療室現身，治療室就幻化成倫理現場。舉例來說，一位抱怨妻子不是的男子，其倫理置身可能並非面對妻子的丈夫，而是由母親含辛茹苦養大的兒子。表面上看來是夫妻之間「應如何」的衝突與溝通，但「母親的兒子」是其中無法顯現的反面置身。當現身者從「求助者」、「丈夫」抵達「兒子」的倫理置身，治療室就成為兒子面對母親的倫理現場。然而這非故事的終點，符合親情倫理之母慈子孝的反面，卻也有著種種「不應該」的心思。當治療者觸及種種「不應該」的反面置身，求助者從阻隔的存在狀態獲得與治療者關係中的原初倫理經驗，此即「倫理性自我的契入與疏通」，心理治療也就成為倫理照顧的現場。這正是存在催眠治療做為倫理行動的深意。

如此的心理治療互動也就形成了一個擬象工作的療癒空間，或說促發了以圖像與體感為主的意識狀態，而原本難以轉圜的人情義理可以透過引動圖像意識的故事或隱喻來進行倫理的調節。接續前例來說，男子與母親、妻子及自己的關係，需要再倫理化的重構來獲得一個倫理的新局。這個新局要能夠涵納男孩、兒子及丈夫的倫理位置，但卻是以一個新的男性成人為主角的新倫理關係。這個新局無法由舊的理解與應然推論出來，而是要透過創造性的過程來產生，也就是由求助者與治療者共同領受種種條件的跳接混成而產生。

擬象空間的倫理調節工作在存在催眠治療中可以借用前面提過之藍克頓和藍克頓（Lankton & Lankton, 1983）的「多重隱喻嵌入結構」模式來進行。前例中以男性成人為主角來涵納男孩、兒子及丈夫角色的倫理新局，可以綜合構成一個隱喻故事，讓求助者在催眠狀態下聆聽。求助者將獲得以豐富的圖像及體感所構成之栩栩如生的宛若真實經驗，來將其遞送到新的倫理置身。

以上就顯示了存在催眠治療的兩項倫理行動治療步驟，首先是（1）與求助者的連結，其次是（2）倫理的調節。這兩項相應了圖 4-1 中的「B－D」連結以及「B－D－A」的動向。而圖 4-1 中的「D－C」（治療者－奧祕）關聯，指出了存在催眠治療中的第（3）項倫理行動：治療者的自我奠基工作。

前面在討論宗教行巫療癒時，提到靈通的行巫能力的本質是進入擬象空間而「與奧祕交往」的作為。這裡再提「D－C」連繫，並不是要求治療者成為通靈者，而是要能夠超脫人情事理思維的限制，在生命中開出更寬廣的療癒轉化空間。「與奧祕交往」即是對未知的開放，對萬物可能性的領受，如《易經》上所言的「大人者與天地合其德，與日月合其明，與四時合其序，與鬼神合其吉凶」。這也會是如余德慧所指出之中國心學「心性存有」的路子，是個人安身立命的自我奠基。對存在催眠治療來說，心理治療者不單只是精熟的療癒技巧操作員，其本身還必須對自己的安身立命有本體的思考與體驗，在心性上下工夫，以涵攝所從事的治療活動。

再以存在催眠治療的理論視野來看，治療者的自我奠基是要能夠於存在性的雙重結構中穿梭進出，以兩重平面經營自己的生活，才能不為人情事理規範所限，不為陷落所衝擊。此外，這也是說治療者本身要熟悉以體感意識及圖像意識為主的存在狀態，能在其中流轉悠遊。如此一來，治療者的開放性也就連接上了創造性，能承擔心理治療之「領受——生產」的創造性任務。這是治療者在陪伴求助者探尋倫理新局時的關鍵能力。

與求助者的連結、倫理的調節以及治療者的自我奠基，此三者構成了存在催眠治療的倫理行動。

結語

本書的二、三、四章從倫理療癒、柔適照顧到存在催眠治療的發展軸線勾勒出本土心理治療二十年來的發展。藉由現象學的還原操作，筆者將種種具文化特性的療癒現象還原到經驗層次，以「同體異形」的概念將其整合，提出「存在性雙重結構」的見解，以說明心理療癒所涉及之存在狀態的移置與往復，如圖 4-8 所示。如此的理論論述不但可以回過頭去契合於台灣社會中的種種療癒現象，同時也在西方的存在思潮中找到相應看法，並且可以說明談話治療言說現場的普遍性特徵。台灣本土心理治療的發展可說是一個從文化特殊性現象出發而抵達一般性心理學理論的例證。

由於心理治療學是一項必須於實踐中獲得效用的心理學次學門，本土心理治療模式的完整論述與實行就意謂著現象學取向

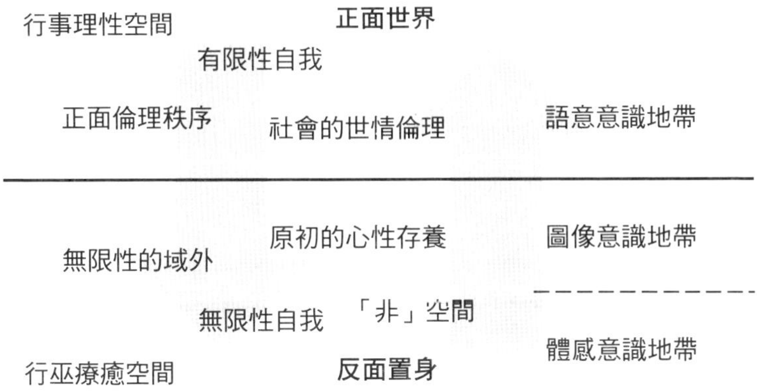

行事理性空間
正面世界
有限性自我
正面倫理秩序
社會的世情倫理
語意意識地帶

原初的心性存養
圖像意識地帶
無限性的域外
無限性自我
「非」空間
體感意識地帶
行巫療癒空間
反面置身

圖 4-8　存在性雙重結構的同體異形變樣

的台灣臨床心理學學者抵達了垂直模式本土心理學（the vertical model of indigenous psychology）的完成。垂直模式本土心理學指的是從學術領域回到生活經驗領域來做為「本土性」的內涵，相對的是主張「東西差異」而從西方思維回到東方思維來定義「本土化」方向的水平模式本土心理學（the horizontal model of indigenous psychology）（李維倫，2017）。當然這並非台灣本土心理學運動的最終結論，而是一條心理學學術發展道路的確立。這也是台灣心理學提供給現象學心理學在全球發展的一個示例（Lee, 2016）。

柔適照顧與存在催眠治療未來將有機會以其自身所帶有的理論內容，進一步在發展心理學與心理病理學領域提供創新的研究方向。舉例來說，柔適照顧的臨終過程理論提供了新的概念化視野來思考「老化」的現象與歷程。同樣地，體感意識、圖像意識與語意意識的作用也可以做為觀察幼兒發展的概念化視野，並貢獻於理解幼兒心理現象。還有，各種心理症狀中是否可發現相應而可分辨的三重意識運作組型，值得新的研究來回答。奠基於本土現象的心理學理論逐漸擴散進入其他次學門，將會是本土心理學發展的新階段。

參考文獻

余德慧（2001）：〈心學：中國本我心理學的開展〉。《本土心理學研究》（台北），*15*，271-303。

余德慧、彭榮邦（2003）：〈從巫現象考察牽亡的社會情懷〉。見余安邦（主編）《情、欲與文化》。台北：中央研究院民族學研究所。

余德慧、劉美妤（2004）：〈從俗智的啟蒙到心性與倫理的建構——以一個慈惠堂虔信徒網絡療癒為例〉。《新世紀宗教研究》（台北），*2*（4），71-117。

余德慧、李維倫、許敏桃（2003）：〈從家庭失親處境探討集體化的形成過程〉。華人本土心理學研究追求卓越計畫成果報告，89-H- FA-01-2-4-5。

余德慧、李維倫、林蒔慧、夏淑怡（2008）：〈心靈療遇之非技術探討：貼近病人的柔適照顧配置研究〉。《生死學研究》（嘉義），*8*，1-39。

李維倫（2004）：〈做為倫理行動的心理治療〉。《本土心理學研究》（台北），*22*，359-420。

李維倫（2015）：〈柔適照顧的時間與空間：余德慧教授的最後追索〉。《本土心理學研究》（台北）。*43*，175-220。

李維倫（2017）：〈華人本土心理學的文化主體策略〉。《本土心理學研究》（台北）。*47*，3-79。

龔卓軍（2006）：《身體部署》。台北：心靈工坊。

Deleuze, G. & Guattari, F. (1983). *Anti-oedipus*. Minneapolis, MN: The University of Minnesota Press.

Ellis, R. D. & Newton, N. (Eds.) (2000). *The Caldron of Consciousness:*

Motivation, affect and self-organization–An anthology. Amsterdam: John Benjamins Publishing.

Freud, S. (1910). *Five Lectures on Psychoanalysis. SE*, 11: 7-55.

Freud, S. (1997). *Dora: Fragment of an analysis of a case of hysteria*. New York: Touchstone.

Gibson, J. J. (1977). The theory of affordances. In Shaw, R. & Bransford, J. (Eds.), *Perceiving, Acting and Knowing*. Hillsdalc, NJ: Erlbaum.

Gibson, J. J. (1979). *The Ecological Approach to Visual Perception*. Boston: Houghton Mifflin.

Hilgard, E. R. (1986). Neodissociation theory of multiple cognitive control systems. In Shapiro, G. E., Schwartz, D. (Eds.). *Consciousness and Self-regulation*, 137-71. New York, NY: Plenum Press.

Husserl, E. (1970). *Logical Investigations*. Trans. J. N. Findlay. London: Routledge & Kegan Paul.

Husserl, E. (1983). *Ideas Pertaining to a Pure Phenomenology and to a Phenomenological Philosophy. First book* (F. Kersten, Trans.). The Hague: Martinus Nijhoff. (Original work published 1913).

Kristeva, J. (2003). *Pouvoirs de l'horreur*.（克莉絲蒂娃：《恐怖的力量》，彭仁郁譯。台北：桂冠。）

Lankton S. R. & Lankton, C. H. (1983). *The Answer Within: A Clinical Framework of Ericksonian Hypnotherapy*. New York: Brunner/Mazel Inc.

Lee, W. L. (2007). Contacting and enacting "self for being ethical": A model for psychotherapy practiced in Taiwan. In C. F. Cheung and C. C. Yu (Eds.) *Phenomenology 2005, Vol. I, Selected Essays from Asia*. Bucharest: Zeta Books. 477-495.

Lee, W. L. (2009). Psychotherapy as a locale for ethical care: The reaching into situated negativity. *Schutzian Research: A Yearbook of Worldly Phenomenology and Qualitative Social Science, 1*, 67-90.

Lee, W. L. (2011). A phenomenological approach to the acts of consciousness in hypnosis/hypnotherapy: A proposal. Paper accepted for the 30th International Human Science Research Conference, Oxford, UK.

Lee, W. L. (2016). Phenomenology as a method for indigenous psychology. In C. T. Fischer, L. Laubscher, and R. Brooke (Eds.) *The Qualitative Vision for Psychology: An Invitation to a Human Science Approach*, 156-172. Pittsburgh: Duquesne University Press.

Merleau-Ponty, M. (1962). *Phenomenology of Perception*. (C. Smith, Trans.) London: Routledge & Kegan Paul.

Ong, W. J. (2002). *Orality and Literacy*. New York: Routledge.

Parke, J. S. (2000). *Milton H. Erickson M.D. and the art of the oral tradition*. (Doctoral dissertation). Ann Arbor, MI: UMI.

Tart, C. T. (1975). *States of Consciousness*. New York: Dutton & Co.

Yapko, M. D. (2001). Revisiting the question: What is Ericksonian Hypnosis? In B. B. Geary & J. K. Zeig (Eds.), *The Handbook of Ericksonian Psychotherapy* (pp. 168-186). Phoenix: The Milton H. Erickson Foundation Press.

【第五章】

案例：隱喻故事的催眠意識經驗

在介紹了存在催眠治療的理論基礎之後，我們就有機會以案例來具體化存在催眠治療的實踐。同時，過去一直帶有神祕色彩的催眠與催眠治療過程也可以透過存在催眠治療的理論得到說明。本章的案例來自筆者所參與的一項催眠經驗的個案研究（李維倫、王思涵，投稿中），其中使用艾瑞克森催眠治療取向之多重隱喻嵌入結構模式（the multiple embedded metaphor structure）（Lankton & Lankton, 1983）來撰寫催眠腳本，因此具備做為觀察催眠改變現象的可能性。本章先呈現一個約莫 30 分鐘的催眠經驗歷程，再來進行理論性的討論。最後提供一個為期八週的治療結構來供心理治療師讀者參考。

個案與催眠形式

本案例的參與者為一名二十二歲女大學生 M[1]，有先天性的慢性疾病，無精神科就診紀錄，離家在外地就讀，在學成績與人際關係良好。她所面臨的議題是因為身體虛弱，對於大學畢業後所面臨的發展感到不確定。雖然身體的條件並不適合劇烈運動，但 M 卻熱愛舞蹈，甚至曾參加街舞團。在家庭方面，M 為家中最小的女兒。父母皆有穩定的工作，與 M 的關係良好，但也因為擔心 M 的慢性病況，希望她畢業後回家休養。

1. 本書中的案例資料僅呈現對主題有意義的面向，且皆替換其內容，以保護當事人穩私。

在與 M 商議後，筆者採撰寫隱喻故事腳本的形式來進行催眠。藍克頓和藍克頓（Lankton & Lankton, 1983）提出的「多重隱喻嵌入結構模式」是此次催眠腳本的寫作架構。此一模式綜合了艾瑞克森運用隱喻故事來架構催眠施作的方法。簡言之，這是將受催眠者生活中的待解問題與解決方案寫成一個隱喻故事，再嵌入「催眠引導→隱喻故事→回返引導」的指導語結構之中。其中的隱喻故事包括待解問題、資源與力量以及解決方案三部分。此多重隱喻嵌入結構可以圖 5-1 來表示：

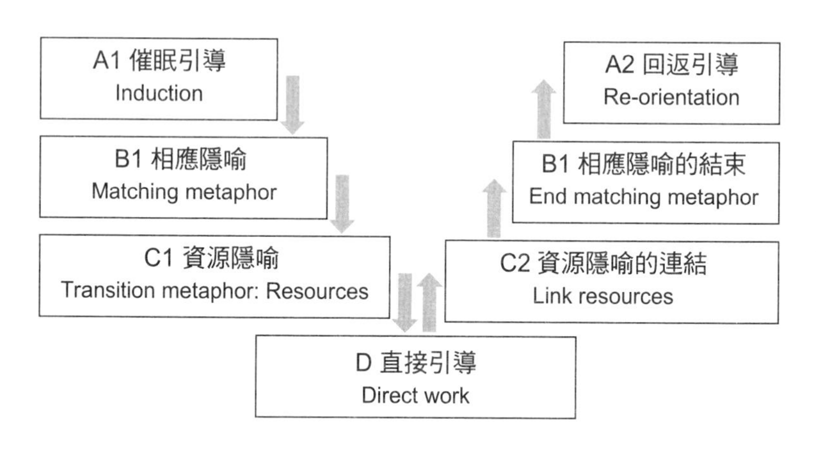

圖 5-1　多重隱喻嵌入結構

（修改自 Lankton & Lankton, 1983）

在此「A1 → B1 → C1 → D → C2 → B2 → A2」的階段順序中，A1 是進入催眠狀態的引導。B1 是相應隱喻，指的是與受催眠者待解問題相契合的隱喻故事，在本案例中以生長狀況不佳的小樹來比喻 M 的處境。C1 是資源隱喻，指的是過去曾有的正向經驗，如 M 的舞蹈經驗。D 是直接說明受催眠者可以採取的行動。C2 是資源隱喻的連結，指的是將受催眠者自己曾有的正向經驗隱喻式地連結到其待解問題，也就是將正向經驗連結到相應隱喻故事的情境之中或主角身上。B2 是相應隱喻的結束，指的是在待解問題之隱喻故事中寫入解決方案與出路。A2 是回返一般意識狀態的引導。

實際執行的情況是，筆者與 M 共同討論並撰寫催眠腳本。首先由 M 以自己喜好的角色設定來規畫有關自己生涯發展問題的隱喻故事，隨後筆者一方面澄清 M 所採用的生活經驗與想法，一方面以「多重隱喻嵌入結構」模式來完成腳本。研究使用的催眠腳本經 M 仔細閱讀並確認後完成。催眠實施時，筆者以比一般說話緩慢但有節奏的方式逐字讀出催眠腳本給 M 聽。全程錄音、錄影。整個催眠過程大約 30 分鐘。催眠結束後隨即訪談 M 的經驗，再謄寫為逐字稿，做為分析的材料。

催眠經驗歷程與分析

本案例的分析是先將催眠經驗的完整過程描述分為一個個小段落，稱之為「意義單元」，在逐一分析後，再整合為一完整的結構性描述（李維倫、賴憶嫺，2009）。因此，本節的呈現將分「意義單元分析」與「經驗結構整合」兩部分呈現。第一部分共有 19 個意義單元分析，每一單元包含指導語、參與者經驗歷程以及經驗分析三項。讀者將每一單元的指導語或參與者經驗歷程串連起來閱讀，即可獲得完整指導語或完整經驗歷程描述。19 個意義單元與「多重隱喻嵌入結構」的關係如表 5-1 所示。第二部分則為一完整的經驗結構描述，依歷程順序所顯現的狀態結構特性分為 7 個主題呈現。

表 5-1　本案例催眠腳本的多重隱喻嵌入結構模式

腳本結構	多重隱喻嵌入結構	意義單元
進入催眠狀態引導	A1　催眠引導	（1）
隱喻故事	B1　相應隱喻	（2）～（7）
	C1　資源隱喻	（8）～（12）
	D　直接引導	（13）（14）
	C2　資源隱喻的連結	（15）
	B2　相應隱喻的結束	（16）～（18）
離開催眠狀態引導	A2　回返引導	（19）

使用隱喻故事的催眠經驗結構：意義單元分析

意義單元 1

指導語：那妳先把自己的位置調好，坐一個比較舒服的那個狀態【研究參與者（以下簡稱為M）調整位置】，然後調整妳的呼吸，吸氣，吐氣。讓妳自己慢慢地放鬆下來。妳可以想像，在妳的頭頂開始放鬆【M眨了幾次眼睛後閉眼】，放鬆的感覺慢慢地擴散，到了妳的額頭。注意妳的額頭，放鬆。再來，妳的眉毛，再來，妳的眼睛【M的呼吸速度變慢】。對，就是這樣。放鬆的感覺繼續蔓延到妳的鼻子、妳的臉頰。注意，嘴巴也可以更加地放鬆。再來，妳的下巴，再來，妳的脖子、肩膀也放鬆下來。對，就是這樣。放鬆的感覺繼續來到妳的胸腔，再往下，妳的腹部，同時，妳也注意到妳的手臂、手肘、手腕，還有手掌，都可以更加地放鬆，同時，在妳的骨盆，放鬆開來。放鬆的感覺，來到妳的大腿，再來，妳的膝蓋，再來，妳的小腿。對，就是這樣。妳的腳踝，放鬆。再來，妳的腳掌，再來妳的腳趾，完全地放鬆開來。對，就是這樣。讓自己處在這樣輕鬆舒適的狀況，讓自己感到安心平安。

經驗歷程：一開始的時候，就是像我剛剛一開始談的，進入之後就是……覺得很緊張。然後我會開始，在講那個就是從上面到額頭，然後從眉毛到鼻子，然後，漸漸下來的時候，我的眼前，就是其實在進入催眠狀態之前，我的眼睛雖然是閉起來的，可是我的眼前是很亮的。然後，在老師在講指導語的時候，雖然眼前還是亮的，眼睛是閉著，眼前還是亮的，可是感覺環境是沉下來的，就有一種感覺是這樣慢慢往下沉下來，然後一直到腳，然後再到腳趾頭。然後那感覺是慢慢慢慢慢慢從上面沉下來。然後那個心情，我原本的呼吸是很……就是比較急，比較淺，那個時候就有慢慢地，找到一個節奏，慢慢地就是在調整自己的呼吸。可是還沒有進入到很穩定的狀態，可是也是慢慢地沉下來，跟著我的身體感覺一起沉下來。就是一開始的時候。

經驗分析：在這一段經驗過程中，顯現出來的是 M 從「緊張」的身體感受轉變到「沉下來」、「有節奏」的身體感受。一開始，M 經驗到自己處於「緊張」的身體狀態，包括呼吸急促，以及在閉上眼睛後顯著地有「眼前很亮」的經驗。接著，隨著聆聽指導語從頭往下到腳的身體部位稱名，M 經驗到「環境是沉下來的」、「慢慢往下沉下來」、「慢慢從上面沉下來」的感受，顯示出一種身體上可辨別之狀態由上到下的、垂直向度上的改變經驗。M 也經驗到自己在呼吸上逐漸進入有節奏的樣態，是跟著「身體感覺一起沉下來」。

如此的過程顯示出，M 的身體經驗變化是相應著聆聽指導語所說出之身體部位稱名、語速以及節奏。如此的相應伴隨著 M 從呼吸較為急促與眼前很亮的緊張狀態，經驗到自己進入沉穩有節奏的狀態。

意義單元 2

指導語：當妳在這樣的狀態底下，我將念一個故事給妳聽，一個妳熟悉又不怎麼熟悉的故事。這一次，妳也將會好奇在這個聽故事的過程中，自己會有什麼樣子的經驗。現在，我要說個故事給妳聽，一個關於森林裡的小樹的故事【M 呼吸變快】，一個關於成長的故事。這個故事對妳來說可能是熟悉的，但聽完它也許妳會有跟以往不同的體驗。這些都是學習，會讓妳有所不同的學習。【M 呼吸漸慢】

經驗歷程：我那時候覺得，我接下來要聽的故事是一個我陌生跟從來沒有聽過的故事【笑】。我就覺得奇怪，是我寫的，可是怎麼我覺得很陌生的感覺。就像，有點像，小時候媽媽說故事，可是我卻不知道媽媽要說什麼故事的那種感覺。就是有一種期待，可是又有一點害怕、一點矛盾的心態。

經驗分析：當聽到指導語說到要開始故事內容時，M 經驗到自己有著兩層次的反應。一是對即將到來的故事內容感到無知，伴隨著面對陌生事物的感受。對 M 來說，這樣的感受不是一種中性的「不知道」，而像是自己如同小孩子面對不知媽媽要說什麼故事的未知又期待的經驗樣態。另一反應經驗則是對於自己的「陌生感」產生「這是奇怪的」評想。如此的評想來自「知道」「故事是我寫的」，也就是對於指導語的內容有時間連續上的記憶或掌握。

兩個反應經驗之間的不同，在於「陌生感」經驗不在與故事撰寫記憶連結的狀態，而「評想」經驗對故事撰寫記憶是有掌握的狀態。此外，「陌生感」經驗是對即將到來的故事反應，而「評想」經驗是反身地對自己的「陌生感」之反應。兩者所意向的對象不同。M 的「陌生感」經驗也進一步顯示其進入一種如同小孩聽媽媽說故事般，開放到未知，一方面期待、一方面害怕之身體感受狀態。

意義單元 3

指導語：妳曾看過一片繁榮生長的森林嗎？妳可能親眼看過，或者在影片上、圖片上看過，這樣一片森林。茂密綿延的林相，在坡度平緩的山坡上，遠方的山色也清晰可見。同時，蔚藍的天空上也有著潔白的雲，構成一幅美麗的畫面。這樣的一片森林之中，充滿著各式各樣的生命。

經驗歷程：這時候我一開始，我是看，老師你說森林的時候，我沒有看到一整片的森林，我看到的就是一片很大的、很遼闊的草原。然後那個草原就是有很強烈的陽光。然後，就是，就像，很像電影裡面那種金黃色的畫面，麥穗之類的。然後我在其中，然後可是我是我，就我不是一棵樹，我是人，我是一個人。我在裡面。就像我走到一個金黃色的草原上。

經驗分析：當聽到指導語中的「看過」、「森林」時，M相應地湧現了「遼闊的大草原」、「有強烈陽光」、「金黃色的」的視覺經驗，但卻不是指導語內容所稱之「一片森林」。如此「遼闊草原」的視覺經驗具有鮮明的質感，如強烈的陽光與金黃色的草原。隨之 M 經驗到自己「置身」於「草原場景」中，以她自己，是人而不是樹，的樣態置身其中。在 M 的經驗中，「就像我走到一個金黃色的草原上」。

此一經驗過程顯示，描繪場景的指導語的確與 M 的視覺經驗有相應發生的現象，不過相應的視覺經驗卻不完全依據所描繪的場景圖像。也就是說 M 所發生的圖像經驗相應到的是所聆聽到的「圖像觀看」而非「圖像內容」。如此的相應是「形式」的相應，而不是「內容」的相應。但 M 圖像畫面中「遼闊的草原」與「綿延的森林」也並非完全不相應，同樣為野外的自然景觀或環境。因此仍舊構成一種「可能界域」或「氛圍」的相應。此外，M 的圖像觀看經驗並非有距離的觀看，而是有著「置身於其中」的樣態與經驗。這是一個超出僅僅「單純地看」之整體的感受經驗。

意義單元 4

指導語：其中有一棵小樹，就生長在這片森林之中。在她的身旁，聚集著她親愛的家人。周圍比她高大的樹，讓剛剛好的陽光、剛剛好的雨水，落在年幼的小樹身上，保護著她慢慢長大。當風吹起時【M 呼吸變快】，小樹跟她的家人一起搖擺，跟風合奏出悅耳的聲音。這樣的生活讓小樹十分滿足。

經驗歷程：那時候的畫面就，你開始，剛開始提到小樹的時候，畫面跳到，畫面就馬上跳到一個森林裡面，可是那森林裡面是，雖然是白天，可是它是暗的。就是很多很多的樹，然後有大樹、有小樹。然後那時候，我走進去，我看見……老師你開始在講小樹的故事的時候，我就看見一棵小樹。然後那棵小樹就有你說的話，就是她是有眼睛的，有嘴巴的。然後接下來聽到小樹……就是有風嘛，還有她跟家人，就是隨風搖擺，然後也是看到小樹，還有她旁邊的那些樹，就是她的家人。就是，她很開心。可是我沒有看到她們，沒有看到旁邊的家人的樣子，就只一直看到小樹是很開心的。

經驗分析：當聽到指導語中提到「小樹」，M 湧現相應的圖像畫面經驗：「森林」、「暗黑的森林」、「很多樹」以及「大、小樹」。此外，M 的經驗呈現出具有與指導語不盡相同的自主發展內容，如自己「走進去」森林、「看到一棵小樹」，以及小樹是「有眼睛的，有嘴巴的」。再來，M 也有與指導語中「小樹與樹家人隨風搖擺」相應的經驗內容，不過此一經驗無法被描述為圖像視覺，而是近似「聆聽故事」、「看到小樹開心」與「感到小樹開心」的綜合結果，也就是一種整體性的經驗。

此段落的經驗過程顯示，在此 M 的圖像經驗不只相應於指導語中的「圖像觀看」，也開始相應於「圖像內容」，從而形成圖像經驗與隱喻故事的同步狀態。不過，M 的經驗發展呈現出超出指導語內容的部分，如「我走進暗黑的森林看見一棵有眼睛、嘴巴的小樹」，以及「看見小樹與她的樹家人隨風搖擺很開心」。這顯示出 M 的經驗狀態如同一位行動者，超出了「指導語——觀看圖像」的簡單應對。這就形成了「置身」、「活進」指導語所展開的故事之中的樣態。

意義單元 5

指導語：當小樹愈長愈大時，她卻發現她跟同年齡的其他小樹不太相同。原本應是綠得發亮的樹葉，卻呈現出黃綠色；腳下的根沒有紮實地向下延伸與扎根，讓她覺得自己兩腳踩空。她吸取菁華的能力不足，氣色明顯地變差，生長也跟著緩慢。對於這樣的情況，不只小樹感到沮喪，小樹身旁的家人也感到著急，因此將更多的枝椏伸向小樹，希望能扶她一把。然而這些愛與善意的枝椏卻把剛剛好的陽光、剛剛好的雨水給擋掉了。家人努力地靠近小樹，也讓小樹原本狹窄的立根之地更加地縮小了。這些努力似乎對小樹的情況改善不大。

經驗歷程：那時候，就是開始講這個過程的時候，我發現，那個森林裡面只有一棵小樹，就是那棵小樹，然後，我變成小樹。原本我是看著小樹，可是在講這個地方的時候，我變成了一棵小樹，就我看著看著之後，我就變成了一棵小樹。【訪談者：妳怎麼知道妳自己是小樹，那個差別是什麼？】那個差別是，我看到的畫面……因為我原本是看到一棵小樹在那裡，可是馬上那個畫面跳到……我看著的森林。就是，是黑暗的，然後就是有一點……雷風……那叫暴雨交加的感覺，然後我自己才感覺原來我現在是一棵小樹。那個時候，胸口有一點悶悶的。好像只有這樣子。

經驗分析：在此段經驗中，M 經驗到自己從「看著小樹」轉變為「變成了那棵小樹」。M 進一步的說明顯現，M 有著相應於隱喻故事中小樹虛弱且沮喪之描述的經驗，即感到置身於暗黑且有風雨交加之感的環境中。而在 M 經驗到自己「看著森林」的圖像畫面，不再是視野中有著小樹的「看著小樹」的圖像畫面時，在自己身體上有「胸口有一點悶悶的」感受。

在此的經驗顯示，M 在隱喻故事場景中的置身從在一旁觀看著小樹並且有著小樹的感受，如前段的開心以及此段的陰鬱，再轉變為故事中的主角小樹。如此的轉變經驗得自於 M 有著雷同於主角小樹的感受，且同時從旁觀位置視野進入主角位置視野，從而覺察到自己已然成為故事中的主角小樹。

意義單元 6

指導語：身處於某座知名景點山峰的這片森林，外觀整體看來如此宏偉壯觀，空氣清新宜人，總是能吸引大批人潮前來探險、抒壓和吸取芬多精，給予人類無形的強大力量。但在夜晚時間，森林似乎透露出不為人知的神祕。對小樹來說，她難以享受白天眾人的讚賞，她相信眾人離去的夜晚才能代表她最真實的一面。只有此時她才能鬆一口氣，感到舒適，慢慢地彎下身體和枝椏，悄悄地與自己對話。

經驗歷程：這一段的時候，我跳出小樹的角色，我看到我變成一個觀光客，我在那邊，就是走來走去的，然後拍照啊什麼的。然後那時候的心情是好奇，就像觀光客到一個著名景點的那種感覺，就是好奇。

經驗分析：在此段落過程中，隨著指導語內容轉換場景，M的經驗也隨之即刻變化。不過，M的經驗所相應到的指導語內容在於「知名景點」及其相關事項，如觀光客與拍照。此外，M的經驗仍有著「一置身於場景中的行動者」之整體性，包括走來走去、拍照與好奇等如觀光客的感受。相對於如此的經驗樣態，指導語中的其他內容並沒有在M的經驗中顯著起來。

此段經驗顯示，指導語內容並沒有銜接「故事主角經驗過程」，而是依一般敘事形式所進行的故事推展寫作。M的經驗內容顯示了，即便「故事主角經驗過程」中斷，但仍是相應著指導語內容。而且仍舊保持了觀看上的相應、內容上的相應，以及行動者狀態的相應。

意義單元7

指導語：某天，一位知名的園藝學家來到了這片森林，他自在悠閒地在林中散步、哼著歌。走著走著，他意外地看見小樹，他發現她與其他的樹木不太一樣，似乎不是那樣地健康。他觀察了小樹的周遭許久，心中了解了小樹的處境。於是，他拿起隨身攜帶的斧頭，砍斷了小樹與身邊其他樹木緊緊相連的枝椏；他決定把小樹搬移到另一個地方，讓她健康地成長茁壯。此時，小樹與她的家人們相當驚慌，家人們懷疑小樹是否能夠靠著自己的力量獨自活下去？小樹心中也感到害怕，離開了家人，自己還有力量嗎？小樹對於不知何去何從更加加深了心中的恐懼，這次的離開是否會更加孤單？小樹心中這樣想著。

經驗歷程：然後，當老師講到說有一個園藝學家看到一棵小樹，發現她跟其他小樹不一樣的時候，我就又變回那棵小樹了。我就看到……我一開始是看到那個園藝學家，他不知道在找什麼東西，就是一直走來走去。然後，一開始，我在想，他會不會看到我？然後有點想要被他看到，又有點不想要被他看到。然後，那時候的感覺是……心情是……就是我的身體感覺是緊張的，然後，不安，嗯，緊的，比較緊的感覺。然後，後來老師講到那個園藝學家要把小樹挖起來的時候，我就看到老師的臉。然後，然後……那時候真的很緊張，那時候我的身體是很緊張【聳肩】然後我，我的眼睛會一直一直這樣子，對，一直動。看到的畫面，除了我那個，我剛剛講的那個畫面之外，我的，就是眼睛都一直，就是兩個，有兩個光點一直跳來跳去，我不知道那是什麼東西那樣，可是它一直跳來跳去。

經驗分析：M 在此段落中的經驗仍舊保持著與指導語相應的關係。M 經驗到再度成為主角小樹置身故事中，故事的推動也呈現在其視覺畫面與身體感受的歷程之中。也就是說，M 是以主角小樹的身分與位置來經驗指導語中對園藝學家的描述。M 的經驗也仍舊有著自主的，包括圖像畫面與身體感受內容，如看到走來走去的園藝學家，有點緊張是否會被他看到；甚至有著其生活上實際的經驗對象出現在隱喻故事中與小樹相關的對象上，如在園藝學家身上看到老師的臉。此外，M 也經驗到無法理解的感受，即自己眼睛持續地動以及不停跳動的光點。

此段經驗顯示，M 在其自發的場景過程中的緊張與跟園藝學家的關係經驗仍然相應著指導語隱喻故事中的內容，即園藝學家做為專家之協助卻也將造成未知的改變。這樣的經驗內容雖超過指導語中的描述，但相應了其中的整體「界域」或「氛圍」。M 現實生活上的經驗，如與「老師」的關係狀態，非常可能也落在此一「協助卻也將造成未知的改變」的氛圍界域之中。眼球的動作與跳動的光點則顯示 M 仍有其未能理解的身體狀態上自發的經驗。

意義單元 8

指導語：現在，我要說另外一個故事給妳聽。從前，有位小女孩，天生就喜愛舞蹈。她願意花許多的時間去接觸許多不同類型的舞蹈，投入自己所有的熱情，專注在每一次的課堂與私下的練習當中。

經驗歷程：那個時候，我那時候的過程是，我想到比在小樹的那個經驗還要更深刻，生命的感覺，也就是我更進去那個故事裡面。可是我看到我是我，就是我看到一個畫面，可是我是在其中，然後是我小時候的樣子，我小時候跳舞的樣子。【訪談者：妳是說在剛才本來很緊張的時候，在講到另一個故事的時候，就跳到這一個故事裡來了？】嗯對，然後沒那麼緊張，然後眼前的那個光點也不見了。就是，好像是比較穩定，我覺得有進入更穩定的那種感覺，也覺得這個故事，就是更在那個裡面。

經驗分析：當指導語轉換故事，進入資源隱喻，M 圖像畫面經驗也隨即變換到新的場景、新的經驗者位置。此時 M 的經驗並非場景中的主角，而是有著故事主角在視野中的觀看者視角，但故事主角是 M 小時候的自己。在這樣的情景下，M 經驗到自己「更進去故事裡面」，顯示著 M 處於更全面、更完整的置身於場景中的整合感受。如此的「更進去故事裡面」伴隨著先前緊張感的消退與在視覺圖像經驗中「跳動的光點」的消失。M 經驗到自己進入「更穩定」的樣態。

此段經驗顯示，聆聽指導語故事的武斷轉移並沒有影響 M 經驗上的相應性，也就顯示了指導語的聆聽與 M 的整體經驗有相當的連結度或黏著度。此外，比起進入隱喻故事的主角小樹位置，當經驗到故事主角是小時候的自己時，M 在此似乎能夠在感受上更加進入故事的整體狀態。

意義單元 9

指導語：起初，學習芭蕾、民族與現代、爵士舞蹈，後來則轉向街頭流行的嘻哈舞風。一開始，小女孩在學習中挑戰芭蕾的拉筋、跳躍和轉圈；民族舞蹈的下腰、倒立及空翻；現代舞的伸展、力道與柔軟度；爵士舞的定點、眼神和俐落。

經驗歷程：然後，就是老師每講一個，每換一個舞蹈，譬如說芭蕾或是說現代舞的時候，我就發現畫面中的我就是我在裡面，就是年紀愈來愈大。然後，那時候的身體還呼吸跟……我的呼吸原本是很順暢的，然後可是老師在……在跳每一個舞蹈的時候，我的呼吸的那個感覺是，像是剛跳完舞的那種感覺，就像我在跳舞那時候呼吸的感覺。

經驗分析：在聆聽著隱喻故事，隨著舞蹈名稱的一一說出，M 經驗到自己成為故事中跳舞的主角，也就是她自己，不同年紀愈來愈大的自己。如此成為故事主角的經驗相關著 M 在其中經驗到自己從順暢的呼吸感受到如同「在跳舞那時候呼吸的感覺」與「剛跳完舞的那種呼吸的感覺」。

也就是說，M 經驗到如同故事主角跳舞的呼吸狀態，並且覺察自己進入故事中成為主角。雖然在 M 以「我就發現畫面中的我就是我在裡面」來描述的經驗中難以分出此時 M 是在旁觀位置或主角位置，但 M「置身於場景中」的經驗是相當飽滿的。

意義單元 10

指導語：妳可以想像她舞蹈中的畫面，甚至，如果妳也是愛跳舞的女孩，妳可以感覺到自己像她一樣，在舞蹈中感受到自己的力量，自己的自由。

經驗歷程：喔，這個時候，畫面愈來愈清……原本的畫面已經很清楚了，可是畫面是愈來愈清楚，愈來愈清楚，而且是愈來愈鮮艷，在講這一句的時候。

經驗分析：在聆聽指導語中將聆聽者 M 與故事中「愛跳舞的女孩」連結一起，並且強調「自己的力量」與「自己的自由」時，M 經驗到故事場景中的圖像畫面更加「清晰」與「鮮艷」。此段經驗顯示，對 M 來說，其圖像畫面經驗具有可覺察的，與「清晰」與「鮮艷」相關的浸透向度。

意義單元 11

指導語：在這個過程中女孩必須不斷地精進自己的舞技，挑戰高難度的動作，即便練習的過程相當辛苦，但她依然能面帶微笑地告訴自己，相信自己一定能在學習中突破和成長。

經驗歷程：我這個時候的畫面是跳到⋯⋯就是畫面的速度有點像是快轉，然後我看到的畫面是，曾經小時候集訓舞蹈的一段時間，就是很⋯⋯在我當時，我覺得很痛苦的一段時間，可是當我在看到那個畫面的時候，我不像，我的感覺不像當時那樣這麼地不舒服跟不快樂，我在這裡的感覺是，我是快樂的，有成就感的。

經驗分析：在這段經驗過程中，M 的圖像畫面經驗持續相應指導語故事內容，她記憶中過去諸多舞蹈訓練的場景一一顯現，如同「快轉」一般。在其中，M「看到」過去一段不舒服、不快樂的舞蹈集訓場景，但此時的身體感受不同於畫面中主角的狀態，而是「在這裡的感覺是快樂的，有成就感的」。

此段經驗顯示，在 M 的經驗中，「過去的記憶」進入了當下的場景經驗中，而且是以旁觀者視野的圖像畫面經驗出現，「快轉」的視覺畫面不同於實際可能的樣態。此外，M 同時也經驗到異於圖像畫面中主角的不舒服感受，反而是延續先前經驗

「氛圍」的快樂與成就感。這也顯示了圖像畫面經驗與身體感受經驗之間的不同步性。

意義單元 12

指導語：女孩如此愛跳舞，又如此享受跳舞，可能讓人家誤以為她體力過人。但事實並非這樣。由於先天身體上的某種缺憾，女孩必須選擇與他人不同的方式去學習舞蹈，別人可以在緊湊的時間中學習完新的舞步，她必須將時間拉長與間隔休息，才能避免身體產生不適。尤其，每當遇到表演的時候，她總需要花費比他人更多兩倍的時間來練習，才能順利地達到對自我的要求與老師的水準。對女孩來說，這並非辛苦，而是找到與自己身體狀況相契合的練舞方式。

經驗歷程：嗯，這個時候是，有一段，這邊有一段我覺得眼前完全沒有畫面。然後是，那個畫面是，慢慢慢慢不見。就是我跳舞的畫面是慢慢慢慢地不見，然後什麼都沒有看到。有一段時間是這個樣子。然後跳舞再出現的時候是，只有我一人在跳舞，就我身邊很安靜。然後，只有我一個人在練習的場所，不是在舞台上表演，就是在練習的場所，就是我一個人在練習。就有一點像孤軍奮戰的那種感覺。然後那時候我的心情是，那時候我的身體感是有點沒有安全感。

經驗分析：當指導語內容轉向提及具低沉氛圍的描述，即「先天身體上的某種缺憾」時，M 的經驗也顯示此一相應的低沉氛圍，表現在原先跳舞的圖像畫面逐漸淡出，也就是圖像經驗逐漸消失，進而中斷。當跳舞的圖像經驗再度出現時，M 經驗到的是自己單獨一人練習跳舞的安靜畫面，身體湧現相應的身體感受「沒有安全感」。

此段經驗顯示聆聽內容、圖像畫面以及身體感受的相應轉換，表現在指導語內容延續但「氛圍」轉換，圖像畫面的淡出又出現，以及身體感受相應圖像畫面的轉換。

意義單元 13

指導語：只要有了「適當的安排」，女孩可以讓自己達到自己想達成的目標。女孩的舞蹈經驗就是最好的證明。有了「適當的安排」，屬於她自己方式的安排，她的身體可以讓她自由。妳可以再一次想像女孩跳舞的畫面，再一次想到自己可以像她一樣，在舞蹈中感受到自己的力量，自己的自由。就像在舞蹈活動中，每一個身形，每一個身體條件，都可以成就她自己的舞姿，只要有「適當的安排」。同樣地，不同的體力狀態，也可以享受跳舞的樂趣，感受到自己的活力，只要有「適當的安排」，即便是激烈的街舞，也不是無法享受的事情。當前原本看似困難的挑戰，也可以透過「適當地安排」，一步一步地完成。

經驗歷程：老師在講這個地方的時候，我其實沒有什麼畫面，就不像前面剛剛有故事性的畫面，就是有出現許多……很……不同……就是幾何圖形的東西，可是是會動的，然後就像我剛剛講的有兩個光點，很亮，然後在這個時候就又回來，然後又特別明顯，就是我看到兩個光點，然後一直亮著，剛剛是一亮一暗，一亮一暗，然後現在是一直亮著。就老師你只要講到什麼適當的安排那一段的時候，我的前面就是一直亮著，眼睛雖然是閉著，可是就覺得一直很亮很亮，然後那時候身體感覺是，我不會講，就是一個張開的感覺。就有一種張開的感覺，突然有能量的感覺，應該是這樣講，嗯。可是我的身體沒有什麼身體感，就是我不會緊張，我不會什麼，我就是感覺到一個能量，就這樣。

經驗分析：在此時聆聽到的指導語非故事性的內容，M 經驗到「不像前面剛剛有故事性的畫面」，而是「會動的幾何圖形和兩個很亮的光點」之圖像畫面。在聆聽到「適當的安排」與其後的指導語內容，M 經驗到很亮的視覺感受，以及非緊縮的身體感，而是「張開」的、「有能量的」身體狀態。

在此經驗中，M 所聆聽的內容是非故事的，也就是故事過程的暫停，而其圖像畫面經驗轉為非故事畫面之跳動的幾何圖形。這似乎也是一種聆聽到的內容與圖像經驗的相應。此外，在這裡「陳述道理」的話語，即「適當的安排」，相應著 M 經驗到一種不是過去可清楚辨別言說的，如緊張的身體感，而是難以順利言說的，「張開」的、「有能量的」身體狀態。

意義單元 14

指導語：因此，妳可以明白，在妳追求目標的過程中，妳的身體是妳最好的伙伴，只要妳有「適當的安排」，妳就可以讓自己的身體充滿活力，完成任務。妳也可以讓別人讚賞，並且享受別人的讚賞，感謝別人的讚賞。

經驗歷程：沒有畫面，這邊，這邊也是沒有畫面。可是身體有感覺，它的感覺像是，有一種像是，在運動的時候的感覺。好像我當下在運動的那種感覺。

經驗分析：在此段經驗中，聆聽到的指導語轉回鼓舞的內容，而 M 沒有圖像畫面經驗，但有「當下在運動」的身體感。也就是說，M 所經驗到的身體感，即便沒有伴隨圖像畫面，也可以有落在與聆聽內容相應之「界域」或「氛圍」的意義感。

意義單元 15

指導語：在小女孩年紀稍長時，她開始嘗試一種不一樣的舞蹈，街舞。她試著揣摩街舞的律動、音樂的節奏，以及有別於以往的隨性與瀟灑。這樣的轉換，不僅僅重新學習不同類型的舞步和舞風，而是必須忘卻過去所學的舞蹈的方式，改變身體運動的方式，其中最重要的即是態度的轉變，沒有正式的團體舞蹈編排和走位，而是在隨興中、自在中，不失創意及個人風格的即興演出。女孩知道過去依循的跳舞規則在這個時候是一種限制，但她也明白正因為過去的練習，讓她能夠進入下一個階段的成長。小女孩在學習舞蹈的過程中，即便持續不斷地面臨許多困難，她依然能夠胸懷勇氣，開創新局，並從其中獲得滿足、成就與快樂，甚至找到歸屬感。對於未來可能遇到的挑戰，她也不會感到害怕，而是懷抱著青春的心，充滿力量地迎戰，累積自身的能力，一步一步地邁向成長之路。因此她在這個過程中，學到了如何讓「適當的安排」來增加自己的力量。

經驗歷程：這個部分，好像是沒有聽到。對，因為我在這一段的時候感覺是，我的身……我只覺得我的身體是，就是已經完全很放鬆，就是穩定的感覺。可是老師在講的時候好像有一點忽略這個地方，然後就是，對。

經驗分析：在此段經驗中，M 經驗到「完全放鬆」、「穩定」的身體狀態，但沒有圖像畫面的報告。此外，M 的經驗顯示出一種「聽」但沒有「聽到」的聆聽經驗。這指的是，M 沒有聽到指導語的內容，但卻可以指出沒有聽到與其身體感受相應的指導語。

也就是 M 此時的聆聽是一種「沒聽到與身體感受相應」的「聽」。同時，這經驗中也有著「老師忽略這地方」的判斷，也就是有一個針對所聆聽內容的「評斷」經驗。綜合來說，這裡顯示 M 仍有經驗連結著指導語之聆聽，但語意內容的聽處於未顯化的狀態。

意義單元 16

指導語：讓我們再回到森林裡的小樹的故事，小樹後來怎麼了呢？園藝學家帶著小樹來到一個新的地方，將她重新種植在這個新奇又陌生的環境中。這個地方離原來的森林不遠，小樹只要抬頭便可看見原本的森林，也依然能夠看見家人和同伴，他們也能夠看見小樹，彼此終於能放下心中的擔憂與不安。小樹漸漸地發現，每天每天，自己都能吸收陽光與大地的菁華與力量，每天所接觸的一切，都給她滋養。小樹從一開始的驚慌害怕，漸漸能夠享受生活上的事物，對未來也有了新的期待。小樹也發現，她被砍斷的枝椏不僅重新長成，顏色還比原本更美、更豐潤，原本踩空的雙腳，也慢慢地長出根，漸漸深植於腳下的土壤中，使小樹不再飄泊不定，而是充滿力量，心中有股落地與安適的感覺。

經驗歷程：回到小樹的故事的時候，我就出現一個畫面是，我是一棵小樹。然後，我住在我現在住的地方。就是我現在住的宿舍裡的陽台。然後，我看到……因為我的陽台看出去可以看到山，然後我就發現我是一棵小樹站在我現在住的地方的陽台，然後望向，就是山，好開心喔，就一直這樣到結束。那個時候的心情是很愉快的，畫面一直都在，可是心情是愈來愈愉快的。

經驗分析：當聆聽的指導語轉回相應隱喻的故事，M 的「置身於場景」中的經驗給予其成為「站在現在住的宿舍陽台裡的小樹」的感受。此經驗包括由「陽台小樹」位置視野中看到遠山的圖像畫面，以及「開心」、「愉快」的感受。在這裡 M 的經驗與聆聽到的指導語內容有很好的「氛圍」相應程度，而且 M 實際生活中的宿舍陽台場景進入故事，與故事場景結合。反過來也可以說，故事場景疊合到 M 實際生活的環境記憶之中。

意義單元 17

指導語：當小樹感到自己更加地安定、穩定，她也感受到她對家人的愛，更加能夠傳達與給出。她對家人的愛，可以經由種種不同的管道，傳遞出去。這是她過去所沒有經驗過的，她能夠把她的愛讓家人了解，讓家人感到安慰，而從家人的安慰當中，她也感到欣喜，也感到快樂，也感到安心。家人不再只是為她擔心，好像以前一樣，而是在她健康、安定的時候，可以更加地享受小樹傳遞給他們的愛。在這樣的情況下，小樹的心中也更加地穩定，更加地輕鬆。她發覺，她的心滿足了，也更加地有力量。

經驗歷程：這時候的畫面變……我是我，看見我的媽媽。我看見我，就是我，是這樣看，所以我在裡面。然後我看見我媽媽，然後我跟她抱在一起，然後我們都很安心。

經驗分析：在這裡，M 的圖像畫面經驗轉為旁觀者位置視野。而相應著聆聽到的指導語內容描述小樹與家人的親愛關係，M 的圖像畫面經驗中出現了她自己與母親的擁抱，並且有著「彼此安心」的感受。這裡顯示了 M 實際生活中的相關對象與關係，母親及與母親的關係，進入指導語的故事場景之中。

意義單元 18

指導語：同時，小樹開始環顧她的周遭，看了她的身旁其他的大、小樹，期待彼此之間可以互相作伴，但也能夠有足夠的空間讓每棵樹伸展。置身在此森林中，小樹也希望，能與兔子、松鼠和鳥兒種種不同的動物做朋友，她期待著生活中充滿驚喜與安定。即使小樹在夜晚時有時仍會感到孤單，但她不再驚慌、恐懼，並且相信這才是最適合她的地方。新的環境，帶給小樹新的接觸，新的眼界，使她可以看得更高、更遠、更廣，使她充滿活力、快樂、希望與歸屬感。小樹也了解到，這對她來講是一個適當的安排。

經驗歷程：畫面跳到森林裡了。就是我是一棵小樹，然後，我一開始前面……老師你最前面講的那一段森林裡的時候，我看到的畫面就是我是一顆小樹，然後，其他的樹是站在我的旁邊，我們就像一橫列。可是最後的這個故事是，我是一棵小樹，可是旁邊圍繞著，是以我為中心、為圈圈，然後旁邊都是樹，然後還有老師剛剛講的那些動物。那時候就是心情愉快。

經驗分析：隨著聆聽到的指導語內容關於「小樹周遭的大、小樹家人」、「兔子、松鼠和鳥兒種種不同的動物」以及「活力、快樂、希望與歸屬感」，M 也有著相應的「我是小樹」、「以我為中心環繞著的樹」與「那些動物」的圖像畫面經驗，以及愉快的感受。也就是說，M 的經驗顯示的是一完整的，相應於故事之「置身於場景」中的樣態。

意義單元 19

指導語：所以，現在讓妳自己飄流而回，完全回復到清醒的意識狀態之前，一件有用的事情是妳可以利用這個機會來想想，妳所經驗過的思索、影像，和了解妳如何可以運用這些在日常的生活之中。因為，妳有一個潛意識心靈，以及一個意識心靈，而這兩者都能夠學習，經由今天在這裡所經驗到的，妳可以運用，用來更加有效地處理以往對妳造成問題的事物。所以，在妳繼續回復到正常清醒意識之前，這是妳的權利，利用舒適的自我省察來更加熟悉這些妳往後可以用到的經驗。對，就是這樣，現在花一點時間，一點短暫的時間，來回顧與計畫，在這個知覺階段，那些往後妳會做的事，那些往後妳會改變的事。現在，當潛意識心靈讓意識心靈逐漸聽見我的聲音，屋內的聲音，手臂，還有腳的感覺，以及其他種種的思緒及感受也都會知覺到了，同時，意識心靈也回復清醒了。對，就是這樣。接下來，我將從一數到十。當我數到十的時候，妳將會睜開眼睛，並且感到十分舒暢，充滿活力。一，非常地輕鬆。二，輕鬆，自在。三，感到安心，穩定。四，充滿感謝，還有祝福。五，感到有所收穫。六，感到自在，清爽。七，充滿活力，信心。八，對今天充滿了好奇。九，感覺清爽，能量。十，妳可以睜開眼睛，可以動一動。

經驗歷程：就是，有一大段，我是依稀聽見。就是有時候聽見，然後有時候又沒有聽見，可是那個畫……我就是，我的畫面是，我們原本從剛才啊，什麼森林、跳舞的畫面都很快地跳過，然後就沒有任何畫面。可是老師還是在念這個指導語。然後那時候的感覺是，愈來愈……我眼前是愈來愈暗，就是都沒有畫面，然後我眼前是愈來愈暗，然後身體感覺有一點點緊張。然後到老師念，快要倒數的前幾句，然後我的眼前就是，就像剛剛講的，就是突然變亮，然後眼睛一直動，然後，就是醒來。就是，我不知道醒來之後會發生什麼事情的那種，就不像開始那麼地緊張啦。

經驗分析：此一經驗段落中 M 的聆聽顯現為斷續作用形態，而圖像畫面經驗仍舊與指導語內容相應，也有著「回顧」的畫面過程。這顯示著一方面 M 有著時有時無的聆聽指導語經驗，另一方面 M 的圖像經驗歷程持續相應著指導語的內容。這意謂著 M 的聆聽作用有無之覺察，並不同步於其經驗歷程與指導語的連繫。

而當 M 只聆聽著指導語而沒有任何圖像畫面與身體感受經驗，顯示 M 進入一種單純聆聽而無相應引動的經驗之狀態，也就是與指導語內容僅有單純的理解連結。此時 M 所經驗到的「眼前變暗」、「眼前變亮」與「眼睛一直動」沒有提供她任何意義的理解或置身的線索，M 進入一種「不知道醒來之後會發生什麼事情」的狀態，從而伴隨出緊張的感受。對 M 來說，這樣的緊張與一開始的「陌生」與「不知會聽到什麼故事」的緊張類似，但較輕微。也就是說，此時 M 處於從故事置身狀態中離開，但對於接下來要回返進入的，即回到實際生活的置身，有著尚未完全確定的狀態。

使用隱喻故事的催眠經驗結構：整體描述

接著將上述 19 個意義單元分析放回其完整的經驗歷程，從而能夠進一步顯現整個經驗的展開（unfolding）。底下將以 1．開放接受的狀態（open-ready state）、2．故事場景中就位的狀態（settled-in-story state）、3．黏著於指導語的狀態（adhere-to-suggestion state）、4．浸透與覆寫的狀態（saturate-and-overwrite state）、5．非故事性陳述的狀態（non-storied statement state）、6．經驗生成的狀態（experience-genesis state）、7．脫鈎的狀態（uncoupling state）以及 8．無意義視覺經驗等八項主題，來描述此一使用隱喻故事的催眠經驗歷程。上述的「狀態」（「經驗狀態」的簡稱）之順序雖是依本研究個案之經驗開展而來，但並非必然。每個狀態中也可能包含了數個次狀態結構，可以各自獨立發生。這是因為雖然本研究發現了可指認出來的意識經驗結構條件，但其落實則有種種不同組合可能性。本研究個案的經驗歷程是包含根本結構的一種可能性，依此來書寫結果較能為讀者所理解，但不表示其組合樣態是不可變動的。

1．開放接受的狀態

意義單元 1 與 2 的分析呈現出在此催眠過程的開始有著一「開放接受」的狀態。此一名稱意謂著，M 進入一個對接下來隱喻故事將帶來之經驗的開放傾向。此一狀態的組成環節有三，第一是 M 的身體感受隨著「催眠引導」指導語說出的聆聽，包括從頭到腳的身體部位稱名、語速以及節奏，而經驗到身體由上到下的垂直向度的「沉靜」方向、身體感之變化速度的緩慢漸進，以及呼吸從急促到有節奏穩定等三部分。第二是在聆聽指導語的故事預告時，對於指導語即將給出的故事，出現面對未知的既期待又害怕的經驗。「陌生感」的出現意謂著這一層次的經驗並沒有與先前撰寫故事的記憶連結，也就是沒有時間連續性，而是在當下對指導語內容的跟隨。最後第三是對於自己面對指導語故事陌生感的訝異評想。此一反身針對自己經驗的評想具備對先前故事撰寫的記憶。也正是在此時間連續性下對於自己有陌生感受感到訝異。不過此一訝異評想並沒有影響 M 對於故事的未知感以及相應的期待與害怕經驗。此三項結構環節之關係如圖 5-2 所示。M 對於此一狀態之描述，「像小時候聽媽媽說故事一樣」，顯示出此一狀態對即將到來之故事有著期待但又些許害怕於未知的開放性特徵。

2．故事場景中就位的狀態

意義單元 3、4 及 5 的分析呈現出 M 的視覺與身體感受持續相應著指導語內容，並在經驗中形成故事場景且置位為主角的歷程。隨著「看」「一片森林」與「一棵小樹」的指導語聆聽，M

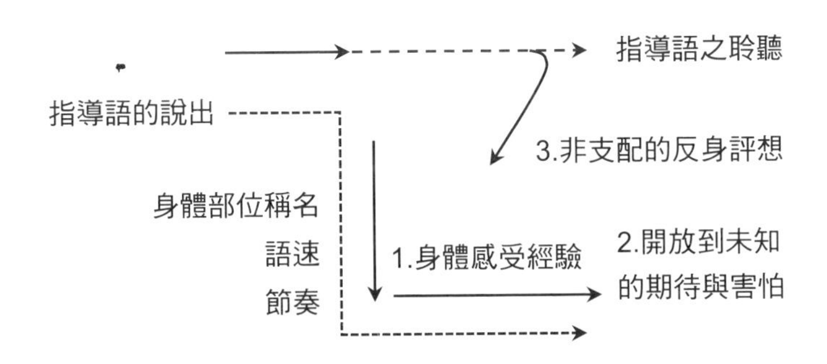

圖 5-2　催眠中進入開放接受的狀態結構

的視覺經驗啟動，故事場景圖像逐漸形成。首先是出現同樣屬自然景色的「強烈陽光照耀下的遼闊大草原」，再進入「大樹、小樹的暗黑森林」，再聚焦於「一棵小樹」。這是一個從「圖像」、「氛圍」到「特定內容」的，由廣泛到特定之逐漸收攏「對焦」的過程。其中值得注意的是「強烈陽光」相應著 M 前一階段相仿的「眼前很亮」視覺經驗。

除此之外，M 的經驗中有著超過僅是「觀看」的「置身於場景」中的整體經驗樣態。這顯示出一種「周遭——焦點」整體感喚起狀態，也就是宛若（as if）真實的置身。此時 M 就有了自發產生的，不完全由指導語涵蓋的，如同場景中行動者的經驗整體內容。

M「在場景中置身」的狀態可從「分享主角感受的旁觀者置位」進一步到「主角置位」。從前者到後者的轉變是由「在旁觀看著主角加上主角感受」到「由主角位置觀看加上主角感受」。其中關鍵的不同在於，視野中主角的有無讓 M 覺察到自己是否成為故事中的主角。圖 5-3 顯示此一階段狀態的經驗結構。如此的狀態可說是 M 已為指導語故事所占有（possessed），從其個人的存在身分轉換到不同的存在處境與身分。

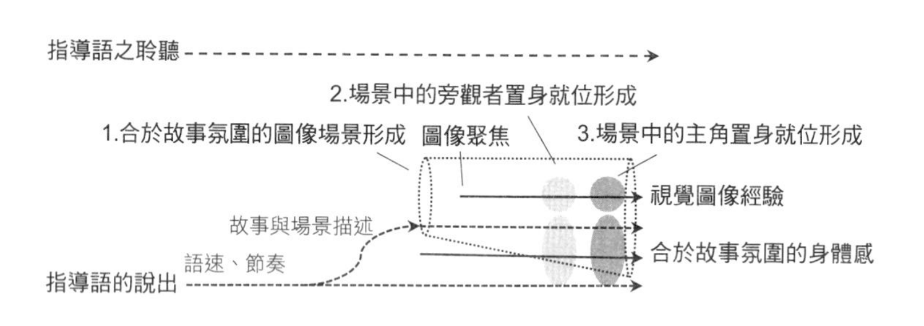

圖 5-3　催眠中進入故事場景就位的狀態結構

3．黏著於指導語的狀態

意義單元 6 與 7 的分析呈現出 M 之故事中置身經驗整體與指導語的「黏著」（adhesion）現象。當指導語內容雖依「敘事過程」但卻沒有銜接「故事主角經驗過程」時，M 的場景行動者置身仍隨著指導語內容場景轉換而即刻變化，如意義單元 6 所顯示，由主角小樹馬上轉變為觀光客，或由觀光客直接轉變為主角小樹。M 的狀態仍保有如圖 5-3 的經驗結構，顯示出 M 的經驗整體與指導語之間有一種「黏著度」的現象。不過，此一黏附狀態也仍保有「氛圍界域」相應的「自由度」，也就是 M 的經驗發展有著落於指導語故事之「氛圍界域」範圍內的主題選擇現象。

在黏著於指導語故事的氛圍界域自由度內，M 的經驗也出現了實際生活中關係疊合進入故事場景中的現象，如以小樹身分面對園藝學家「協助卻也將造成未知改變」的關係，疊合入 M 與其老師的關係。此一疊合經驗現象將於「6．經驗生成的狀態」主題中進一步說明。而 M 在此段落中未能理解之眼球的作動與跳動的光點經驗也將於「8．無意義視覺經驗」主題中說明。

4．浸透與覆寫的狀態

意義單元 8、9、10、11 及 12 的分析呈現出「黏著度」與「浸透度」（saturation）的經驗向度，以及覆寫過去經驗性質的現象。首先，此一段落的指導語聆聽內容是 M 從小到大熟悉的跳舞經驗，其中故事的氛圍由愉快享樂活力到提及「先天身體缺憾」的低沉，而 M 的場景中置身經驗整體也隨之改變與起伏。也就是說，指導語故事的武斷轉移並沒有影響 M 經驗上的相應性，顯示了指導語的聆聽與 M 的整體經驗有相當的黏著度。這也是前一段落出現之黏著現象的持續。

而「浸透度」的現象顯示於，M 在故事場景中經驗到主角是她自己，不論是小時候或長大的自己，都有著「更進去故事裡面」的覺察，顯示著 M 處於更全面、更完整的置身於場景中的整合感受。除了出現與主角狀態契合的身體感，如「在跳舞那時候呼吸的感覺」與「剛跳完舞的那種呼吸的感覺」，M 也經驗到故事場景中的圖像畫面更加「清晰」與「鮮艷」。也就是對 M 來說，其圖像畫面經驗具有可覺察的、與「清晰」與「鮮艷」相關的浸透向度，也就是在場景置身現象中出現了「浸透度」的面向，也就是故事內容更加浸透於 M 的經驗之中。

值得注意的是，本研究資料無法確定「旁觀者置身」與「主角置身」的分別對故事浸透度的影響，因為在此狀態下的報告「主角置身」與「旁觀者置身」混合出現。不過可以確定的是，浸透的向度變化會表現在視覺圖像與身體感受的質感鮮明程度。雖然一般會傾向認為「主角置身」比「旁觀者置身」更加浸透，但實際上 M 的描述顯示，當其穩定地置身於故事場景中，經常有「旁觀者置身」與「主角置身」之間的相混轉換。

當 M 的經驗出現了黏著於以及浸透於故事場景狀態時，在此段落也出現了一個可稱為「經驗覆寫」（experiential overwrite）的現象。當 M 留存於指導語所提示的高昂愉悅的經驗狀態，即便「看到」過去一段不舒服、不快樂的舞蹈集訓場景，但其身體感受並不進入畫面中的主角狀態，而「在這裡的感覺是快樂的，有成就的」，也就是當下的經驗質感覆寫了過去的經驗質感。但另一方面，當指導語提示的氛圍由高昂到低沉，即便在同樣的舞蹈場景中，M 也隨即進入低沉的情緒氛圍狀態，如感覺到「獨自一個人跳舞」與「沒有安全感」。這顯示出對指導語的黏著度現象，也顯示經驗覆寫發生於兩段內容相似的經驗之間，其中經驗者對於某一經驗質感的黏著度大於另一者。當 M 黏著於當下指導語提示氛圍感受而非視覺圖像中之經驗的感受，這也顯示圖像畫面經驗與身體感受經驗之間的不同步狀態。

綜合來說，經驗覆寫由此呈現為一種經驗與經驗之間的交互作用。其牽涉到的經驗現象有「黏著度」，這使得其中一項經驗質感成為支配性的一方；以及圖像畫面經驗與身體感受經驗之間的可分離性，這使得不同經驗中的視覺圖像部分與身體感受部分可以分拆而進行另外的組合。

5．非故事性陳述的狀態

意義單元 13、14 及 15 的分析呈現出，在聆聽非故事歷程的陳述時，如「只要有適當的安排就可以讓自己達到自己想達到的目標」，M 的故事性圖像畫面經驗褪去，出現的視覺經驗是抽象的或 M 尚不知意義的，或說未成形的「會動的幾何圖形和兩個很亮的光點」。而在身體感受上，M 經驗到一種不是過去可清楚辨別言說的，如緊張的身體感，而是難以順利言說的，「張開」的、「有能量的」身體狀態。這裡顯示出，指導語具備圖像內容與否對 M 的圖像畫面經驗有直接影響。M 的圖像畫面經驗在聆聽命題式陳述的指導語時消退，而在身體感受層面則呈現出難以獲得言說定位的狀態。

而在連結回到先前故事的鼓舞氛圍陳述時，M 所經驗到的身體感，即便仍沒有伴隨圖像畫面，也可以有落在與聆聽內容相應之「界域」或「氛圍」的意義感。這顯示出身體感受有朝向意義感的傾向，而圖像畫面或具氛圍感受內容的指導語對此一朝向意義感的傾向有所接引。

此外，在此段經驗中，M 的經驗顯示出一種「聽」但沒有「聽到」的聆聽樣態。這樣態發生在 M 經驗到自己的身體感回到先前故事聆聽狀態的身體感，而在當下非故事性陳述指導語下沒有畫面經驗，也沒有「聽到」指導語的經驗。不過，M 卻可以指出沒有聽到與其身體感受相應的指導語。此一狀態顯示，M 此時的聆聽是一種「沒聽到與身體感受相應」的「聽」，就是有特定「聽取」方向的聽。這相應了上述身體感的朝向意義傾向，此一傾向並且呈現出對「聽到」之內容的支配。同時，這經驗中也有著「老師忽略這地方」的判斷，也就是有一個針對所聆聽內容的「評斷」經驗。此一評斷現象是繼意義單元 2 出現的反身性評斷之後另一個對當下經驗的主動評想。此一評想動作的示意標示於圖 5-4。

6．經驗生成的狀態

意義單元 16、17 及 18 的分析呈現出新經驗之生成的過程。此一生成過程首先出現在如同前述「經驗覆寫」般的「經驗交織」現象。當聆聽的指導語轉回相應隱喻的故事，除了再度出現「故事氛圍界域」相應之「場景中置身行動者」的整體經驗狀態外，M 實際生活中的場景進入故事，與故事場景結合；或者也可以反過來說，故事場景疊合到 M 實際生活的環境之中。這形成了一個指導語隱喻故事與實際生活之間的交織狀態。此一交織狀態隨著故事內容角色之間關係互動的呈現，M 的實際生活人際關係也進入其故事場景的經驗之中，也就是 M 的圖像畫面經驗中出現了她自己與母親的擁抱，並且有著「彼此安心」的感受。在這裡兩項經驗交織混成為一新的經驗狀態。

如此之現實經驗與聆聽指導語時產生的「場景中置身的行動者」經驗交織的狀態顯示，兩者具有相互滲透的性質，也可相互連接。在這裡，相互滲透與相互連接的性質作用於「氛圍界域」的層次與範圍，而非與指導語內容一對一的對應。

新經驗的生成尤其明顯出現在聆聽故事指導語的最後，M 在經驗上出現了從「使家人擔憂之不健康且抑鬱的小樹」，到「在新的地方立足，與家人保持親近關係，而且也有自己朋友之活力、快樂、希望與歸屬感的小樹」這樣的整體經驗狀態。此一「先天不良的小樹也有能力健康自立與快樂生活」的結果與轉變過程，為一與 M 生活經驗相異的新經驗。

7．脫鉤的狀態

意義單元 19 的分析呈現出 M 的經驗與指導語內容逐漸脫鉤，也就是去除「黏著度」的過程。此一脫鉤現象首先出現在，當指導語中止故事內容，也就是指導語不再與先前的圖像與身體感經驗整體相應，M 對話語的聆聽出現不再完全登錄於其覺察狀態，顯現為斷續作用形態。其次是圖像畫面經驗從保持連繫於指導語內容的狀態，如跟著指導語也有著「回顧」的畫面過程，轉變為圖像畫面經驗止息，顯示指導語的聆聽不再有相應圖像經驗產生。第三是當 M 只聆聽著指導語而沒有任何圖像畫面與身體感受經驗，顯示 M 進入一種單純聆聽而無相應引動的經驗之狀態，也就是與指導語內容僅有單純的理解連結，沒有圖像經驗與感受經驗的連結。

在此狀態中，M 所經驗到的「眼前變暗」、「眼前變亮」與「眼睛一直動」沒有提供她任何意義的理解或置身的線索，M 進入一種「不知道醒來之後會發生什麼事情」的狀態，從而伴隨出緊張的感受。對 M 來說，這樣的緊張與一開始的「陌生」與「不知會聽到什麼故事」的緊張類似，但較輕微。也就是說，此時 M 處於從故事置身狀態中離開，但對於接下來要回返進入的，即回到實際生活的置身，有著尚未完全確定的狀態。圖 5-4 顯示脫鉤歷程的經驗狀態，並結合圖 5-2 與圖 5-3，以給予完整的經驗歷程脈絡。

8．無意義視覺經驗

在意義單元 1、7、8、13 及 19 的段落中，M 都報告了尚不知意義的視覺經驗，如眼前很亮、兩個光點跳動、幾何圖形等。這些無意義的視覺經驗都出現於非故事性的指導語時，如一開始

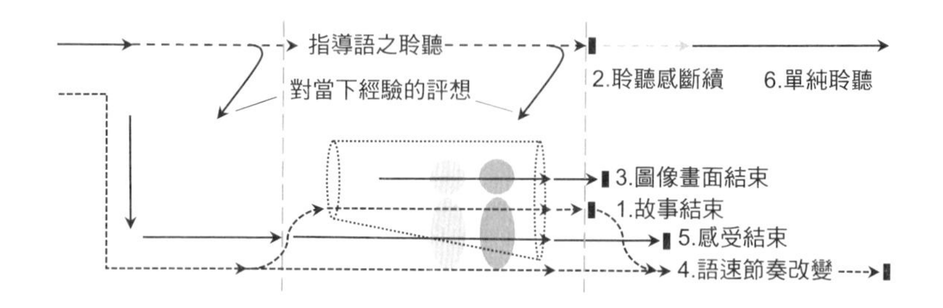

圖 5-4　催眠歷程狀態整體結構與脫鈎過程

的催眠引導與最後的回返引導，還有在命題式陳述的指導語時；或是 M 處於「不知道」、「不確定」的緊張狀態時。而如此視覺經驗的消失則發生在 M 進入與故事連結的經驗狀態之中。如此的現象顯示，當 M 處於意義脈絡不明的經驗狀態時，這些視覺經驗可視為「尚未有意義」與「未成形」的；而當 M 進入故事場景或在故事中穩定下來，也就是進入「意義脈絡狀態」而有著相應的圖像畫面經驗時，則無意義的視覺經驗消失。這似乎指向了，自發的無意義視覺經驗產生於視覺尚未被指導語的故事內容徵用於生產圖像畫面時，而前者也終了於後者的啟動。

無意義視覺經驗與意義脈絡的可能關係可由以下歷程顯示。在意義單元 1 段落中，M 在緊張的感受中，即使閉著眼睛還是覺得眼前很亮。而在意義單元 3 段落中，M 的「強烈陽光照射下的金黃色大草原」經驗包含了同樣的「眼前很亮」狀態，不過卻是出現於故事場景的氛圍脈絡之中。

催眠經驗的理論性理解

存在催眠治療最核心的觀點在於將意識視為人在處境中的「活」，意識的變化就是存在狀態的變化。催眠是意識變化的過程，也涉及了存在狀態的改變。當然這不會在粗糙的觀察中呈現出來。這也是一般人將催眠視為內在心理活動而非處境存在活動的原因。

本章以精緻的現象學描述把過去一直處於神祕狀態的催眠過程一步一步解明出來。接下來將以四部分進行研究結果的討論。首先是意識三重構作提供了結構形式的視角來看催眠經驗，更清晰地呈現出催眠的意識形式作用過程。其次是以「催眠是經驗生成（experience genesis）的歷程」為主題，進一步闡述催眠在帶動經驗內容變化上的重要意涵。這一部分是從經驗的意義內容層面來討論催眠中意識作動所產生的效應及其對經驗產生的影響。此節的討論也將對三重意識運作的可能模式提供更多細部上的理解。第三則是從研究結果中的例外現象，無意義的視覺經驗，來討論意識生成的可能機制。透過這樣的討論，讀者可以看到存在催眠治療的理論如何契合催眠中存在狀態的改變，同時也提供心理治療師一個實踐存在催眠治療的詳細指引。此外，意識三重構作理論也會因此更加充實。

意識三重構作下的催眠意識狀態

若將圖 5-4，本案例之催眠歷程結構，與第四章的圖 4-7，意識三重構作模型，放在一起比較，我們就會看到兩者是若合符節。本案例分析中經常描述的圖像畫面經驗即為圖像意識的活動，身體感受經驗則是體感意識的顯化，而對指導語的聆聽與在當下經驗的評想顯現的是語意意識的作用。此外，本案例的意識過程中，語意作用、圖像畫面及身體感受可以同步一致也可以分離不同步，三者的活躍程度也就可以各自不同，從而構成三者在同一意識時刻的不同運作占比。如此的特徵正如意識三重構作模型所描述。

以意識三重構作來看本案例的催眠經驗過程，可以讓本案例分析結果獲得另一側面的理解。圖 5-5 呈現了催眠指導語與意識

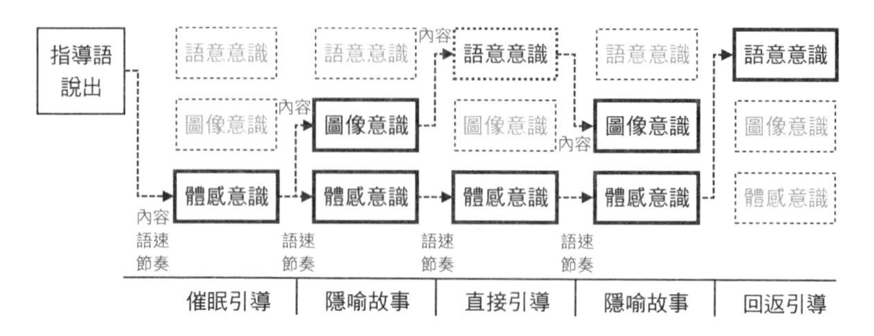

圖 5-5　三重意識結構下的催眠形式歷程

狀態變化的關係。

圖 5-5 清楚顯示出指導語各階段與三重意識運作結構的對應關係，同時也揭露了催眠指導語的功能性質。首先，在整個催眠過程中，受催眠者的語意意識進入相對來說不活躍的狀態。雖然聆聽指導語需要語意的理解，但比起兩次針對當下經驗的評想、判斷意識作動，大部分的時候指導語的聆聽理解是無阻礙地進入與體感及圖像活動的連結。其次，如果從意識三重構作的視角來看，M 的圖像與體感意識連繫到的是指導語所提供的語意作動而非其本身的語意意識。在「催眠引導」期，催眠指導語與受催眠者的連繫是透過內容、語速與節奏三面向引動受催眠者的體感意識並令其顯化。這一組合式的三重意識運作是催眠的重要特徵。

接著在「隱喻故事」期，指導語維持語速與節奏的品質，但內容轉向隱喻故事的陳述，就引動了 M 的圖像意識的活動。當圖像內容相應於指導語故事所提供的「氛圍界域」與「主角對象」，M 的圖像意識與體感意識相應成一整體性的「置身於故事場景的行動者」樣態。此時黏著度的現象顯現，指導語內容的變化牽動著受催眠者整體置身經驗的變化。而浸透度現象表現在 M 鮮明地「活進」（living in; being in）故事場景行動者位置，也就是獲得一宛若真實的「存在」（existence）。

本研究之催眠過程中的「直接引導」期是將指導語的內容更動為非故事性的命題式陳述，這在 M 的經驗上相應出現的是圖像意識的褪去以及語意意識的作動。不過，由於此時語意意識雖作動顯化但仍處於較不積極的狀態，因此在圖 5-5 中以虛線外框顯示其不等同於完全活躍的狀態。此一指導語的變化也呈現出，隱喻故事與命題式陳述不同之處在於前者具有圖像特性（figurative），而後者則非。當失去指導語提供的圖像性內容時，圖像意識消退，剩下沒有意義的光點與幾何圖形。此時的體感意識雖維持在原本故事的氛圍界域裡，但缺少相應的圖像意識，M 顯得難以獲得適當的話語來表達其感受。

在「回返引導」期，首先隱喻故事中止，圖像意識進入不顯化狀態。其次指導語的語速與節奏回到一般說話樣態，體感意識弱化。而語意意識則呈現出一個轉變歷程，由黏著於經驗的聆聽進入斷續不清狀態，繼而恢復到沒有引動圖像與體感經驗的單純內容聆聽。催眠階段至此完成了指導語與受催眠者經驗的脫鉤。

以上是藉由意識三重構作模型所描述的催眠意識經驗的結構形式過程，其中沒有涉及指導語意義內容所帶動的差異經驗。也就是說，催眠在此可被理解為透過指導語的語速、節奏以及內容之圖像性所引發的三重意識作動樣態。由於沒有涉及特定的指導語故事內容，此一理解具有說明任何符合此指導語特徵之催眠經驗的潛力。

催眠是經驗生成的意識歷程

相對於前一節以意識的結構形式來描述催眠過程，本節將進入經驗的意義內容來說明催眠所促發的變化。本案例分析結果所呈現的催眠內容可說是經驗發生的歷程。其中涉及的有意識的開放、黏著與浸透現象，以及經驗覆寫、經驗交織與新經驗的成形。首先，經驗上的「開放」不只是一項形容詞義，也不是態度，而是一種意識作動的形態，指的是一個人的體感意識進入即將遭受引動的狀態，同時語意意識的判斷評想不作動，或作動但不影響身體感的活動。M 以「像小時候聽媽媽說故事一樣」來形容此一「既期待又有點害怕」的開放狀態。這就意謂著，孩童的身體感總是開放給環境所帶來的引動，但這也是將受衝擊的無保護狀態，因此有相應的害怕感受。如此也可以反過來說，不開放狀態就是不讓體感意識受引動與衝擊的受保護狀態。而由本案例看來，此一保護或阻擋外來引動的設置正是語意意識的判斷評想作用。催眠中的開放狀態是由一開始的指導語與體感意識相應而達成。此一相應同時能夠讓受催眠者的語意意識進入不積極作動樣態，顯示如此的指導語說出也形構出受催眠者的安全感。

當指導語進入隱喻故事，相應的方向反過來，是由 M 的圖像畫面與身體感受朝向指導語，隨之而現。甚且，當指導語轉換故事場景或主角，M 的圖像與體感也隨即對應轉換。如此深度的相應就可稱之為指導語的黏著度現象。有了黏著度，催眠指導語也就可以透過內容的設計在受催眠者身上變換經驗質感，如給予正向內容就有正向感受，給予負向內容就有負向感受。也就是說，催眠經驗的質感不只在於體感意識的喚起，而是決定於指導語內容的意義向度。「經驗的質感」也正是前述「像小孩子聽媽媽說故事一般」所「期待又害怕」之事。從理解催眠現象的角度來看，催眠指導語的說出必須對受催眠者產生黏著度的效應，以提供不同的經驗質感。

值得注意的是，催眠中黏著度的相應「尺度」在於「氛圍界域」（atmosphere）而非文字概念的指稱。在本案例的實際過程中，M 首先是出現合於故事氛圍界域的圖像與體感經驗，然後再逐漸收攏到特定內容對象。如此看來，催眠的黏著度就不是完全地封閉，而是有著自由度，讓受催眠者自身的經驗材料與當下條件來參與進入催眠經驗。此外，令受催眠者疑惑或不相應的指導語將使其語意意識的作動開啟，也就是發出疑問、判斷與評想。這將削弱指導語的黏著度作用。從催眠施作的角度來看，催眠指導語的隱喻故事內容需要有適當的氛圍界域營造，以及避免不合理的內容來造成受催眠者的語意意識受到促動。

在開放與黏著度狀態之外，還有浸透度狀態共同構成催眠中經驗生成的基礎。催眠所帶來的經驗浸透度現象指的是宛若真實的故事場景置身感受。當指導語所引動的圖像與體感經驗形成一種整體性的行動者狀態，不論是故事中的旁觀者或是主角，都呈現出一種經驗者為故事內容所浸透之存在整體樣態。此時受催眠者在其經驗中也會有合於氛圍界域的自主情緒與行動，而非完全受限於指導語的內容。浸透度與黏著度兩者都有程度差異向度，也就是可深可淺。如 M 報告在某一階段自己「更加進入故事當中」，也就是更加為故事場景所浸透。綜合來說，黏著度與浸透度讓指導語能夠帶動與鞏固催眠過程中的經驗，並且貢獻到經驗覆寫與經驗交織的經驗生成創造過程。

經驗覆寫指的是某一經驗受另一經驗涵蓋而附加上新的質感；經驗交織指的是催眠中的故事場景置身經驗與實際生活中的人事物交織混成新的經驗內容。在本研究中，經驗覆寫的例子是在催眠中出現愉悅而有活力的跳舞經驗時，M 出現小時候練舞的圖像畫面，但當時的不舒服、不快樂感受並未顯化，代之而起的是快樂而有成就感的體驗。如果把上述催眠中的經驗稱為支配經驗，而小時候經驗稱為受動經驗，此一例子顯示的經驗覆寫結構可描述為，（1）支配經驗相似於受動經驗，（2）支配經驗有足夠的黏著度與浸透度，以及（3）支配經驗的體感意識與受動經驗的圖像意識連結，形成前者對後者性質的覆寫。如此看來，經驗覆寫的可能性是建立在意識三重構作模型所指出之語意意識、圖像意識與體感意識三者可分別作動與重新連結的意識運作特徵之上。

經驗交織同樣有著催眠中的經驗與現實生活經驗的組合，指的是實際生活的人事物，如 M 的母親、老師與宿舍陽台窗景，出現在催眠故事場景經驗之中。經驗交織顯示了兩項經驗之間有著「氛圍界域」的共同性，因此給予受催眠者催眠故事在現實生活中的相應意義。反過來也可以這樣說，故事場景經驗疊合到實際生活的人事物經驗之中，形成對後者經驗面向的加深或覆寫。

經驗覆寫、經驗交織，再加上足夠黏著度與浸透度之指導語所帶出之新的場景經驗，提供了催眠的經驗生成功能效應。如此的經驗生成歷程從進入開放的意識運作形態開始，透過指導語的黏著度讓圖像意識的活動修飾體感意識的質感，並形成整體性的經驗浸透。接著透過指導語的敘事內容設計加入另一項不同質感的經驗，產生經驗交織與覆寫的作用，以轉換隱喻故事中不利的處境條件，或是從先前的條件突破而出，產生新的可能性。而當交互作用的兩項經驗都與受催眠者實際生活經驗有氛圍界域上的相應性，新經驗與新的可能性就有可能進入實際生活形成改變。

如此，從經驗的意義內容來看，催眠意識歷程結構形式就呈現為經驗之生成與調節活動的基礎。也就是說，語意、圖像與體感三重意識運作很可能正是意義經驗的生成結構（the genesis structure of meaningful experience）。而催眠指導語的施作可說是讓受催眠者進入一種經驗可塑性狀態（experiential plasticity state），也就是進入經驗的生成與調節過程。由於此一經驗的生成與調節涉及存在經驗之整體感的形成與移轉，因此也可說是存在狀態（existential state）的更動與調節。

無意義視覺經驗現象所透露的意識生成機制

除了上述兩節關於催眠意識歷程的形式結構與意義結構外，本案例的經驗中還包括無意義的視覺經驗現象。經過分析，這些無意義視覺經驗並非真的沒有重要性，而是透露出意識與生理過程的可能關係。

本案例中M出現的無意義視覺經驗，如跳動的光點與幾何圖形，幾乎都出現在沒有圖像場景脈絡與緊張狀態的時刻。而當M進入故事場景或在故事中穩定下來，也就是進入「意義脈絡」而有著相應的圖像畫面經驗時，無意義的視覺經驗也就消失。這似乎意謂著，有意義的圖像場景脈絡之有無連動著無意義視覺經驗之無有。舉例來說，在催眠的一開始，M在緊張的感受中，即使閉著眼睛還是覺得眼前很亮。而後續段落中的「強烈陽光照射下的金黃色大草原」圖像包含了同樣的「眼前很亮」的經驗，不過卻是出現於故事場景的氛圍脈絡之中。此一「眼前很亮」的經驗的消失顯現在M有了與故事內容相合的圖像場景畫面，也就是當其以「雖然是白天但森林很暗」來描述其畫面感受時。

讓我們進一步思考上述例子。當一個人進入緊張狀態，由於交感神經興奮，瞳孔會放大。也就是說，M在緊張狀態下，就算閉眼還是感到「眼前很亮」的經驗，很可能是來自生理層面的交感神經作用結果。而當指導語出現野外藍天與遠山森林的場景描述時，M經驗到的「強烈陽光照射下的金黃色大草原」畫面其實也保留了「眼前很亮」的狀態，但已經是具有意義圖像下的經驗。這顯示了一種生理作用的結果被指導語所提供的氛圍界域所徵用，從而出現合於「眼前很亮」的經驗，但與「遠山森林」有距離的「遼闊的金黃色大草原」圖像。若是如此，那麼自發的無意義視覺經驗就是產生於視覺尚未被指導語的故事內容徵用於生產圖像畫面時，而前者也將在後者的啟動後消失。

這裡我們可以提出「氛圍界域徵用」（requisition by atmosphere，底下簡稱RBA）的生理作用與意識之間的關係現象。我們可以設想，生理機制所產生的各種感受，若從來沒有成為可指認現象，則萬古長夜，稱不上有任何經驗。所謂的「無意義經驗」一詞其實有矛盾。因為只有早在意義之中，才能有「無意義」這樣的經驗判定。這也顯示出，所謂的經驗或意識，即便是圖像或體感，必然是有所意會的。而 RBA 現象顯露的是，意義的來源是外部而非內部，而且是來自超過個別事物組合的氛圍整體。

關於生理作用到意義的進展也可從幼兒的語言發展中獲得線索，而梅洛龐蒂的〈意識與語言的獲得〉（consciousness and language acquisition）一文也顯示，兒童的語言獲得與意識發展過程也有環境對個體的徵用現象（Merleau-Ponty, 2010）。梅洛－龐蒂指出，人類的發音器官都各有其原本功能，不是天生用來說話。所謂的發音器官是說話活動是對器官的徵用。此外，音位系統（the phonemic system）的獲得也可說明語言與生理作用之間的徵用關係。幾乎全世界所有的幼兒在最初階段的咿咿呀呀（babbling）都相同，都涵蓋一樣的聲音範圍，顯示出人類相同的生理條件。但在獲得音位系統時卻是一種緊縮，幼兒會在音位系統中失去某些音素（phoneme）。然而這些音素做為聲音並沒有失去；只要在不是說話的活動中，幼兒仍能發出這些聲音。這就顯示了，音位系統的獲得跟進入話語處境有關，而不只是來自生理的基礎。因此音位系統的習得就是把發出聲音的生理秩序轉化成朝向語言意義的秩序，是一種「活進環境中」（to live in an environment, p. 33）的結果。而在本研究的例子中，指導語中的故事提供了一個周遭世界（surrounding world）的整體氛圍，當受催眠者在其中就位，就是其視覺與其他種種知覺為此氛圍所徵用，構成一行動者的存在整體經驗。

RBA 現象也可以用來說明每當指導語轉換隱喻故事，M 的圖像畫面總是從「氛圍界域」的對應開始，而不是直接對文字指稱之對象形態的對應。從氛圍界域到特定描述對象的收攏聚焦的時間差，有可能含藏了視覺與體感的徵用的過程。正是「陽光強烈的金黃色草原」一例在顯現此一徵用之餘，也保留著先前緊張時「眼前很亮」的狀況，讓我們尋得了瞳孔放大之生理作用的痕跡。此外，這個例子同時也顯示了被徵用的生理過程或個體條件可以參與到徵用的結果之中，構成了經驗意義內容的差異情況。

「意識並非生理活動的副產品；它活躍地組織起有機體的『活在環境脈絡中』，從而激發了相應的生理活動。因此，意識不僅是生理或心理的事件，它更是屬於環境的事件、存在事件。」（李維倫，2015，頁 196）這是意識三重構作理論對意識的設定，相符於 RBA 現象透露出的意識性質與特徵。本案例除了從意識三重構作理論說明了催眠的意識歷程與經驗的生成，也發現了 RBA 似乎正是從無意識到意識的關鍵現象。雖然要確定這樣的認識仍需要更多的論證，目前只能是一個假設性說法，但此一假設卻是後續思考意識生成的一個可能方向。

以八週爲期的隱喻故事催眠治療模式

本章的描述與討論已揭露了催眠如何貢獻到經驗的生成與改變。這個過程事實上是源自於人類意識本身的性質而非催眠者有神祕玄虛的能力。根據本章案例的形式與內容，筆者提出一個八週的催眠治療模式，讓本章內容可以成為存在催眠治療實踐的一個形式。

第 1 週

心理治療流程說明、問題澄清、議題討論、催眠放鬆引導

存在催眠治療事實上與一般心理治療無異。因此一開始的會談方式同樣在於流程說明、問題澄清與議題討論等。唯一的差別在於存在催眠治療師會注意與個案在體感意識上的連結，因此

建議在治療結束前進行催眠放鬆引導。一方面讓個案學習放鬆技巧，二方面建立治療師的話語與個案體感意識的關係。此一引導指導語可參考本章案例中的催眠引導與回返引導。在接續四個星期會談中的催眠放鬆引導練習後，個案將會有催眠的熟悉感，有利於隱喻腳本的催眠施作。

第 2 週

議題討論、家庭發展狀況、隱喻故事思考、催眠放鬆引導

第二次會談繼續議題的討論。由於個案的生活是鑲嵌在人情義理脈絡中，家庭發展狀況的理解有助於治療師與個案將重要的相關條件放入催眠腳本中。此時可以轉向以隱喻故事來思考個案的議題，這將讓會談從語意意識主導進入圖像意識主導的狀態，有利個案處境的掌握。個案的回家作業是進行隱喻故事的探索與書寫。這裡的關鍵是個案所處之生活氛圍的掌握。催眠放鬆練習持續。

第 3 週

隱喻故事思考、問題聚焦、未來想像、催眠放鬆引導

第三週持續以隱喻故事來討論個案的議題，並進行問題聚焦。由於人的存在具有未來導向，因此在隱喻故事的形成時要納入個案對未來的想像。這也意謂著隱喻故事是一具有時間性的在世存有籌畫，有助於個案未來的發展。個案持續在週間進行隱喻故事的探索與書寫。催眠放鬆練習持續。

第4週

隱喻故事確定、個案概念化形成(待解之局)、催眠放鬆引導

第四週可進入隱喻故事的確定，這也意謂著治療師對於個案現階段之治療議題概念化的形成。值得指出的是，此一個案概念

化不是來自病理思考，而是由隱喻故事啟動圖像意識來將個案的存在處境顯示出來。由於個案的受困處境被視為動態發展之存在現象，因此在存在催眠治療中以「待解之局」稱之，而非疾病的症狀或診斷。「待解之局」意謂著受困在一個在世存有之局，而局之「勢」總是在發展之中，總有未來的其他可能性。個案的回家作業是開始選擇與書寫過去有的正向經驗以做為下週討論的材料。催眠放鬆練習持續。

第 5 週

待解之局隱喻故事形成、資源之局（正向經驗）討論

第五週開始把確定下來的待解之局與隱喻故事結合，形成一個「多重隱喻嵌入結構」的腳本。在這裡正向經驗故事被稱為資源之局，同樣是為了顯示其為一在世存有的狀態，是一個存在之局。從本章的案例可以看到，故事的接合可以是跳接的，但如果資源之局能夠編入待解之局的故事中也很好。其中可能帶來的經驗差異，心理治療師讀者可以自行嘗試發現。

第 6 週

催眠腳本初稿完成、腳本試讀、討論修改

第六週是正式施作催眠的檢查週。當催眠腳本大致完成，治療師可以用非催眠的方式讀給個案聽，然後個案回饋有無感到滯礙之處。如果個案對某個段落有所猶豫，治療師就必須找到更改之道。也就是說，催眠腳本的完成與確認要個案完全同意，沒有任何不適或猶豫。從本章案例的分析得知，如果個案對於腳本內容有任何疑問評想，將出現語意反思，有可能影響到催眠經驗的發展。

第 7 週

隱喻故事催眠治療施作、錄音、錄影、經驗討論

第七週正式施作隱喻故事的催眠腳本。在前述的治療會談中，除了準備催眠腳本外，也經由至少四次的催眠放鬆練習讓治療師與個案建立催眠關係。這個關係的核心是信任，也就是治療師必須提供個案安全感。錄影，或至少錄音，除了是保留做為紀錄外，也是讓個案確定催眠過程是依照催眠腳本來進行。結束催眠後可以再進行一小段會談。此時治療師主要的任務是評估個案是否有需要額外協助的地方。至於要不要談論催眠過程內容，不同的催眠治療取向有不同的看法，也視當次治療所要獲得的效果而定。對存在催眠治療來說，這部分並非關鍵。

第 8 週

追蹤會談、治療回顧與展望

第八週主要的目的是追蹤會談。與前一週結束時相同，治療師主要在於評估個案於週間生活是否穩定，是否有所改變。催眠經驗的討論，對協助個案改變的目標來說，不一定必要。如果個案提出討論，治療師也不迴避。此外，治療師也要評估此時是否是結束治療的適當時機，還是需要再一至二次的會談來進行結束治療的程序。或者，治療師與個案也可能同意再進行接續的治療，處理另外的議題或狀況。

上述的八週治療結構大致上給出了一個短期心理治療的形式，但也可以延長為中長期。存在催眠治療並不認為每一段治療都必須進行如本案例所示的催眠。存在催眠治療的標記在於關注個案的存在狀態，以及以意識三重構作為指引來貼近個案的經驗歷程，推動治療的進行。下一章呈現的治療案例沒有涉及進入催眠狀態的引導，而是在表面上如同一般治療的情況下，展開存在催眠治療的療癒過程。

參考文獻

李維倫（2015）：〈柔適照顧的時間與空間：余德慧教授的最後追索〉。《本土心理學研究》，*43*，175-220。

李維倫、王思涵（投稿中）：〈使用隱喻故事腳本催眠之意識經驗歷程的個案研究〉。《中華輔導與諮商學報》。

李維倫、賴憶嫺（2009）：〈現象學方法論：存在行動的投入〉。《中華輔導與諮商學報》，*25*，275-321。

Lankton S. R. & Lankton, C. H. (1983). *The Answer Within: A clinical framework of Ericksonian Hypnotherapy*. New York: Brunner/Mazel Inc.

Merleau-Ponty, M. (2010). *Child Psychology and Pedagogy: The Sorbonne Lectures 1949-1952* (Trans. T. Welsh). Evanston, IL: Northwestern University Press.

【第六章】

案例：沒有「催眠」的存在催眠治療

導論

本章呈現的是一個沒有「催眠」的存在催眠治療。引號中的「催眠」指的是一般人以為的，明顯地進入變化的意識狀態，從外表看來像是閉著眼睛，靜止地聆聽催眠指導語。上一章以隱喻故事腳本所進行的即是如此的「催眠」。不過，存在催眠治療所根據的倫理療癒行動與意識三重構作理論不一定要在心理治療中讓求助者「失去意識」；它其實是一個連結、同步與轉化經驗的過程。一個沒有「催眠」的存在催眠治療案例將可以凸顯心理治療中意識經驗變化的本質。

本章案例的求助者 K 是一名約莫於十五歲時遭受性侵害的年輕成年女性[1]，治療師為熟悉存在催眠治療的女性臨床心理師[2]。性侵害是一複雜的傷害事件，將阻礙當事人正常人際關係的發展，並造成性活動的困難。未成年受害者通常伴隨出現的是失去線性時間生活的結構，也就無法有朝向未來的願望或規畫（李維倫，2008，2017）。K 的生活經驗中也都有著如此的現象。而在此一 24 次的心理治療過程中，K 的改變清楚地隨著治療的作用過程顯現，最後在治療結束前已經有著日常生活中之空間感與時

1. 個案資料已經去身分連結的修改，並取得個案的知後同意。
2. 此案例的療法與治療經驗由台灣存在催眠治療學會常務理事臨床心理師蘇怡安提供。

間感的變化。家人關係與親密關係上的互動型態也有顯著改變。治療結束兩年半後的追蹤晤談顯示 K 沒有再陷入過去的困擾，並有著穩定的工作與良好的人際關係。

從治療過程來看，存在催眠治療的體感意識連結、圖像意識活化以及存在處境改變都有出現且貢獻到此一治療案例的完成。不但如此，本案例也呈現了與上一章案例不同的經驗交織與改寫形式。這個案例除了可以讓讀者更加清楚存在催眠治療的核心工作外，也可以做為性侵害受害者心理治療的一個示例。

案例呈現架構

本案例的寫作包含以下章節：求助者的受困狀態、治療師對求助者的理解與治療思考、治療歷程、治療過程綜述與結果評估以及討論等。

「求助者的受困狀態」的寫作原則是，由於本案例的目的主要在於呈現存在催眠治療療法，而非個案問題解析，因此是以理解治療的進行為依據來選擇與組織描述內容。此外，求助者樣態的描述已去身分連結處理，也就是以代稱或更改個人資訊，因此呈現出來的並非實際個人。

「治療師對求助者的理解與治療思考」、「治療歷程」與「治療過程綜述與結果評估」三部分構成存在催眠治療療法的展現，其中包括治療師對於求助者之經驗狀態的理解、治療的起始選擇、治療的開展以及改變的確認原則等。最後在「討論」一節將說明此一案例所凸顯的存在催眠治療意涵。

求助者的處境狀態

K 為二十四歲女性，身材中等偏瘦，頭髮及肩，舉止合宜，言談及說話帶有笑容，大學畢業後來到 C 城與同性友人賃屋而居，曾短暫於女性美容 spa 保養店從事按摩。目前無固定工作，但每週固定時段到幼兒園帶唱遊課。接下來的計畫是到補習班上課，準備報考公職。在 C 城除了室友與工作接觸外，大多與男友互動。

K 自述來談原因是，「總是覺得心裡悶悶的，想要解開心中的結，不要鑽牛角尖」。而隨著晤談的展開，呈現出來的困擾有三。一是會害怕跟陌生人接觸；在路上人多或人很少時也都會害怕，出門時需要有人陪伴。二是從國中開始就因常做惡夢，睡不好。惡夢內容皆與性侵經驗有關。高中時期開始於精神科就診，並使用安眠藥幫助入睡。近三年幾乎每天都需要靠藥物入眠。三是有自殘、自殺經驗。K 表示過去自殺都是因為經常做惡夢，想到自己骯髒、沒有人理解自己，以及生活沒有目標。她嘗試過割腕、用曬衣架上吊，或是吃安眠藥，而現在仍有自殺防治中心的人持續打電話來關懷。根據 K 的形容，割腕時會覺得「骯髒感受」隨著血流出，然後骯髒感受好像就消失了。

K 是在國二時受同年齡初戀男友暴力性侵。當時雖時常跟男友有親密行為，但 K 在男友進一步要求發生性關係時感到驚嚇而抵抗，繼而受到暴力侵害。事情發生後 K 並沒有跟父母說，並由於男友的下跪道歉而原諒了他。在接續交往期間男友持續要求著性關係。K 至今仍記得發生性關係的次數，而且感到每次都像是沒有盡頭般地冗長。六個月後男友因劈腿而與 K 分手。K 自述在後來的幾任異性交往關係中幾乎沒有彼此之間的溝通。這些男友不是霸道使得 K 壓抑自己而沒有想法，不然就是太聽 K 的話完全順從。目前的男友是搬到 C 城後認識，交往約六個月，會依 K 的需求來陪伴她。

K 為獨生女。父親為高中老師，母親為小學老師。父母對 K 的教養可說嚴格與保護，從小為她安排許多才藝課程，而 K 在各項比賽也總是名列前茅，在學成績也是如此。國小時 K 非常出風頭，跟同學之間若有衝突，都會由母親出面擺平。國中時仍然是學校的風雲人物，而衝突對象轉向老師，但此時 K 反而受到同學歡迎。國一時 K 父母相處失和，後於 K 高一時離婚。這段時間 K 經常賭氣晚歸，因為不願面對吵架或冷戰的父母。K 在家時總是自己鎖在房間裡，沒在家時主要跟男友在一起。當時的 K 認為自己離開家後就要跟男友結婚。大學時 K 曾告訴母親自己遭受性侵的事件，那時跟母親的關係已經有所改善，不過 K 並沒有感到說出來有讓自己變得好一點。讀大學時 K 離開從小長大的 A 城到 B 城。其間有兩任男友，最後皆是男方提出分手。大學畢業後，K 不想再待在 B 城，也不想回 A 城，就來到 C 城尋找工作。

治療師對求助者的理解與治療思考

不論是何種治療取向，治療師對求助者的理解是隨著治療的展開與訊息的獲得逐漸形成。然而在獲得相對完整的理解之前，治療師就需要在現場面對求助者並採取行動。關於對求助者的理解，存在催眠治療師是以朝向求助者的存在樣態（existential states）來展開。關於治療現場的行動，則是由倫理療癒行動以及意識三重構作等兩種模式構成存在催眠治療師一開始進入治療的指向。在治療過程中，狀態理解與現場行動兩者是以交互作用的方式進行，最後完成治療。不過，所有的案例報告皆是從「後見之明」的角度先呈現對求助者的理解，再描述治療操作的過程。如此才能兼顧讀者的閱讀需求以及治療理路的展現。本節將先呈現求助者 K 進入治療之前的存在樣態描述與倫理療癒模式下的理解，下一節再以治療的過程順序顯示存在催眠治療的治療行動。

K 所遭遇到的困難明顯是性侵害事件所造成的。從倫理療癒的角度來看，受侵害者的經驗需要他人的理解與接納來進行復原，也就是：到底發生了什麼事？我有錯嗎？我跟他（侵害者）的關係到底是什麼？這種事發生在我身上，別人怎麼看我？我還可以像以前一樣嗎？這些問題指向了人際間重新置位（re-positioning）的需求，倫理關係的需求。不過當未成年的 K 沒有告訴父母或任何人自己的遭遇時，得以撫平這些疑問的溝通與理解並沒有發生。因此 K 的困難出現在受到侵害以及阻絕的人際溝通。

仔細看來，雖然性侵是顯著的傷害，但其實 K 與父母之間關係的裂縫卻早就發生。K 從小順從於父母的保護與安排，也於其中獲得能力與肯定。然而在她需要轉化家庭中「順從而受保護的女兒／女孩」身分到「社會上做為有自己獨特個性的個人」時，也就是一般心理學所說的，青春期獲得家庭外的自我認同時，卻因為父母失和而失去轉化所需的穩定依靠。因此，父母失和乃至離婚，對 K 來說失去的不只是家中平安、穩定的氣氛，而是「順從而受保護的女兒／女孩」的存在基礎。這樣的存在基礎在 K 的經驗上是情感性的，它的失去也就會帶給 K 在父母關係上的情感性的傷。

父母失和爭吵一定會對成長中的子女造成影響，但子女若有其他的人際支持來源，如親戚、老師或同儕，則可緩衝這樣的影響。在 K 的例子，與親戚的互動不多，與學校老師有過衝突，在過度保護的成長過程中也缺乏其他的人際經驗，剩下的就是同儕的支持，而與男友的關係就浮現成為 K 所需要的依靠。

當 K 想著「離開家後就要跟男友結婚」，顯示了她並沒有從短暫的「敢與老師衝突而受同儕歡迎的女孩」經驗獲得堅實的自我認同基礎，反而是以「順從而需要保護的女孩」狀態投入男女關係中。然而，情愛關係通常不是給人成為獨特個性之自主個體的機會，對此時的 K 來說，與男友的關係也只是被設想為「順從與保護」的依靠。不幸的是，K 遭遇到男友的暴力性傷害。傷害發生後與男友的繼續交往並不能抹除受傷的經驗，也不是傷口癒合之道，而是沒有出路地留在傷害關係之中。K 的存在狀態在此就呈現了「帶著傷口之順從而需要保護的女孩」。由 K 後來的交往經驗看來，這樣的狀態一直持續著，沒有一段關係能夠改變她的處境，受傷甚至成為 K 在關係中的常態經驗。

因此，來到治療師面前的是「受害傷口仍未癒合之順從而需要保護的女孩」。K 的傷口是雙重的：失去父母做為依靠基礎的傷以及性侵害所造成的自我破碎的傷。前者讓 K 失去以父母為參照的生活發展時間基礎，表現在 K 不知道自己未來要做什麼。後者破壞了與人關係的安全感，連帶對環境空間有莫名的恐懼。也就是說，K 處於時間與空間向度皆受到抑制的生命狀態。K 自述中的「心中總是悶悶的」、「害怕出門，害怕人」、「用安眠藥來壓制惡夢帶來的恐懼感」、「自己內部有不可接受的骯髒」，以及「不知道未來要做什麼」，都是此一生命狀態的展現。

從第四章圖 4-1 的倫理療癒行動模式來看，當父母失和時，K 就已經從 A 處的原有人情形式裡掉落出來，進入 B 點的受苦位置。K 在這個位置上承受著對父母的情感性痛苦，即其本心之我的感受，另一方面也會對父母失望，並埋怨著父母改變了對她的重視與支持，從而成為「賭氣晚歸的女兒」，形成與父母之間的阻絕。此為其個化之我的經驗。而跟男友的關係成為她想讓自己「再回到從前」的方法，也就是從男友處獲得重視、支持與保護，而自己則順從配合，繼續「順從與受保護的女孩」之狀態。當性侵害發生，K 的期待落空，原本以父母為對象的 B 處本心之我受苦，疊上了無依無靠的性受傷者之苦。不論後來交往的男友是霸道或順從，因沒有真正的溝通互動，這「性受傷而順從的女孩」都沒有改變，也顯示她從親密關係中獲得痛苦救贖的期待一直落空。

治療師因此不能以圖 4-1 中 A 處立足點的拯救者姿態來接應 K 的依賴需求與被拒絕的怨懟。如果治療師為男性，拯救者姿態就會非常相似於 K 過去男友的位置，也就有可能陷入其中所含的性關係型態。如果治療師為女性，容易出現的無效立足點有二，一是 A 處拯救者姿態下的「另一個媽媽」，二是進入 B 處的女性處境同感共苦者。「另一個媽媽」終究會進入與「怨懟女兒」的阻絕狀態，而女性處境的同感共苦將會讓治療師與 K 一樣，沒有力量也看不到出路。

治療師要做的是，進入第四章圖 4-1 所示的 D 處來與 K 的本心感受連結，從而將其從「A——B 軸」處境帶出，再返回其生活進行倫理的調節。在本案例中，治療師如何達成此一治療目標？下一節將詳細展示。

治療歷程

雖然好的心理治療師本就要有能力處理性別與性取向在治療中的作用，但不可諱言某些性別條件的組合對心理治療是會有影響的，尤其是關於性受傷的求助者。本案例的治療師為比 K 年紀稍長的年輕女性臨床心理師，這讓治療工作相對單純一些。

本案例於機構中進行。由於是第三方付費的心理治療，依機構規定以 24 次為限。K 於事前就獲告知並且同意治療設置。本節以九階段來呈現此一 24 次治療的歷程。

第 1、2 次晤談：朝向體感意識的連結

第一次晤談時，K 一開口就提及惡夢的困擾，睡眠的情況不佳，最近都要使用安眠藥來讓自己入睡。K 自述已經受惡夢困

擾很久了。每次做夢時，她都得在夢裡對自己大喊：「已經過去了，只是夢，快醒來！」最近現在生活中的場景會出現在夢境中，這讓 K 在白天的生活中也會想起惡夢的內容。

對治療師來說，K 可以主動提及切身的困擾，因此就先聆聽她所談及的經驗，一方面蒐集資料，一方面在聆聽過程與 K 建立同步關係。同步關係指的是，治療師隨著 K 談話時的語調、節奏給予回應，如點頭、「嗯嗯」等。如此的同步並非刻意，而是投入聆聽的自然結果。此外，治療師也會讓 K 的敘述放慢，如以較慢的速度重覆 K 的陳述，然後注意 K 接下來講話的變化。也就是說，除了對話語內容的理解，治療師也在說話的節奏與速度上與 K 連結。

K 的另一項切身的議題是感到自己在別人面前不透明也沒有自由。雖然 K 會希望隨時有人陪著自己，但另一方面又覺得不自由。家人和男友總是覺得她需要幫忙與代勞，無法信任她，這讓 K 感到氣餒。K 自己也沒辦法說清楚這樣的矛盾感受，同時就感覺到與親近之人的隔閡。相應於此，K 表示自己沒有辦法相信別人，若有十個祕密就會分十個人說。即使在男友面前也是不透明的。

在聆聽 K 的敘述時，治療師會設想 K 所置身的場景，想像自己若處於同樣情境裡的心思感受，並將之描述出來，如：「好像是自己要別人來陪，但又不要別人覺得自己沒能力去做」，或「要跟別人說話時總是會想他會怎樣想我、看我」。以存在催眠治療的角度來說，當求助者描述經驗時，過去的場景已經被召喚到現場。在這場景中的置身經驗有正面姿態，有反面置身。前者呈現在說出的話語中，後者隱沒未顯。治療師要做的就是進入反面，抵達尚未進入話語的置身感受。

K 在自陳式情緒量表上的填答顯示，如果有機會，她可能會自殺。K 提及國二的時候，男友在不是自己意願下強制性交，讓她一直覺得自己很骯髒。此外，K 經常夢到性侵場景，夢中有時候是以前的自己，有時候是現在的自己，而且非常逼真。在治療師的詢問下，K 表示現在不會自殺的原因是：「現在養的狗是自己的家人，擔心狗沒有人會好好照顧。」這句話所意含的是 K 以狗的需要來設想自己要如何與應該如何，符合治療師對 K 的理解：她的生命時間安排是寄託在外。但這樣的寄託連結有多強呢？是否真的可以把 K 安定下來？治療師接著轉移話題到 K 所養的狗身上，詢問養狗的細節。在這過程 K 顯得相當開心，臉部表情與肢體動作都豐富起來。這些足以讓治療師確定 K 所說的，因為要照顧狗而不會想自殺之想法的可靠程度。

除此之外，在談論與狗相處的經驗上，治療師的話語圍繞在狗的大小、摸起來的感覺、聞起來的感覺、抱起來多重、被狗舔的感覺等感受經驗。K 非常投入這樣的談話，甚至會抬起手做出撫摸狗狗的動作，就好像她的狗就在現場一般。治療師在這裡所做的，是以說話來連結到 K 的身體感受，擴大 K 在當下的體感意識活躍程度。以意識三重構作模式來說，此時的 K 已經有了意識狀態上的變化。

倫理療癒行動模式指出，建立「有所抒發的交往」不同於以現實道理來面對求助者，也不同於與求助者共苦共感，但卻可以與求助者建立有力量的連結，從而將其帶出受困之局，為倫理的調節作準備。進一步來看，在意識三重構作理論的認識裡，「有所抒發的交往」的意識結構形態是治療師的話語抵達求助者的體感意識運作層次，讓感性經驗活躍於求助者的當下意識狀態中。上述治療師以聆聽來建立同步關係、朝向反面置身的說話以及關於感受經驗的談話，顯示了種種與求助者體感意識連繫的作為。一般心理治療中的「治療關係」（therapeutic relationship; rapport）與同理（empathy）在這裡獲得了更清楚與簡潔的說明。

在第二次晤談結束前，治療師建議 K 可以多帶著狗出門散步，這樣就不會覺得是自己一個人，也不需要別人陪；K 可以以這樣的方式試試多一點自己的空間與時間。

第 3-5 次晤談：從體感意識的活躍到「一起看」的關係

第三次晤談一開始，K 就很高興地跟治療師提及她騎車帶狗出去玩的經驗。K 的確感受到在那樣的時候的自在與開心。治療師跟著 K 的描述想像自己會有的經驗，說給 K 聽。同時，治療師也提議 K 好好跟自己相處，照顧自己，像是她可以多一點自己一個人的活動。

K 回應說洗完澡會開著音樂或影片幫自己按摩，但是時間不長。治療師建議 K 按摩時不要開著影片或音樂，專注地將自己放在按摩的感受，享受自己的時間和空間。為了增加 K 的體感經驗，治療師離開治療室到辦公室拿取自己常備的三種不同氣味的護手霜，回到治療室請 K 選一個。K 仔細聞了聞，選了其中一個。治療師先將護手霜塗抹在自己手上，再塗抹於 K 的手上，並示範自己會如何按摩自己雙手。此時 K 反而基於她先前有過的知識與經驗，告訴治療師如何按摩較好。治療師在此的治療作為是將 K 先前的按摩工作經驗接引到治療建議，並深化體感意識上的連結，而 K 也主動地投入了這項互動當中。

在次週的晤談中，治療師注意到，K 會依著前次的建議進行，不但幫自己按摩，也幫狗狗按摩。除此之外，K 的生活似乎也開始有所變化。由於知悉爺爺對自己的思念，K 沒有告訴家人與男友，就一個人從 C 城騎車到 A 城拜訪爺爺，共度了一段美好的時光。這對一直以來害怕一個人行動的 K 來說，是相當不容易的事，但 K 在描述時卻沒有提到自己的猶豫和害怕，覺得一個人很直接、很輕鬆。在這過程中，治療師「津津有味地」聆聽 K 描述騎車還有與爺爺互動的經驗。

此外，在體感意識活躍的關係連結上，治療師回應 K 提出來的，對於跟男友與室友溝通的問題，並帶著 K 進行溝通演練，找到 K 感到舒適的溝通方式。K 依治療師的建議進行，並且回報獲得男友與室友的接納與改變。也就是說，在體感連繫的狀態下，K 接受建議行動。而 K 的新行為帶動了她的周遭環境改變，形成了一個新的存在之局。這個階段性治療成果的獲得並不是來自治療師採取「問題——解決」模式，而是繞道看似無目的的體感經驗活動，獲得足夠引領 K 的力量，再引導其進入合宜的行為模式，進行人際間的調節。

在討論 K 的溝通問題時，為了讓 K 與治療師共同「看見」K 的處境，治療師請 K 選擇三張圖像牌卡來說明自己。牌卡圖像提供了不同於語言之對事態關係的掌握，能夠超越已經成為慣習的語意理解。這是以圖像意識的啟動來替代舊有的語意意識中形成的認識。K 很快地「看到」其實是自己與他人的位置決定了互動的模式，也「看到」自己可以行動的可能性。「觀看」所啟動的圖像意識運作，其實有著「照鏡子」的經驗結構。這一點在第八章會有進一步解明。

這裡特別要指出的是，存在催眠治療使用牌卡來啟動圖像意識，其中的核心重點在於形成求助者與治療者「一起看」的關係結構，而不在於「看到什麼」。「一起看」的本源形式來自於幼兒與照顧者之間的共享式注意（joint attention）現象，也就是幼兒可以開始隨著照顧者的指引來關注周遭事物，而在幼兒的關注中呈現的事物也就獲得了照顧者所賦予的意涵，如母親看到街貓，說出「貓咪好可愛喔」，這句話所伴隨的愉悅上揚聲調將加入幼兒看到貓的經驗之中。求助者與治療師「一起看」，就讓後者的眼光與理解進入了前者的觀看之中，讓前者得以用後者的眼光來「觀看」代表自己處境的圖像。除此之外，治療師也可以看到求助者的「觀看」，也就是求助者如何組織其面前的世界。

第 6、7 次晤談：「一起看」求助者的成長過程

在這個階段，K 報告情緒較為穩定，惡夢頻率減少許多，並且不需要安眠藥就可以入睡。這顯示出，先前的治療讓 K 在生活中有了「自己的小天地」，也就是新的存在處境，而她可以置身於其中並感到自在愉快，即便心理治療尚未碰觸到她的核心困難。這個「小天地」並不是封閉於求助者心中的獨自經驗，而是在治療師的「看顧」下所進行的行動探索，如同知名的「視覺懸崖實驗」（the visual cliff experiment）中，母親愉快與鼓勵的面容與幼兒跨越視覺懸崖行動之間的關係（Gibson & Walk, 1960; Sorce, Emde, Campos & Klinnert, 1985）。

治療師接著邀請 K 談論自己的求學階段過程，並細緻地詢問 K 經驗中的細節與感受。K 積極回應治療師的邀請，以生動的語言敘說，許多事物的呈現是有畫面的，讓治療師可以身歷其境，如同兩個人一同進入 K 過往的生活場景。K 在談到自己頑皮、好笑的地方也會笑出來，治療師也可以經驗到其中的趣味。這顯示了 K 在這樣的談話中可以進入不同的狀態，其中出現的不是原先來到治療的「受害傷口仍未癒合之順從而需要保護的女孩」，而是「好奇、頑皮、有活力的女孩」、「敢於表達意見的女孩」等等。進一步來說，K 在談論過往時經驗到「體感——圖像——語意」的整體通透，且由於治療師的參與，原本私人的經驗成為與治療師公開共享的經驗。在治療師引導、在場與陪伴下「一起觀看」過往的自己，K 有了不一樣的認識。

在第七次晤談的最後，K 喟嘆自己過去曾有享受與力量，接著安靜下來。治療師感受到些許的不安，點出下次的治療 K 也許會提到她一直以來恐懼的男友交往經驗。K 隨即點頭同意，也表示自己是想和治療師談這個事件，也信任著治療師。

第 8、9 次晤談：「一起」經歷創傷場景與經驗的交織

第八次晤談一開始，K 就提到這一週來生活作息變得混亂，要前來治療時心臟跳很快，甚至感到心臟痛。接著 K 提到在幼兒園增加了一個讀繪本給小朋友聽的時段，並且拿出一位很照顧她的高中老師送給她的繪本要給治療師看。治療師接過繪本，告訴 K 會在閱讀完後跟她分享看法。

雖然在治療初期 K 已經提過遭受性侵的經驗，但此次治療前的反應似乎顯示了她明白接下來的討論不像先前僅是資訊的提供，而會是喚出體感及圖像經驗的敘說。不過，K 準時來到治療室也顯示她願意如此面對自己的經驗。治療師推測，雖然過了這麼多年，這會是 K 第一次向他人敘述受侵害經驗。K 不但將面對自己未知的反應，也要面對治療師的注視。也就是說，K 進入一個將自己開放給衝擊的狀態，而其基礎必然是在治療中的安全與信賴感。

當 K 描述遭受侵害歷程時，身體逐漸僵硬，眼神暗淡下來。治療師判斷需要加強與 K 的聯繫，以支持她走入困難的經驗，並避免讓她落入孤單狀態。在徵得同意後，治療師握住 K 的手，同時也感到她緊緊地回握。治療師專注地看著 K，除了聆聽她的敘述外，也引導她將當下的畫面經驗及身體感受說出。如此 K 完成了受傷害的經驗敘說，她的淚水與顫抖的聲音顯示了她所遭受的強大衝擊，但過程中治療師沒有失去與她的連結。這次她是跟治療師「一起」經歷了這個經驗。

從意識變化的角度來看，K 敘述受傷害經驗時，出現意識狀態的轉換，也就是自己進入催眠狀態，進入受傷場景之中。在一般的情況下，受傷害者會遠離這樣的可能性，因為那將會是痛苦的重複。這是為什麼受傷害者通常難以言說自己的經驗。那其實是一項自我保護的措施。當 K 信任治療師，並決定在治療中說出自己的經驗，同樣將再次進入痛苦中。若治療師無法與 K 保

持連結，K 的敘說將只是一個人面對傷害經驗。但此時說話的是 K，治療師要如何與其連結呢？這裡治療師直接握著 K 的手，直接以觸覺來與其體感意識連結。碰觸所產生的體感連結比話語更強烈。此時 K 感覺到的是這樣的連結感受跟著她進入過去的場景中。

從存在催眠治療的角度來看，治療師與 K 的連結就像風箏線一般，拉著 K 飛入過去的經驗場景。此時 K 經歷了兩層次的經驗，一是過去的受傷經驗，二是在治療現場的定錨。當治療師能夠在體感上與 K 保持連結，並且引導著 K 說出過去經驗中的種種，治療室的定錨經驗涵蓋了傷害場景經驗，將之吸收消融。由於治療室中所經歷的與過去實際的受傷害經驗高度相似，未來當 K 再度想起受傷害的經驗時，也會同時記起與治療師之間連結的信任與安全感。這就是經驗的交織，也形成經驗的覆寫。

K 說完整個被性侵的經驗後，治療師看著她並告訴她，謝謝她願意跟治療師完整說出這件事，治療師可以感受到那樣傷害的痛苦，因此更加明白 K 決定面對的勇氣。而能夠做為 K 之勇氣的見證者，治療師感到非常感謝。治療師的這番話有兩重作用。一是給予 K 正向與讚賞的注視，讓 K 在仍在體感意識活躍的狀態下跟著治療師「一起看」自己，這是延續先前 K 與治療師所建立的「一起看」關係。二是治療師自己透過表達感謝，卸除目擊痛苦經驗的衝擊。當治療師與 K 保持高度連結，也將深度感受到 K 所經驗的痛苦。在倫理療癒行動模式中，治療師是以與奧祕的連結來做為承受人間苦痛的依靠。當治療師能夠看到 K 的決心與力量，K 不再是求助者，而是生命力量的展示者，奧祕的展示者。治療師因為被 K 選擇成為見證者而表達感謝，也讓自己所受到的衝擊成為收穫，成為感謝的來源。

在第九次的治療中，K 報告生活中又再度有睡眠困擾以及反覆檢查的焦慮行為。這顯示 K 沒有回到之前處於「小天地」時的狀態，仍在受傷場景的影響中。治療師聆聽 K 的陳述，並且讓 K 清楚地說出一週來的感受。

治療師接著依約分享給 K 自己看完前次之繪本的感受。K 回應說這本繪本會讓自己產生想要徜徉在大自然中的心情，如同大學時心情不好時，會在 B 城到處走走的心境。治療師贊同 K 如此自我照顧的方式，然後拿出三種不同的護手霜，請 K 找出自己喜歡的味道，並藉著護手霜按摩，帶領她閉上眼睛放鬆。治療師請 K 感受身體的感覺，以及想像放鬆的畫面，並建議 K 身體也要記著這個療癒感覺。結束後 K 回饋一開始眼前的畫面是黑的，想到輕鬆、快樂畫面時，可以看到自己家裡的狗亮亮地在畫面中跑，讓自己有開心、愉悅的感覺。治療師也建議 K 可以在生活中好好找個空間自己療癒自己，感受自己的感覺。

在 K 放鬆、愉悅的狀態下，治療師回應 K 說，這週以來的睡眠困擾與焦慮行為可能跟重新面對性侵事件有關，因此是必然與合理的。治療師接著拉著 K 的手說，這次是「我們一起」的面對，是跟以前不一樣的。在 K 仔細聆聽治療師的話語時，治療師也建議 K 睡不著時就離開床，也不要太在意自己一定要睡滿幾個小時，讓自然的身體自然地調節就好。

這裡也可以看到治療師面對問題時的「繞道」策略。當 K 提出最近出現的困擾狀態時，治療師先是仔細聆聽，接著轉移到繪本經驗，並以按摩與放鬆冥想來轉換 K 的狀態，然後再回到 K 的困擾來進行說明與理解。在這過程中，治療師並沒有失去與 K 的連結，而是持續注意 K 對於治療師提出之建議與指導的反應。當 K 與治療師有了體感意識上的連繫，也就開放給治療師的建議。如此一來，治療師的話語就能夠順利地為 K 所接受而理解自己的經驗。

第 10-12 次晤談：自發的經驗改寫

在第十週，K 報告自己又能夠順利入眠，即使開窗也能睡覺，同時一覺到天明，不會中斷。前兩週出現的焦慮行動，如一再檢查衣櫃等都消失了。除此之外，K 在日常生活中的感受性經驗活動持續並增加。她享受泡澡的時光，準備了好幾種香味的乳液為自己按摩，並且在遛狗時跑步，鍛練自己的體力。

K 的生活回到治療前期所建立的「小天地」形式，安定、平穩、享受自我照顧。但接下的來的描述就會顯示，此時再度開始的正向生活經驗並不是先前隔絕於其核心困難之外的狀態，而是經驗整合後的存在樣態發展。

在第十次治療前，K 夢到侵害她的第一任男友，但夢中的情景跟以前完全不同。以前在夢中 K 會很驚嚇、很害怕、想逃走，會強迫自己醒來，但這次在夢中，對方反而呈現為弱勢者，擔心著兩人關係的改變，而 K 卻感到自己是態度堅定地拒絕對方，清楚地離開這段關係。K 報告自己有一種終於停止惡夢的感覺。這顯示了前一階段中圍繞著性侵記憶的經驗交織，透過這個夢完成了經驗的改寫。

此時 K 也注意到自己在目前男友面前表達感受與想法的次數增加，並且覺察與自己以前的經驗不同：K 以前會覺得溝通是為了男友可以為自己改變，但現在會覺得自己就是要表達，至於男友要不要改變就隨他了。這顯示了 K 能夠較為穩定地接觸與接受自己的狀態，不把他人的反應做為自己表達與否的依據。K 在此呈現了一個獨立於男友的情緒狀態。

相應著性傷害關係經驗的改寫，K 自發地規畫了再活一遍大學生活的行程：她由男友陪同，帶著狗狗回到大學校園，並在大學外的 B 城遊覽。原來有著與第二、三任男友痛苦關係的校園以及迫不及待要離開的 B 城，現在對 K 呈現為空氣清新、景色美麗的地方。K 去找過去打工商家的老闆，受到溫暖、親切的問候；而以前常去的小吃店老闆娘認出 K 來，慷慨地免費招待她。K 想起這是她第一次獨立生活的地方，其中有許多美好的人事物經驗。旅行中有一段時間男友專注於手遊上，K 就自己和小狗獨自在巷弄田野間走著，舒服自在地感受，並有著非常滿足的體驗。

治療師如同以往，仔細聆聽 K 的分享，並且詢問知覺上的細節，讓 K 的描述栩栩如生，而治療師得以跟 K「一起看」，不只是前一週的遊歷，而是大學四年一路走來的經驗。在這樣的過程中，K 不只改寫了對大學時期經驗的記憶，也拾回了自己那一段的過去。

從治療前期、面對困難期到現在恢復期，其中突出的貫穿主軸是體感經驗活動，也就是體感意識的活躍，這正是治療師持續關注與觀察的意識狀態層次。存在催眠治療的首要目標是促動求助者獲得「有滋味」的生活，而不是「有意義」的生活，因為前者是經驗改變的基礎，後者是經驗改變的結果。

不只是過去，K 當下生活的空間感與時間感也顯現出改變。人群已經不再令她恐懼，街道上的店家成為吸引她駐足的場所。現在的 K 能夠一個人到咖啡店享受食物的味道與一個人的閱讀時光。這對 K 來說是一個深刻的經驗，因為她發現自己「終於」吃到食物的味道了，而這是很久以來沒有的經驗。雖然 K 有自己煮飯的習慣，但過去都是能吃就好，而現在開始考慮到口味。每天準備三餐，從花時間構想、超市買菜到烹調等，都讓 K 覺得有趣。此外，K 買了壁紙、沙發與地毯，改造了自己的房間，布置了不同功能的區域，特別留給狗狗一個專區。也就是說，K 的生活空間與在空間中的活動有著巨大的改變，顯示 K 已能夠扎根於當前生活環境之中。

在時間感方面，K 的 B 城之旅其實正是一項整合其過去生命的作為。在治療前期，K 曾跟治療師分享其一路成長的經過，但那時 K 是以「當時樣態」來走過不同時期的事件，雖然連貫卻無統整視野。而現在的 K 是以二十四歲的她來回顧過往，形成對自己現在的理解。在敘述完 B 城之旅後，K 喟嘆自己一直想回到國中之前的樣子，但現在卻知道已回不去了，隨之低頭哭泣。治療師理解，那樣的期待已經不適合現在的她，拋棄過去一直抱持的計畫也正是拋棄過去受困的自己，這是道別。此時的眼淚是難過的，卻也是如釋重負的。

在隨後的晤談中，K 開始對自己的未來產生想法。先前 K 想考公務員，但現在覺得自己有其他的興趣，想在未來的工作中結合自己的興趣。也就是說，K 的生活開始出現奠基於自己享受之活動的未來時間軸。原先的 K 將自己的未來寄託在不同階段的男友身上，一直是個「順從與需要保護的女孩」，也就沒有自己的未來想像。隨著以現在的立足點找回過去並且再放掉過去，K 的眼光也開始投向了未來，並且以此來考慮自己現在要採取的行動。這是重新設定生命時間軸的存在現象，是存在現象學家海德格（Heidegger, 1962）指出的綻放時間性（ecstatic temporality），也標示著 K 已經離開了國中時父母關係阻隔後形成的時間上的受傷狀態（李維倫，2017）。

空間性與時間性的轉化讓治療師確認 K 已經進入了一個新的存在狀態：她不再是需要被照顧的女孩，而是雖經驗不足但好奇且有力量面對未來的年輕女性。治療師因此需要改變治療策略，轉向協助 K 面對轉變後來臨的，屬於年輕女性的問題。如果說先前的治療是讓 K 從生病環境條件中離開，那麼現在開始就是要讓她在新的生活世界裡扎下穩定的根。

第 13-18 次晤談：展現生活上的轉化

治療至此已有三個月，K 也呈現出明確的轉變。治療師請 K 填寫自陳式情緒量表來與治療前的資料比對。比對的結果是憂鬱程度從重度下降到正常，焦慮程度由重度下降到輕度[3]。這個訊息符合治療師對 K 的判斷。

在 K 帶來的談話內容裡，與男友的關係與互動議題明顯增加。K 首先回顧與第二任及第三任男友的關係過程，從中看到自己一直以來在親密關係中並沒有真正溝通的樣態。接著 K 希望跟治療師討論與現任男友的關係。K 發現過去以男友的生活為主，但現在有自己想做的事，不想再隨時與男友在一起，覺得兩人的興趣並不相同。相應於 K 的改變，現在的男友似乎還沒能夠配合。治療師注意到，隨著 K 對自己的未來有所期待，相應地就注意到與男友相處的問題。這樣的狀況符合 K 持續的改變歷程，但也顯示出新的溝能技能的需要。治療師因此進入指引（coaching）溝能技能的角色，協助 K 澄清自己的需求與表達。

治療師以親密關係探索卡協助 K 覺察其在親密關係中的需求：請 K 將卡片的內容分為堅持一定要、不能沒有的需求，以即可以妥協、沒那麼堅持的需求。從中 K 看到了自己的變化以及與男友溝通的需要。在這裡，卡片上的文字協助 K 指認自己的感受與範圍，再透過具體的卡片分類來組識她自己的感受。在這個過程中，治療師在行動上仍然是與 K「一起看」她在關係上的欲求。這是一個在「一起看」形式中動用語意意識理性判斷與組織的治療操作。

另一方面，K 熱中於跟治療師討論她參加社區大學的瑜伽與鍛練核心肌群的課程。治療師從中看到，K 開始好奇「有力量的身體」，並尋找讓自己的身體獲得力量的活動。過去 K 害怕人群，更不用說在人前伸展自己的身體，但現在會期待上課的身體鍛練感受，覺得自己的身體愈來愈有力量。除此之外，K 回家探視爺爺、奶奶與外婆的次數變多，而在 A 城與 C 城之間的往

---

3. 治療初始：BDI=42、BAI=28；三個月後：BDI=7、BAI=9。

返，K 都是騎車，她說自己有「騎士的靈魂」，喜歡騎車自由的感覺。K 也說喜歡自己現在有體力的樣子，每天騎腳踏車、跑步都不會喘。K 能夠主動投入體感意識層次的活動，並且獲得正向的回饋循環，讓治療師更確認 K 的改變已經穩定地成為她生活追求的一部分。

由於已進行了機構設定之晤談次數的四分之三，治療師建議接下來的六次晤談以間隔兩週來進行。治療師提出這項更動治療設置的理由有三，一是要開始協助 K 進入結案的準備，二是不論在心理上或體力上，K 在這個時間點已經明確展現了相當程度的力量，三是這將會讓治療師有更長的時間來陪伴與確認 K 的改變狀態。K 對於這個提議一開始感到有些焦慮，她不知道自己能否靠自己安定地度過兩週。治療師表示理解 K 的疑慮，但也告訴 K，下次見面可以再一次來決定是否一直維持隔兩週晤談。K 接受了這個提議，願意試試看自己接下來兩週的情況。

第 19-20 次晤談：親密關係的再考量，不再是依賴的女孩

在改變治療設置，間隔兩週後的晤談中，K 表示自己似乎可以適應這樣的改變；在這兩週內發生了不少事，也感覺到自己可以愈來愈自在地表達自己。治療師聆聽著 K 描述生活中的種種，並進行評估。最後兩人同意接下來都以間隔兩週的方式進行治療。

在這階段 K 持續發展自己的興趣，除了身體的鍛鍊外，也進一步嘗試烹調不同的料理，受到室友、男友，甚至男友的母親稱讚。K 也更能夠一個人在人群聚集的地方移動，參與更多的活動。不過 K 開始猶豫是否要跟男友分手。她感覺到自己與男友的目標與價值觀不同，也對於男友對自己的打扮有意見與過度擔心等感到不悅。另一方面，K 可以跟男友表達自己的需求與原則，如「我有兩個身分，一個是你女友，一個是我自己，我不想

要青春留白，我要有自己的空間和時間。」

值得注意的是，K 在性關係上逐漸展現自主性，可以開始享受親密互動的愉悅。「性」一直以來對 K 是一件不舒服、想逃避的事，即便與現任男友的交往初期也是如此。現在 K 會告訴男友不要突然碰觸自己，想有親密互動需要先徵求她的同意，同時也要男友放慢節奏，多一些引導，從按摩放鬆開始。而男友也能接受這樣的要求。

這裡顯現出來的是 K 做為一位成熟女性的樣態，能夠在男女關係中有適切的互動，但也不失自己的考量，同時可以自主地享受親密互動。對治療師來說，能夠從性侵害經驗到性關係上的自由，代表著 K 的身體感已經完全從性受傷的狀態中釋放出來。如今的 K 是一個人進治療室，並帶著自己的手機、錢包、水壺等物品，而不是交給在外等待的男友保管。這是年輕的 K 所顯現的生命力量，而治療師也因為目擊這生命的力量而受到滋養。

第 21、22 次晤談：家人關係重構

在這段治療期間，K 的爺爺重病，回家探視的時間增加，讓 K 不得不面對她與家人的衝突關係。K 的爸爸在討論爺爺的醫療處置時經常與兄弟吵架，這使得叔叔、伯伯轉向 K，跟她商量相關事宜。K 感到自己不再被當作小孩看待，也可以跟長輩合作，並且充當叔叔、伯伯與爸爸溝通的橋樑。這段期間 K 也第一次經驗到跟母親互相說出彼此心中的話，母親也表現出對 K 的信任。

雖然與父母的關係是 K 需要好好面對的議題，而到目前為止的治療並沒有機會深入處理。但在這裡 K 的報告顯示出她已經進入與父母不同以往的關係樣態。這意謂著，K 改變的是整體的存在狀態，而非一對一的問題解決。

K 向治療師表達自己對治療的奇妙感受，覺得自己有很大的改變，但卻又不知道從何說起，但很確定的是對治療師的感謝。事實上大約於治療中期開始，K 就不吝於表達對治療師的感謝。治療師在適當時機也回饋給 K 自己也感到非常高興能陪伴她走過這一段時光，同時也在她身上看到不可思議的生命力量，相信 K 對自己身上的力量也有非常明確的經驗。

第 23、24 次晤談：結束的準備

第二十三次晤談時，K 告訴治療師她得到一個全職工作的面試機會，很緊張。一方面希望獲得工作，但另一方面獲得工作後，治療也將終止，就要一個人面對新工作的開始。治療師表示可以理解 K 的擔心，並表示自己看到的 K 已經是個亮麗而有力量的女孩，可以面對挑戰。K 點了點頭。治療師接著了解 K 的準備狀況，並且告訴她現在她所呈現的自己就是最好的自己，如果沒有獲得工作也沒關係，有能力、有力量與亮麗的她會有個適合的地方讓她去發展的。

除了新工作的機會外，這段時間 K 也開始結交新朋友。K 在瑜伽課上遇到一位年紀與興趣相近的女性同伴，兩人相約逛街。對 K 來說，這是以前沒有過的經驗。治療師同樣維持「津津有味」的聆聽態度，引導 K 多描述與新朋友相處的細節。

晤談中 K 曾詢問轉為自費方式來延續治療的可能性，治療師回應機構目前並沒有這樣的做法。雙方確定下一次會是最後一次治療。

第二十四次晤談時，K 告訴治療師她獲得了工作，而且很快就要上班。治療師表達了喜悅，並且連結到 K 先前對自己在治療中獲得改變的奇妙感受，跟 K 一起訝異生活的如此開展，以促進 K 對新生活的期待。接著治療師詢問 K 目前及工作後的生活安排。K 目前每天有自己核心運動、按摩保養以及跟狗狗玩的

時間，未來也會維持如此。治療師以此評估 K 從治療中形成的新的生活型態仍然繼續，確定 K 的改變已經成為她生活的常態。

治療師跟 K 簡單地回顧了治療的過程與轉變，並且聆聽 K 對工作的想像與期待。最後治療師感謝 K 願意將自己的生活分享給治療師，並且再次告訴 K，能夠陪伴她走過這一段生命歷程，看到 K 的轉變，自己也收穫很多。K 也表達了對治療師的感謝，也說未來若有需要，會想再回來找治療師協助。

治療過程綜述與結果評估

存在催眠治療以倫理療癒行動以及意識三重構作模式做為治療行動的指引，與求助者建立感受性連結，通透其反面置身經驗，協助脫離人際上的阻絕，以回到生活中進行倫理的調節，讓生命開放與成長。

本案例所顯現的存在催眠治療療法首先在於貫穿治療過程之體感意識的連結與促動。治療師透過聆聽與詢問引導、建議生活中的感受性活動、在求助者同意下的手部碰觸等，一方面維持治療師與求助者之連結，另一方面做為經驗轉化的準備。在一般的理解裡，這些治療行動各有不同的「意義」，但在意識三重構作模式中都有著促動體感意識、改變整體意識結構的作用。本案例顯示，即便只增加體感意識的連結與促動，都讓 K 在治療前期就有了症狀上的改善，也就是讓 K 離開受傷的存在樣態，建立了以享受個人時光為內容的新存在狀態。

關於在治療過程中碰觸求助者，存在催眠治療認為並非促動體感意識的必要做法，但視為治療師可運用的一項選擇。治療師應遵守三項原則來執行碰觸的治療操作。首先，碰觸求助者須先告知並徵得同意。由於催眠時求助者仍與治療師保有溝通管道，因此這一點即使在催眠狀態下也可以做到，也必須做到，否則突發的經驗將破壞催眠的結構。其次，碰觸須以一般社交允許的範圍與方式為之，如握手，如此才能維持治療的信任與安全感。第三，碰觸須有治療上的需要，如當 K 敘說受性侵害經驗時，治療師需要以非語言管道來連結與支持。在本案例中治療師進行的碰觸治療操作，皆依循了上述三原則，也都獲得了治療上的效果。

存在催眠治療療法在此案例中呈現的第二個特點是，採用圖像意識優先，而非語意意識優先的操作。在治療前期以圖像牌卡來討論 K 與男友及室友的溝通問題，或是治療中持續不斷引導 K 描述經驗場景與過程，都是針對圖像意識運作模式的選擇。即使後期使用文字卡來指認與組織 K 的感受，也是在「觀看」的意識作用下為之。觀看作用與圖像意識可以突破語意上已經固定的理解，並以非線性的方式獲得整體與部分的同時掌握，易於創造新的領悟。而其過程中的「一起看」結構，讓治療師可以知悉求助者的「觀看」，也可以將自己的「觀看」引介給求助者來「看到自己」。

「一起看」的結構是存在催眠治療中經驗改變的重要歷程要素。以 K 分享其過往經驗的時刻來說，當 K 描述其種種生活經驗時，治療師也會詢問圖像化的細節，好似治療師也設法「看到」K 的經驗場景。當 K 回應地說出她所見的場景，此一「一起看」的結構形成了「被觀看的經驗」以及「兩人共同觀看的經驗」，這就讓後者有機會消融與覆寫前者的意義。K 的性侵害經驗正是透過這樣的歷程，得以在「體感——圖像——語意」的意識三重構作上發生改變。我們可以說，結合體感與圖像意識的「一起看」結構是存在催眠治療促發經驗改變的重要依據。

就 K 進入治療時的處境狀態來看，她的受苦與行為模式來自其存在狀態中的雙重傷口：失去父母做為依靠基礎的傷，以及性侵害所造成的自我破碎的傷，而本案例內容主要在於處理性侵害的自我破碎之傷。不過這並不是治療師的選擇，而是 K 的選擇。K 雖然抱怨其父母，但沒有以之為治療的顯題。而當 K 呈現出「好奇且有力量面對未來的年輕女性」樣態時，治療師注意到 K 開始活出未來時間軸，也就脫離了失去父母做為依靠基礎的傷。此外，在治療的後期，治療師也看到了 K 與父母之間的關係型態變化。如果沒有這些現象，沒有 K 第一個傷口的痊癒或消解的現象，治療師就可能基於對 K 受苦之局的理解來主動引導 K 面對這個問題。不過在本案例中，治療師透過存在時間性（existential temporality）的變化注意到此一議題的消解，也就決定不需主動提出這一方面的討論。這也顯示出，以存在狀態的轉化為優先的治療策略，輔以「問題——解決」的思維，更能夠全面地因應求助者的困難。

本案例的結案準備奠基於治療師在治療過程中累積的評估結果。存在催眠治療以求助者的存在狀態轉化做為評估治療的依據，觀察的指標包括時間性、空間性、人際型態、三重意識運作樣態等。從本案例的治療過程描述中，可以很明顯地看到，K 從一開始處於時間與空間向度皆受到抑制的生命狀態，轉變到能夠自在地探索環境空間、發展朝向未來生活、主動調整原有的人際關係並結交新朋友、享受身體感與身體力量等所構成的開放狀態。這就是本案例治療結果的評估。

在結束治療的程序上，除了一般的歷程回顧外，治療師也讓 K 跟著自己以訝異與好奇的態度「一起看」向 K 未來生活的發展。最後，治療師對 K 的感謝再次傳送給 K 治療師的正向注視。而 K 對治療師的感謝也表示她對自己正向改變的肯認。這些都是治療師在治療的最後一刻用來鞏固 K 之正向狀態的作為。

本案例因此顯示了存在催眠治療師的倫理行動：進入第四章圖 4-1 所示的 D 處，來與 K 的本心感受連結，從而將其從「A——B 軸」的受困處境帶出，再返回其當下生活進行倫理的調節。

討論：存在．催眠．治療

本章呈現一個沒有「催眠」的存在催眠治療案例。若與前一章有「催眠」的隱喻故事腳本催眠經驗歷程比較，兩者其實若合符節。體感意識為主的關係連結、圖像意識做為轉化的樞紐，以及避免無治療功效的語意意識作用，顯現為這兩章案例的共同特點。意識狀態變化的現象在兩案例中都有出現，但不一定是一般印象中的「催眠」。因此這兩章的案例共同彰顯了存在催眠治療的根本意涵：朝向存在狀態轉化，而以意識三重構作模式為指引的倫理療癒行動。

以存在狀態為視野

存在催眠治療之所以以「存在」為名，是依循存在現象學的視野，認為人是在世存有（being-in-the-world），而不是閉鎖於內在心靈深處；經驗不是心理過程，而是存在過程；意識不是內在運作，而是存在狀態的變化。留意求助者活出的樣態，而非推測其內心，是治療師理解與貼近求助者的方法。

存在狀態的視野讓存在催眠治療師敏感於求助者經驗中的時間性、空間性、身體感、語言作用以及人際型態等。在本案例中可以看到治療師持續以這些面向來理解與評估 K 的狀態，並且透過總括性的描述，如「帶著傷口之順從與需要保護的女孩」以及「雖經驗不足但好奇且有力量面對未來的年輕女性」等，給自己對 K 的存在狀態一個圖像化整體把握。也就是說，存在狀態的視野讓治療師將眼光放到其面前的求助者身上，也就是採取面對面遭逢（face-to-face encounter）的現象學態度，也就是以「現場」為依歸的心理治療行動。

三重意識交織運作的「經驗共構體」現象

進一步來看，在前章與本章的兩個案例比較下，一個可稱之為「經驗共構體」（the constitutive unit of experience）的心理治療改變作用條件隱然浮現。這是一種由治療師／求助者，催眠者／受催眠者之間的體感、圖像及語意意識交織所形成的經驗樣態。在前一章的隱喻故事腳本催眠中，經驗的改變在於由催眠者說出隱喻故事的話語連結到受催眠者的體感意識與圖像意識作用，結合或覆寫後者的生活經驗，形成新的經驗形態。而在隱喻故事腳本寫作與念讀過程，參與的雙方早就進入「一起看」的狀態。這過程呈顯的是意義經驗的生成結構，其中經驗進入可塑的狀態，從而獲得改變。

在本章的案例中，則是治療師與求助者形成體感上的連繫，以話語引導求助者進入充滿感受與場景圖像的敘說，形成「一起看」的結構，從而讓「治療中兩人一起觀看經驗」交織與覆寫到「被觀看的受傷場景經驗」。這兩者共同顯示出，體感意識層次的連結與圖像意識的「一起看」運作就構成了經驗共構體。當經驗共構體形成，求助者經驗不再封閉於其自身，也就開放給治療的改變歷程。也就是說，前一章的意義經驗的生成結構在本章表現為經驗共構體的運作。進行意義生成的經驗共構體現象顯然是心理治療改變作用的重要機制。

綜合來說，存在催眠治療中之治療師與求助者間經驗共構體運作可以以圖 6-1 顯示的三重意識交織迴圈來說明。治療師可以直接以話語及行動來連結與促動求助者的體感意識與圖像意識，形成「語意——圖像——體感」的交織共構，如圖中的「5 → 6 → 7」路徑。「5 → 6 → 7」的路徑行動也可以奠基於治療師的一種特別聆聽。這樣的「聽」是治療師令自己能宛若「看見」與「感受」到求助者話語所展現出來的經驗場景，也就是以自己的圖像意識與體感意識來接應求助者的話語，表現為

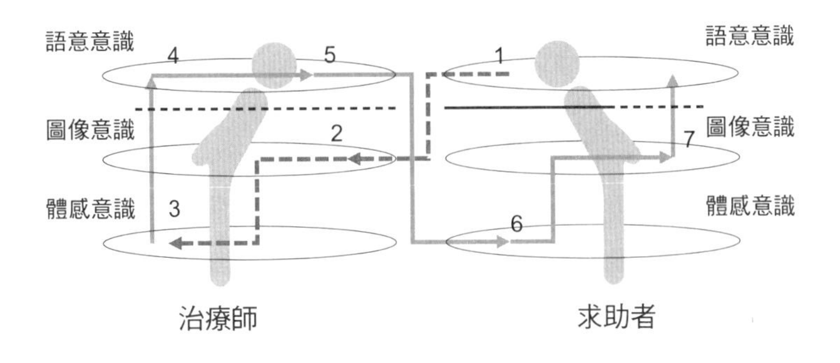

圖 6-1　三重意識交織運作的「經驗共構體」結構

圖中的「1 → 2 → 3」路徑。顯然，這是另一方向的「語意——圖像——體感」交織共構，將形成所謂的「感同身受」，使治療師接近求助者的痛苦置身。這令人卻步，也是治療師的挑戰。因此，治療師如何能夠承擔見證（bearing witness）、涵容（contain）與轉化（transform），從而發為新的話語，也就是如何能夠推進「3 → 4 → 5」路徑，就涉及治療師的深度訓練。這一點將在第十二章進行討論與說明。

事實上，經驗共構體也正是幼兒與照顧者之間所形成之經驗交互作用現象。前一章的受催眠者以「如同小時候聽媽媽講故事」來形容即將聽到隱喻故事時既期待又害怕的狀態，顯示了幼兒與照顧者之間的經驗共構關係。本章案例中的求助者即使知道要進入會喚出強烈衝擊之體感及圖像經驗的敘說，還是願意開放前進，同樣也類似於幼兒面臨與大人互動中所會帶來的體感衝擊下所保持的開放狀態。幼兒必須透過如此的經驗共構來活進社會世界，但這也是大人會影響甚至傷害到幼兒的途徑。心理治療也是如此；它是重構與改變受傷害經驗的方法，但也可能造成傷害。從圖 6-1 的顯示看來，這對求助者與治療師來說皆然。

倫理療癒行動：敏感於關係上之傷害與支持的心理治療

做為一種心理治療方法，存在催眠治療揭露了人際間的經驗共構現象，也理解到心理治療跟所有的人際互動一樣，可以支持人的開放成長，也能夠造成人的封閉壓制。因此，意識三重構作模式與催眠操作不足以做為心理治療的完整依據，倫理療癒行動才是存在催眠治療做為助人事業的基礎。

在前章與本章的案例中，都以倫理的調節做為治療的目標。倫理的調節在這裡有兩層的作為，一是求助者「倫理的受苦」的轉化，以獲得適切的倫理置身。如前一章的 M 因先天疾病所引發的家人過度保護與對前途的茫然，難以與家庭之外的周遭人事物產生可以支持她生命發展的連結。而在其隱喻故事腳本催眠後所獲得之宛若真實經驗，是能夠在外地建立自己立足地基，結交朋友，同時與家人保持親密關係的有力量狀態。又如本章中的 K，家人及男友是其生活中的重要他人，但卻都存在著阻隔的關係狀態。透過轉化 K 受傷而依賴的存在狀態，K 有了自己生活的立足點與力量來調節與男友及家人的關係。

倫理調節的另一層作為，即是治療師與求助者的關係運作。如同第四章中的發問：「面對受苦者，做為心理治療者的我如何能夠有倫理性的作為？」存在催眠治療師不理所當然地認為治療師的身分就讓自己免除了壓抑求助者需求與發展的人際陷阱，而是謹慎地進行理解與採取行動，來形成協助求助者生命開展的倫理關係。本章的案例即顯示了這樣的關係行動，也讓基於三重意識運作的治療關係具有促發求助者生命力量的倫理性。治療師與求助者之間的倫理關係才是倫理療癒行動的基礎。

或有人會問，為何倫理療癒行動對語意意識採取距離？這是因為在一般生活裡，形成於語意意識的是如第三章所談的「總攝性倫理」，或是正面世界的應然道理，是形成「倫理受苦」的主要來源。舉例來說，一般人對於他人的痛苦或困難非常容易說出

「你應該如何如何」或是「你只要如何如何就好了」。以基於理性推論及邏輯判斷的話語來面對求助者，將陷入第四章圖 4-1 所示的「A——B」軸阻絕狀態。如此一來，心理治療本身不但無法改善求助者的困難，反而重複了倫理受苦之局。

不過，不讓語意意識優先作用的倫理療癒行動，其中的倫理關係締結卻是始於如圖 6-1 中「1 → 2 → 3」的路徑，治療師主動將自己的圖像意識與體感意識開放出來給求助者的痛苦經驗。如果治療師無法承擔與涵容這樣的衝擊，將會躲避或拒絕進入這樣的關係之中。這就沒有了對求助者經驗的開放，甚或會推拒、壓制求助者的需求與發展。也就是說，存在催眠治療主張的倫理性需要能夠推進圖 6-1 之「3 → 4 → 5」路徑的能力來支撐。這也就是存在催眠治療必須提供給治療師的訓練。

參考文獻

李維倫（2008）：〈從「病理化」到「倫理化」：兒少性侵害受害者之研究的視野轉換〉。《本土心理與文化療癒——倫理化的可能探問》論文集，余安邦主編。台北：中央研究院民族學研究所。頁 207-255。

李維倫（2017）：〈受傷的時間性：受性侵害及家庭關係斷損少女之生活經驗的存在現象學分析〉。《中華心理學刊》，59 卷 3 期，145-161。

Gibson, E. J. & Walk, R. D. (1960). The “visual cliff.” *Scientific American, 202*(4), 64-71.

Heidegger, M. (1962). Being and time. (J. Macquarrie & E. Robinson, Trans.) New York: Harper & Row.

Sorce, J. F., Emde, R. N., Campos, J. J., & Klinnert, M. D. (1985). Maternal emotional signaling: Its effect on the visual cliff behavior of 1-year-olds. *Developmental Psychology, 21*(1), 195-200.

第三部

意識

存在催眠治療異於其他催眠治療之處在於新創的意識理論——意識三重構作。存在催眠治療視意識狀態為存在狀態，其所依賴的意識理論也就是關於人之存在的一般性理論。人類經驗中的種種意識變異狀態是測試也是充實此一存在性意識理論的試金石。本書第三部分包括了從幼兒成長過程的意識樣態來看三重意識結構的可能形成過程，還有從榮格的積極想像、氣的身體經驗、甘德林的澄心法以及禪修經驗等四項研究所顯露之意識三重構作的進一步特徵。除了這五項研究論述外，本部分的最後一章將綜述，意識三重構作是一契合於廣泛經驗現象的意識理論，對其性質的了解不但提供出心理治療方法，同時也啟示了心理治療師對於個案受苦狀態之開放與容受能力的理解與訓練之道。

【第七章】

幼兒鏡像階段與三重意識結構的形成

本章的目的在於以幼兒發展中的鏡像階段來深化對意識三重構作的認識。我是在依循法國現象學家梅洛龐蒂（Merleau-Ponty）的「幼兒經驗還原」分析時，發現鏡像階段顯露了意識三重構作的形式。眾所皆知，梅洛龐蒂在其著作《知覺現象學》（Merleau-Ponty, 1962）中，藉由對病理現象進行所謂的「病理學還原」，發展出他的身體現象學。而在他關於兒童心理的著作《兒童心理學與教育學》（Merleau-Ponty, 2010）中，我們也可以看到他對幼兒的語言習得、與他人的關係以及對他人的經驗等現象，進行了現象學的還原分析，揭示了人存在的深層結構。這我稱之為「幼兒經驗還原」方法也讓我看到意識三重構作在幼兒發展現象中的痕跡。

或有人會認為，若在幼兒發展現象中看到三重意識結構的形成，那麼前者就是後者的「起始」。但這樣的線性因果關係並不為現象學所採用。做為一項心理治療方法，存在催眠治療「起始」於台灣本土療癒現象以及心理治療現場的倫理行動，意識三重構作理論也是如此。而做為人類存在的一般性理論，意識三重構作是必須能夠說明種種存在樣態，包括幼兒的存在樣態。佛洛伊德精神分析正是以幼兒發展做為理論鍛煉的試金石，使得精神分析從心理治療理論延伸為幼兒發展理論，成為說明人之成長過程的一般性理論。雖然精神分析因此沾染了「過去決定論」的標籤，即心理症狀「起始」（originate from）於早年的創傷，但對存在催眠治療來說這卻不是必然要接受的觀點。

從現象學來看，幼兒的鏡像經驗結構與意識三重構作都是從不同現象所還原出的人之存在結構，而兩者間相似可類比的關係正說明了此一存在結構的本質性。即便人們傾向以線性因果關係（linear causality）來掌握不同時間點上所出現的心理現象，但我們永遠無法斷言成長過程的因果連結。不過，我們可以用類比（analogue）而非因果關係來看待幼兒經驗與意識三重構作現象之間的關係；所謂的「過去」與「現在」之間的相似性所提供出的理解，其實是相互參照的類比關係，也就是「古今相互為鏡」。在類比的觀點下，我們可以保留幼兒經驗做為思考資源，可以從結構性與歷時性的觀點來設想人的存在過程，同時又可以不被框限在線性因果決定論之中。

在梅洛龐蒂之後的幼兒發展心理學有豐富的成果，因此以現象學還原來理解幼兒經驗應該是要以一本書的規模來進行的寫作計畫。不過本章在此只限縮在以「鏡像階段經驗」來呈現三層意識結構與幼兒發展現象的結合。鏡像階段（mirror stage）在法國精神分析學家拉岡（Lacan）的理論中有重要地位，用於說明人類主體性的發展。兒童發展心理學家一般認為，兒童在十八個月大左右可以從鏡子中認出自己的形像，這是幼兒關於「我」之認識的開端。雖然鏡像階段的通過需要一定的成熟度，但我們沒有理由認為僅僅時間到了幼兒就可以一夕之間了解到鏡中像就是自己。從我蒐集的幼兒發展現象看來，幼兒在前鏡像階段就有一系列的經歷可以說是為迎接自己的鏡中像作準備。

有三項前鏡像經驗（pre-mirroring experiences）對於鏡像經驗的建立有密切關係。第一是幼兒在前鏡像期的身體與空間經驗。第二是母親的臉成為周遭世界質感的鏡子，可稱之為臉鏡（face mirror）現象[1]。第三是母親的注視（look; gaze）為幼兒聚

---

1. 精確地說，應該以「照顧者」來指稱提供幼兒這項經驗的他人，因為母親不一

焦出具吸引力的對象，成為幼兒模仿的標的，可說是由母親的眼睛所形成的眼鏡（eye mirror）現象。透過這三個幼兒發展現象，我們可以看到接下來的鏡像經驗（mirroring experience）為何不僅是一個認知能力的里程碑，更是蘊含了關鍵性的存在狀態結構。鏡像經驗是獲得自我的經驗，也就是自我形成的經驗。因此，幼兒經驗中的鏡反映（mirror reflection）現象的解明將提供我們對於「自我」的理解。

前鏡像的身體與空間

幼兒一出生並沒有整合的身體感，也就沒有關於空間的經驗。如果說此時的幼兒有經驗，那也只會是如流水般的未成形感受變化。如此的狀態不會帶給幼兒痛苦或驚慌的主觀經驗，因為能夠感受痛苦與驚慌的反應中樞尚未存在。

當然，照顧幼兒的父母親可不這樣認為，反而會把他當成一個「小人兒」來互動對話。發展心理學家史登（Daniel Stern）就指出，成人會把幼兒的表情或行為當成一般人的表情或行為，而不只是遵守育兒書上所說的只是反射性的動作。他稱此為育兒過程中的「視之為人」（adultomorphizing）傾向（Stern , 2002）。父母親如此的期待雖然不符合幼兒的實際情況，但卻是形塑幼兒「使之為人」（bring it to be human）的重要條件。父母親在幼兒經驗中首先呈現為「周遭」（surroundings），而不是對象或客體（objects）。穩定且一致的周遭讓幼兒逐漸出現可分別的身體狀態感受。這樣的周遭並非靜態，它有一股拉拔與形塑幼兒的動能，那就是展現於父母親種種照顧行為中的「視之為人」的期

定是幼兒的主要照顧者。不過這裡仍以母親一詞來指稱照顧者，因為母嬰關係仍是一般理解幼兒與照顧者關係的參照。

待。

到了四至六個月大時，隨著與母親之間的互動形態增加，幼兒身上可分辨的感受狀態也漸漸明顯。這些感受狀態尚不能套用成人的情緒或情感語彙來理解，而湧動、消退、流逝、爆發、漸強、漸弱等詞語是比較接近幼兒經驗的描述。史登將之稱為活力情感（vitality affects）（Stern, 1985）。相應於幼兒的身體感樣態，母親在哺餵、洗澡、換尿布、穿衣與玩耍等照顧過程中提供包括聲音、碰觸與擁抱方式等等的互動模式，形成所謂的活化輪廓（activation contours）（Stern, 1985），把幼兒身上相應出現的種種活力情感框架與組織起來。舉例來說，幼兒哭泣時迸發湧動的混亂感在母親環抱且有節奏的搖動、拍撫與聲音圍繞下，逐漸收攏進母親環抱的邊界，於其中形成有界限的感受流轉。透過與母親的緊密互動，幼兒開始經驗到重複出現的身形輪廓。這樣的身形輪廓不是單靠幼兒的生理成熟可以提供的，而是由幼兒與母親共同參與而組織形成的身體模態。這是幼兒身體動態構成的初始。不過此時的「動態」並沒有外在的空間成分，主要還是身體部位之間的組織，我們可以將之稱為本體基模（proprioceptive schema）。但這還是不能設想為幼兒身上完全固定與穩定的現象；這裡若有「固定與穩定」，應是來自於母親做為周遭所提供的支持。

七個月大以後的幼兒開始可以移動自己。台灣俗諺中的七坐八爬，清楚顯示這個階段的幼兒發展出先前沒有的運動能力。坐起來，爬行，站起來，甚至單獨走幾步，這些動作顯示幼兒的頭部與身軀能夠協調運作，並且產生指向性的行動。運動能力讓幼兒開始從空間與身體之間獲得進一步的身體整體感。當然，這仍是一種不穩定的感知，而不是清楚明確的認識。

運動能力的另一項重要貢獻是讓幼兒可以離開母親的懷抱，或者朝向母親的懷抱。離開母親的懷抱意謂著有另外的對象吸引著幼兒的注意。人類的直立姿勢（upright posture）（Straus, 1952）在動物界是罕見的，這讓幼兒的視線可以抵達很遠的地方，尤其是當他在十二個月大後，視覺逐漸成熟，他所能經驗到的範圍隨著視覺展延出來。視覺也給予幼兒在體感觸覺外另一種與母親連繫的方式，那就是看到母親。不論是看出去或看向母親，空間距離開始成為幼兒經驗中的一部分。

這時也是所謂的「外界」（the outer）開始出現在幼兒經驗中的時候。視覺的成熟，深度知覺出現，讓視野中圖案／背景的分別成為可能，也讓嬰兒可以辨別不同的人臉。不過，這並不意謂著幼兒可以單單把人的面容視為獨立於環境背景的物項；熟人與陌生人之間的差異也不僅是面容的差異，而是整個周遭與置身感的不同。因此，「外界」的出現給予幼兒的是原先與母親共在之「熟悉周遭」（familiar surrounding）與其外的「陌生周遭」（unfamiliar surrounding）所共同組成的一種同心圓式的存在空間，如圖 7-1a 所示。同心圓的內圈仍是原來的「幼兒——母親」連結，那是個給幼兒一體感的世界，於其中他與對象之間熟練地配合，經驗「總是如此」，少有驚訝之事。外圈則是這個一體內圈之外的知覺對象集合，在有所見但難以連結的情況下呈現出「未知」的氣氛。如此，幼兒會有一種「面臨」的邊界經驗。一方面落身於內圈，有著安定感；另一方面「面臨」一片不熟悉的對象集合，如圖 7-1b 所示。

熟悉周遭與陌生周遭的結構具體化於幼兒新增加的身體感經驗，也正是「空間」對幼兒的呈現。運動能力的增加讓幼兒可以脫離母親懷抱，落地到母親腳邊。這讓幼兒進入兩種新的處境。首先，陌生周遭與熟悉周遭之間的界線，表現於身體感的安定與緊張之間，是可以推移的。幼兒可以往陌生周遭移動。當幼兒可以爬行或搖搖晃晃地走向陌生事物，遠離卻又得以看見母親，面對陌生的緊張轉成為興奮。一種像是征服或是點亮了陌生周遭的

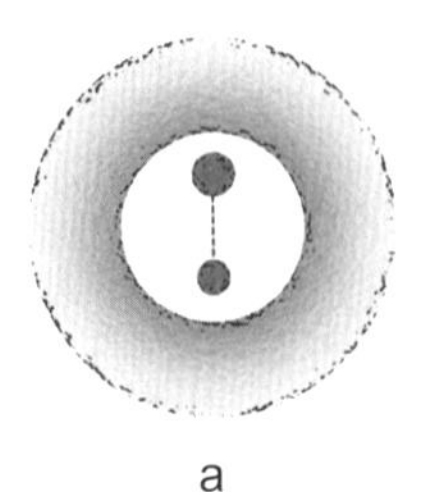
a

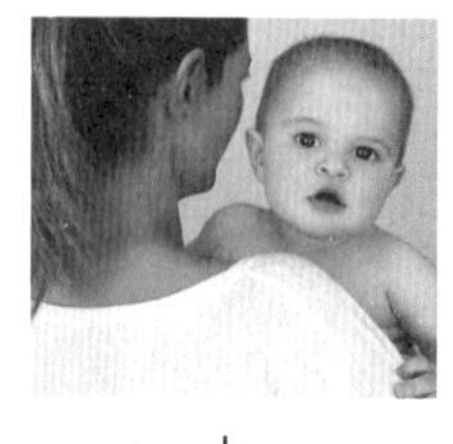
b

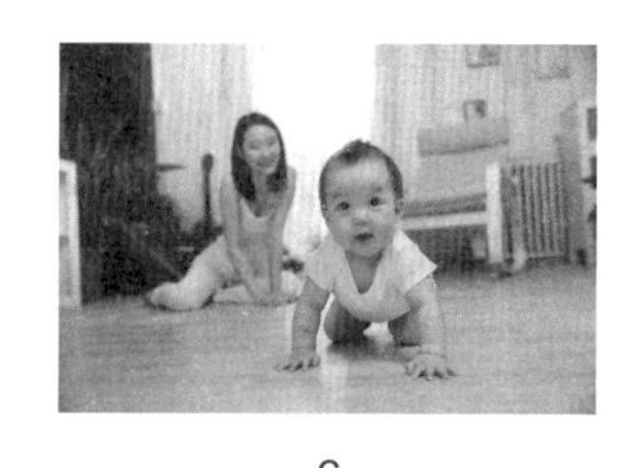
c

圖 7-1　熟悉周遭／陌生周遭經驗

（圖片 b、c 來源取自：https://www.istockphoto.com/photo/）

經驗產生，也就是幼兒的熟悉周遭得到擴大，如圖 7-1c 所示。

其次，幼兒在與母親的連結中獲得了「距離」經驗。原來與母親的「一體感」經驗仍然存在，但由於運動能力，現在母親可以出現在其視野中但有距離。這就給了幼兒另一種「面臨」的經驗：從「另一點」反過來朝向母親的「面臨」。幼兒會看著母親，整個身體向之移動。但若因某些原因，周遭的熟悉感被取消，全然陌生的周遭不是空間，而是空間的取消。此時幼兒就會失去運動能力，轉而以哭喊的方式要求著母親直接降臨。在這樣的經驗中，幼兒與母親之間的「這裡／那裡」經驗浮現。但這仍不是成熟與固定的空間經驗。

我們也可以看到，對幼兒來說，熟悉周遭與陌生周遭之間的界線也是可以「玩耍」的。也就是說，熟悉周遭可以暫時被遺忘或不見，如母親在躲貓貓的遊戲中暫時消失但會再度出現。這裡顯示的是，安全關係是可以消失但又出現。這可說是艾力克森（Erik Erikson）所談的發展的第一階段任務，信任與不信任。我們可以說一歲以前幼兒的信任表現在他可以忍受母親與熟悉周遭消失所帶來的緊張感。這樣的忍受可能是基於原先體感的留存或是本體基模的支撐。等到重獲母親的現身與熟悉周遭的恢復，幼兒緊張的身體感得到釋放，這一緊一放之間就構成了玩耍的樂趣，也建立了幼兒忍受的信心。

幼兒身體與空間經驗的發展也出現在對他人的模仿之中。所謂的模仿，回到幼兒經驗歷程來看，不是操縱自己的身體姿勢去對應他人的動作，而是把他人動作所指向的目標當成自己動作的目標。也就是說，外在的目標中介了幼兒自身與他人行動之間的關係。法國語言學家紀堯姆（Gustave Guillaume）曾有這樣的紀錄：他的孩子在九個月零 21 天時，把鉛筆倒著拿去敲桌子。但幾次嘗試之後，他將鉛筆持正了過來，把筆尖放在紙上。梅洛－龐蒂（Merlau-Ponty, 2010）指出，這不是兒童模仿父親的動作，而是試圖得到與父親相同的結果（在與紙的關聯中獲得鉛筆的位置）。幾週後，這個孩子不再用鉛筆敲桌子，而是在紙上畫出線條。這意謂著，模仿是讓自己進入他人身體與其周遭空間的關係；它的目標是一個整體性的結果，而不是動作的細節。當幼兒從模仿中獲得行動，是他人的行動，是他人在其周遭空間中的行動。幼兒也如此獲得他人的空間。

也就是說，除了四至六個月大由「活力情感」與「活化輪廓」構成的本體基模外，幼兒的身體現在獲得了浸透著他人「氛圍」的空間。他人的動作，他人的空間，如同一件衣服，穿到幼兒身上。這在幼兒發展心理學中被稱為感覺運動基模（sensorimotor schema）或身體基模（body schema）。如此形成的感覺運動基模也就帶著相應的空間以及空間中相應物件的組合。一開始，如此獲得的身體感是模糊的，相應的空間也是模糊的。透過不斷的重複與練習，幼兒在其中的身體感與空間逐漸清晰起來。這是說，空間的清晰不只是視覺的成熟，也是動作的成熟。

臉之鏡映：母親的臉做爲鏡子

前面已經提過，母親的臉不只是一張熟悉的面容，更是幼兒身處的周遭環境。幼兒的整個存在都鑲嵌在這樣的周遭之中。此外，母親的臉也不只有一個樣子，不同的表情也會給予幼兒的周遭不同的質感。美國發展心理學家特朗尼克（Edward Tronick）曾經進行一個「面無表情」的研究（still face experience），讓一到四個月大的幼兒面對表情木然的母親（Tronick et al., 1978）。實驗的過程是這樣，幼兒與母親面對面坐定，母親先與幼兒進行一般的玩耍互動三分鐘，接著將頭轉開三十秒，然後回過頭來，但無表情也無互動地面對幼兒三分鐘。透過實驗過程的錄影[2]，我們可以看到，幼兒很快就覺察到母親的面無表情，然後顯得焦躁不安，不時試著以手勢與聲音要「把媽媽找回來」。而在約二分鐘後，幼兒開始哭泣，不但無法維持安坐的身體姿態，更像是陷入一團混亂之中。直到母親恢復原先的互動與表情，幼兒才從混亂狀態中離開，回到與母親的連結互動。

這個研究支持我們所說的，母親就是幼兒的周遭，牽動著幼兒整體狀態的變化。面無表情的母親像是直接取消了幼兒所熟悉的周遭，不再給幼兒安身之所。雖然這個研究沒有控制幼兒是否已具備清晰的視覺來辨認母親的表情變化，但顯然母親的木然與無動於衷仍會讓幼兒有所覺察。而在較大的幼兒反應中可以看到他們嘗試引動母親的表情，顯示他們的確被木然表情所影響。

其實這樣的狀況也出現在成人的生活中。當一個人回到家看到妻子或丈夫臉色不豫，或是在職場看到某位同事突然面無表情，這個人將會有「氣氛不對」或「有事不對勁」的感受，行為舉止也將進入有所抑制的謹慎狀態。這就表明，人臉，尤其是有

---

2. Still Face Experiment: Dr. Edward Tronick, https://youtu.be/apzXGEbZht0

重要關係的人臉，具備引動周遭空間質感，從而連動置身於其中之人的身體感受與行為。

當母親恢復正常的表情與互動，幼兒的周遭像是被再度點亮一般，做為具意圖性而與人互動的幼兒也再度從混亂的身體感受中浮現出來。母親不但透過互動組織起幼兒的身體感，同時也打開幼兒相應的存在空間。

讓我們進一步來看著名的視覺懸崖實驗所顯示之母親的臉對幼兒探索行為的影響（Sorce et al., 1985）。視覺懸崖是一邊平面、另一邊向下落差的平檯，表面鋪以堅固的透明壓克力，幼兒可以在上面安全地爬行，但兩邊不同的深度落差明顯可見。實驗時幼兒被放到平檯上平面的一邊，母親則在深度落差的另一邊做為幼兒爬行朝向的目標，如圖 7-2 所示。這個設計原先是偵測幼兒的深度知覺（depth perception）與行為的關係（Gibson and Walk, 1960）。自六〇年代以來多次的類似研究結果顯示，幼兒在視覺懸崖邊的確有不同的反應，顯示其有覺察到環境的變化，不過，這樣的覺察卻無法僅僅結論為幼兒受深度知覺，甚至是

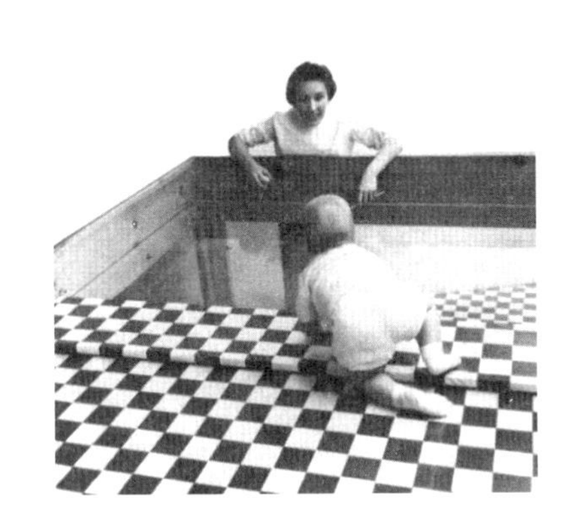

圖 7-2　視覺懸崖

From Gibson and Walk (1960). Copyright 1960 Nature Publishing Group.

對高度恐懼的影響（Adolph & Kretch, 2012）。也就是說，「經驗」是一個複合的過程，包含了嬰兒的整體存在活動。當嬰兒認識到深度時，那是整個身體參與的過程，不僅是一個意念或刺激變項。

心理學家梭斯等人（Sorce et al., 1985）將同樣的實驗加上母親表情的變項，以探討母親表情對幼兒的影響。這個新的實驗安排母親在幼兒抵達懸崖邊的時候表現出愉快、害怕與憂愁等三種表情。實驗結果顯示，母臉愉快的面容讓最多的幼兒爬越視覺懸崖，憂愁的表情次之，而害怕的表情讓最多的幼兒阻滯不前。也就是說，即便覺察環境中有陌生與不確定的狀態，幼兒並不會就此停止行動，而是轉向母親求取此一覺察的感受，母親的臉因此成為定義環境質感的指標。

如此，母親的臉在有運動能力的幼兒身上就成了可以反映周圍環境安全與否的鏡子。當幼兒在陌生周遭而出現緊張的身體感時，回頭看到母親的笑臉，頓時就讓整個環境點亮起來，成為可以繼續探究的園地。若此時母親報以焦慮或驚嚇的面容，幼兒就會撤回到母親身邊，或甚至直接凍結在原地，等待母親的救援。也就是說，母親的臉是嬰兒理解環境的依據：母親的臉如同鏡子一般，幼兒藉由這樣的臉鏡理解其在環境中的差異知覺。母親的臉做為鏡子，反映的不是一個特定對象的樣子，也不是幼兒本身，而是緊裹著幼兒全身之周遭整體的氛圍。

讓我們在此回顧一下母親的臉鏡現象所透露出之幼兒的存在狀態特徵。首先，幼兒的身體與周遭空間是共構的，而母親是此一周遭空間的核心成分。一開始的共構由幼兒的活力情感與母親提供的活化輪廓所組成，此為幼兒身體動態構成的初始，形成本體基模。而在視覺成熟與運動能力出現後，幼兒與母親之間的距離空間可以經由幼兒與母親之間的相互注視而獲得熟悉與安全的質感，顯現於幼兒身上的就是一整全具體的身體感。也就是說，母親注視著幼兒，或者幼兒看著母親的臉，會將幼兒送進安全、熟悉的狀態之中，進一步構成身體的感覺運動基模。注視因此不僅是認取事物的視覺，而是幼兒在空間中與母親連結，並賴以確定自身存在處境的重要管道。臉鏡現象顯示幼兒的注視、母親的臉、周遭空間與身體感等四者在幼兒的存在經驗上有一種整體的連結。

眼之鏡映：母親的注視與替代性受體

七到十八個月大的幼兒除了移動能力與清楚的視覺外，也開始有了較成熟的細動作，也就是能夠以手指拿東西。這意謂幼兒可以玩玩具，也就是與物品互動。玩具的作用在幼兒發展中非常重要，尤其當大人與幼兒一起玩玩具，提供了幼兒各式各樣的複雜經驗。

玩具，或說物品，在幼兒的生活中顯著起來，進一步在他與母親的關係中形成新的分支形態，我稱之為「替代性受體」（substitute object）現象。為了說明這個現象，讓我們從頭來看看幼兒經驗中的物品。如同前面已經強調過的，物品不會一開始就對幼兒顯現為一個獨立、完整的對象，而是融合在周遭環境中的一部分。客體關係理論（object-relations theory）的開創者英國精神分析學家克萊恩（Melanie Klein）認為，母親或母親的乳房是幼兒的第一個客體／對象／物品（object）。從本書所依循的現象學觀點來看，這樣的客體／對象／物品關係其實是指幼兒受到的原初哺餵經驗，那是包括了膚觸、吸吮、氣味、乳汁流入、飽足等的整體經驗。原初哺餵經驗可說是幼兒受到照顧的「原型」，而在逐漸成長的過程中，幼兒也會經驗到不同客體／對象／物品所提供的撫慰。舉例來說，我們會看到幼兒將拇指塞入口中，他身上就會出現膚觸、吸吮、氣味但沒有乳汁與飽足的經驗。這種撫慰我們可以稱之為「手指吮慰」。再來，當幼兒能夠行使抓握時，身旁的物品，如絨毛玩具小熊，就會被擁入，有時甚至可以讓嘴巴在其上獲得吸吮的部位，我們就把這種具膚觸與氣味的撫慰稱為「小熊膚慰」吧！若把這三種幼兒的撫慰經驗放在一起，其中就出現了一組類似但內容遞減的經驗系列，即「原初哺餵→手指吮慰→小熊膚慰」。如此的類似與差異讓母親、手指與小熊之間形成了一個哺餵能指鏈（signifier chain of feeding comfort），「母親←姆指←小熊」，也就是小熊與手指都是指向原初哺餵中的對象：母親。

因此，由於精細動作的發展而從「身旁」整體環境背景中「出現」的膚慰小熊，就具有提供原初哺餵對象的替代功能，我稱之為替代性受體，即承受原初哺餵經驗的替代之物。小熊除了自身可見的外表現身，也給予嘴巴、手、身體有所感觸，也給予氣味，也就是說，替代性受體是承載著體感連結的對象。

讓我們進一步思考替代性受體與母親之間的指涉性質及其對幼兒發展的意涵。在哺餵能指鏈中的母親、手指與替代性受體所提供的撫慰經驗之間，有著「一樣但有所不同」或「有點不同但又一樣」的關係。這樣的「一樣」與「不同」的交疊正是讓幼兒經驗到替代性受體與母親之間的指涉關係。當幼兒感受著替代性受體的膚慰時，是那「一點不同」使得它僅是替代，但同時將原初哺餵中的母親以隱晦的方式召喚現前。這可說是幼兒最初的能指經驗，而且它是體感的，而不是意義的。我們稍後會看到這樣的兩個對象之間提供的「一樣」又「不同」的體感經驗也出現在幼兒看到母親與母親的鏡像之間的關係，成為自我鏡像經驗發展中的一環。

替代性受體既新且舊，它是在熟悉周遭內剛剛現身的新對象。即便我們給幼兒一個新的玩具小熊，它也要經過一段時間來與幼兒產生膚觸與氣味的體感連結，也就是獲得「宛若」「舊的」原初哺餵的經驗內容，才能夠提供幼兒依賴的撫慰。許多幼兒都有像這樣的一隻絨毛娃娃，伴隨著他度過許多焦慮的時光。替代性受體可以說是幼兒的想像所生產出來的。它的出現顯示了嬰兒可以開始製造自己的對象。

同樣做為哺慰能指鏈中的一環，絨毛娃娃不同於手指之處在於它可以置於母親與幼兒之間，成為母子共同玩耍中的對象[3]。此時替代性受體可以被命名，可以被母親懷抱，可以被母親與幼兒共同觀看，甚至可以做為假裝遊戲（pretend play）中的主角。雖然這裡稱之為「假裝」，即以絨毛娃娃來扮演種種角色，但對此時的幼兒來說，其實無分真實與否，而是一個置身於情境中的對象（a situated object; an object with situation）。在遊戲玩耍中，幼兒看著母親如何「看待」、「對待」替代性受體。這裡出現了「母親／替代性受體／幼兒」三角形（簡稱替代性受體三角形），如圖 7-3 所示。在其中是替代性受體而不是幼兒，成為母親投注觀看的對象。

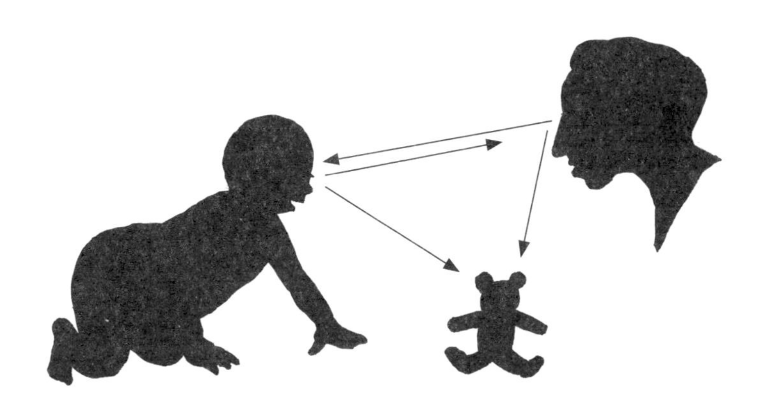

圖 7-3　「母親／幼兒／替代性受體」三角形

3. 台灣常見的，幼兒所依賴的「臭被子」，因難以被命名與扮演角色，所以在幼兒發展上比較接近手指的功能意涵。

帶給幼兒安全、熟悉的母親的臉，現在集中表現在其注視，但在這三角形關係中，卻是投放在替代性受體上。替代性受體此時不但具有引動幼兒體感的撫慰功能，更加上做為母親注視的定位點，成為幼兒朝向的目標。也就是說，在替代性受體三角形中，會出現幼兒受引動而顯現出想進入母親注視的焦點處，即出現去成為替代性受體的主動意圖現象。如此，替代性受體不是一個分離的客體，而是能夠將幼兒攝入情境中的對象。這個現象也意謂著，母親的臉、母親的眼睛讓「那裡／這裡」的空間方向性出現。

這個三角形中含藏的另一個重要特徵是：藉由共享式注意力（joint attention），此階段的另一個發展現象，幼兒明白了母親與替代性受體的注視關係。共享式注意力，簡單說就是幼兒開始會隨著大人眼神或手勢將自己的眼光投向某樣東西。而更進一步的是幼兒的眼神可以在大人的眼睛與其所注視對象之間來回移動。共享式注意力顯示的是兩個人對某一事物有了共同的注意，尤其是在兩人相處的當下。例如，當你跟你的幼兒在一起時，手指著天空說：「飛機！」你的孩子會抬起他的頭看著天空裡的飛機，而不是你的手。

要特別指出的是，共享式注意力不只是一種社會互動能力或現象，更重要的是它顯示了幼兒開始對「注視」或「觀看」的意涵有所掌握。「注視」不只是眼睛的一項功能，而是人與人之間的一種關係。正如法國存在主義哲學家沙特（Sartre）指出的，當我們看到他人的眼睛時，不論是真實的人或是圖片，我們不只是看到一個他人身上器官，而是看到了「注視」，或者說經驗到「被注視」。幼兒對他人之注視的掌握是理解到自己可以是他人觀看的對象。

讓我們再回到替代性受體三角關係。當幼兒理解到「注視」時，原先母親的臉做為將他送進安全、熟悉狀態的功能集中到母親的眼睛，或者更精確地說，母親的注視上。舉例來說，母親以充滿喜悅的眼神或是憂愁的眼神注視著幼兒，將給予幼兒不同的身體感與空間經驗。那麼，當母親在玩耍中看著小熊，並讓小熊扮演著一個可愛的角色或做出有趣的動作，如小熊跳跳時，幼兒會有什麼樣的反應呢？我們會看到幼兒也會開始搖動他的身體，好似他也會跳躍一般。也就是說，幼兒會被母親所讚美、注視之替代性受體的樣態所吸引，或攫獲，從而「呈現」出同一樣態，就是母親之注視所著落的樣態。這時母親或許會說：「寶寶跟小熊一樣都會跳跳跳耶！寶寶跟小熊一起跳舞！」此時幼兒也是母親觀看的對象。如此，在母親的注視下，嬰兒與替代性受體之間有了鏡映關係。

也就是說，母親的眼睛有著如同鏡子一樣的功能，讓幼兒與母親的注視對象之間產生「是其所見」（to be what is seen）的關係。在此眼之鏡映的經驗結構中，幼兒首先獲得母親的「看」，指向替代性受體，其次「附著」到替代性受體上，被替代性受體的形象所「攝入」或「攫奪」，成為母親「看待」的對象，「被看」。從另一個方向的鏡映來說，幼兒在此不但獲得母親所注視之對象的樣子，也獲得了母親的觀看方式。也就是，世界對幼兒的呈現，總是透過母親的眼睛而呈現。

「母親／幼兒／替代性受體」形成幼兒發展歷程中的第一個關係三角形。替代性受體其實是具有「母親的替代」以及「嬰兒的替代」的兩層作用。第一層替代是基於連續與差異的體感，第二層替代除了涉及體感的活躍外，更加上視覺成分，即母親的注視方向以及替代性受體的樣態。替代性受體三角形因此呈現出幼兒發展中的體感作用與視覺觀看作用的差異與組合。接下來我們會看到，幼兒獲得自我指涉經驗的鏡像經驗中也是以如此的體感經驗與觀看經驗為基礎的。

鏡像經驗

上面三項幼兒發展現象的說明提供了理解鏡像階段之存在意涵的基礎。首先本體基模與感覺運動基模的形成讓幼兒準備好了身體與空間的基本經驗，這是幼兒得以站在鏡子前的基礎之一。臉鏡現象顯示在幼兒的存在上，幼兒的注視、母親的臉、周遭空間與身體感等四者形成一個整體狀態。這裡顯示出幼兒的注視具有建構身體感與空間的關連性。替代性受體三角形展示了幼兒可以在體感的基礎上經驗到兩個對象間的指涉關係，也顯示了幼兒可以注視他人的注視，從而可以納據他人的注視，也同時進占被注視之位置與樣態。底下就基模化身體、幼兒的注視與對象間的指涉關係、納據他人的注視「看到」自己以及鏡像結構中的身體、觀看與形象等四部分來解明鏡像經驗的發展過程。

能夠站在鏡子前觀看的身體

即便在尚未獲得鏡像經驗的時候，十五個月大左右的幼兒站在鏡子前也會被其所見吸引，趨前碰觸、舔舐與玩耍，好似鏡中像是另一個人似的。此時能夠站在鏡子前面運動的身體，已經是由本體基模與感覺運動基模所形構出的，帶著相應空間的身體。在沒有如此的身體條件前，也就是沒有一種適當的身體整合感，幼兒是沒有能力做為一位在世界中行動的觀看者。鏡像過程的第一個基礎就是具有基模化經驗的身體。

兩個母親：母親與母親的鏡中像

如果幼兒獨自面對鏡子，將很難指認出鏡中像與自己的關係，因為幼兒根本無從看見自己的樣子。因此鏡像的獲得必然要包括另一位成人，通常是母親或父親，在一旁與幼兒一起照鏡子。大約五、六個月大的幼兒開始可以看到母親的鏡中像。不過他會認為那就是母親，而在母親叫他時感到驚訝，因為此時聲音從另一個方向來，而不是如過去，與看見的母親同一來源。

幼兒對母親與母親的鏡中像的經驗在接續的發展過程中逐漸增加。雖然兩個「母親」都有視覺形象，但只有一個是聲音來源。此外，往兩者接近時，只有一個會有母親的撫觸感，另一個卻是被一層冰冷的表面所阻隔而無法靠近。幼兒想靠近母親時，他會移向說話聲音的來源，並且獲得熟悉的撫觸。這個可以提供較多感覺經驗的母親從幼兒那邊贏得更加充分的存在感。即便如此，幼兒仍會試著去觸摸鏡中像，而當碰到鏡子表面時，會出現驚訝的樣子。鏡中像，對幼兒來說，仍有一種存在性，一種較為不足的存在性。

這裡我們可以看到，母親與母親的鏡中像之間存在感的充足與稀薄類似於母親與替代性受體之間「一樣又有點不同」的指涉關係。在鏡像經驗過程，如此的指涉關係同時顯現在幼兒的視野中。兩個母親的「樣子」相同，其中一個可以提供充足的感受，而另一個卻僅僅只是「樣子」。要注意的是，幼兒能夠獲得此一母親與母親的樣子之間的關係，在於他立足於一旁，有所距離地觀看。圖 7-4a 顯示此一經驗結構，其中的實心大圓與小圓分別代表母親與幼兒，空白圓則是鏡像。箭頭虛線代表視線，雙箭頭實線代表母親與鏡中像的「樣子」指涉關係。幼兒需要有一個觀看立足點，才能獲得兩個對象之間的形象指涉關係。

「這裡」在他人／母親眼中的樣子

當幼兒具備共享式注意力，也就是對於他人的注視與被注視有所掌握時，獲得母親與母親的樣子之間形象指涉關係將在幼兒的經驗中製造了一個空缺：那麼，母親往這邊投過來的注視，看到的是什麼？這個空缺在鏡像經驗過程中獲得填補，如圖 7-4b 所示。與母親站在鏡子面前，幼兒經歷到的注視可以有兩個來

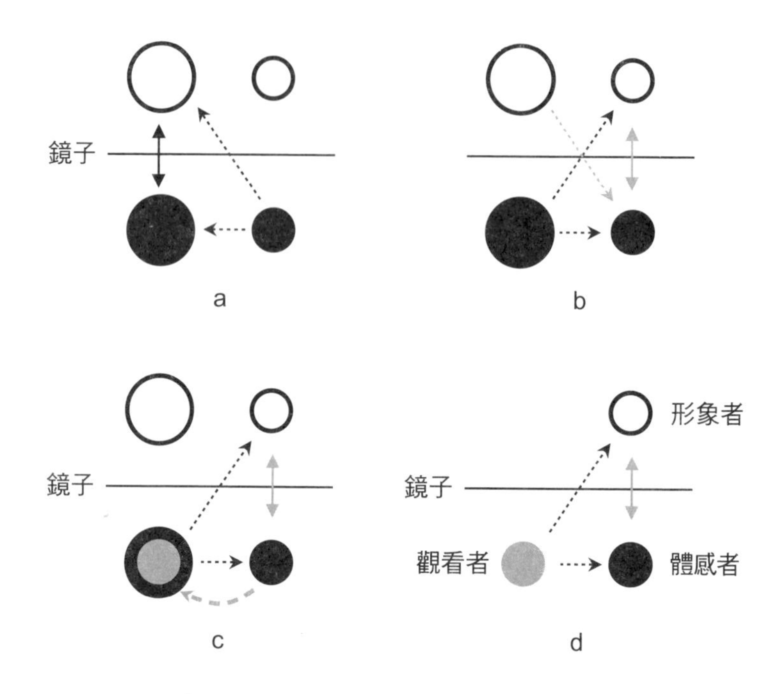

圖 7-4　「觀看者／體感者／形象者」的鏡像經驗結構

源，一是實體母親的注視，一是鏡像母親的注視。鏡像母親的注視其實正是實體母親對幼兒面前鏡中像的注視；這兩個母親的注視形成交叉。幼兒採用實體母親的觀看，其視線的落點正是他面前的鏡中像，而同時他自己也是鏡像母親注視的焦點。「哦！當媽媽看著『這裡』時，看到的就是前面這個樣子吧！」圖 7-4b 中的灰色雙箭頭實線正表示了幼兒所獲得的，做為母親注視焦點與鏡中像之間的關係。以灰色表示的原因在於，這個關係不是幼兒同時看到兩者所得到的指涉關係，而是透過類比的間接理解。如此，幼兒與母親共同注視著他前面的鏡中像，而他同時也被鏡像母親注視。此時的幼兒不只揚起源自母親笑臉與視線所對之愉悅身體感與空間感，更獲得了鏡子中身體與周遭空間的形象。這是說，此時幼兒獲得了與先前不同的，身體感、空間感與被注視的身體意象（body image）之間的相互連結。

在上面的描述中，鏡像經驗的形成並不是幼兒直接就指認出「自己的樣子」，因為幼兒根本無從獨自得知自己的外貌。鏡像經驗的核心在於幼兒必須移置到母親的觀看位置以獲得「有所感覺的這裡」與「在那裡的樣子」之間的形象指涉關係，如同他在一旁所看到的母親與母親的樣子之間的關係。圖 7-4c 中的灰色小圓即代表幼兒位移到母親的位置並採取了母親的觀看。有人可能會將這裡幼兒的移置看成是認知發展理論中的觀點取替（perspective taking）概念，並反對十八個月大的幼兒有此能力。但這並不是自我與他人完全分化後的現象，而是自我產生之前，顯現於共享式注意力現象中之以他人注視為注視的現象。前述的替代性受體三角形結構已表明，幼兒早就活在此一整體形態中。鏡像就是「有所感覺的這裡」在他人眼中的樣子，因此它必然包括在「這裡」的感覺、「那裡」的樣子以及從另一個「那裡」的觀看。我們甚至可以合理推論，如果幼兒沒有辦法採用母親的觀看，也就是對他人之注視的掌握上有困難，將延遲鏡像經驗的發展。

身體感與鏡中像的黏著：他人之觀看的據納

> 第一次，「我」（the me）不再與它在各個時刻所經驗到或慾求的內容（what it experiences or desires）混淆在一起。在這正在活著的我（this immediately lived me）之上，疊加上了一個建構出來的我（a constructed me），一個需要一點距離才能看到的我，一個形象的我（an imaginary me）……從此之後，小孩的注意力被這個「在我之上的我」或「在我之前的我」（this “me above the me” or this “me before the me”）所攫獲，小孩

也就被拉出他立即感受到的實在之外了；這個視覺形象有一種去實在化（de-realizing）的功能，它讓小孩從他原本所實際上是的離開，轉而導向他所看到與想像自己所是的。最後，如此從立即之我（the immediate me）的疏離，為了在鏡中可見之我而付出的「沒收」（confiscation）代價，也已經預示了一個人在他人之眼注視下之主體「沒收」的情況。（Merleau-Ponty, 1964, p. 137）

這是法國現象學家梅洛—龐蒂對鏡像階段的評論。於其中他首先指出，鏡像的獲得讓幼兒不再與其「經驗到或慾求的內容（what it experiences or desires）混淆在一起」，怎麼說呢？在此之前，幼兒雖有本體基模與感覺運動基模所給予的身體整合感以及「這裡」的空間感，但在其經驗中並沒有與周遭絕然的分別。幼兒的身體感經常為周遭所用，如看到其他幼兒跌倒受傷，他也會感到疼痛並哭泣，顯現出感覺互易（transitivism）的現象。然而，在鏡像經驗中幼兒不但獲得了有明確邊界輪廓的身體意象，這個身體意象還是置身於周遭事物相對關係所形成的空間之中。鏡中的視覺圖像疊加在原本的身體感上，將感受限制在身體意象的邊界上，也讓幼兒的身體與周遭事物劃分開來。

梅洛—龐蒂以「正在活著的我」（this immediately lived me）與「立即之我」（the immediate me）來指稱鏡子之前的幼兒，以「建構出來的我」（a constructed me）與「形象的我」（an imaginary me）來指稱幼兒的鏡中像。而兩者之間的關係卻是前者為後者「沒收」了。這是說幼兒認出自己時，也就是幼兒有自我意識時，被認出的、意識到的並非「在這裡有立即感受」的自己，而是他人注視下的樣子。從此，這個「樣子」成為一個人自我認同的落點。梅洛—龐蒂稱這是一種去實在化，即去掉了、離開了立即感受所活出的周遭實在。但我們也必須指出，幼兒從此也活進入非立即的、間接的形象化的實在，一個可以估量自己與周遭關係的實在。

在這樣的鏡像經驗中，觀看者在哪？一般人可能會不假思索地回答：「站在鏡子前面的幼兒啊！」但經過上面的描述後，我們必須說，鏡像經驗中的觀看者並不是在鏡子之前，被梅洛龐蒂稱為「立即感覺的我」的「那一個」，而是移到母親／他人位置，在「有一點距離下」行使觀看的「那一個」。這是說，立即感受之我與形象之我的疊加與附著，不可或缺的是幼兒使用他人的觀看，或說站在他人視角的觀看。也因此，鏡中像總是有「質感的」。如果母親以充滿笑意的眼神看著幼兒，那麼幼兒看到的自己就是「令人愉快開心的樣子」；如果母親總是以憂愁的眼睛看著幼兒，那麼幼兒看到的自己就是「令人憂愁的樣子」。這些質感不是鏡前幼兒的觀看所能生產出來的。因此我們應該說，鏡像經驗中的觀看者，是採取了他人之眼，行使了與其相同之注視的幼兒。

前一小節中描述的替代性受體三角形現象告訴我們，他人的眼睛就是鏡子，在這一小節我們看到，沒有他人的眼睛就沒有鏡像的認同。產生替代性受體三角形與鏡像經驗結構是異曲同工的，如圖 7-5 所示。

也就是說，當鏡像經驗發生時，鏡中像承繼了替代性受體的功能，提供幼兒一個可以附著上去的身體意象。如此的身體意象關連著母親的注視，同時也是鑲嵌於周遭空間（surrounding space）之中。母親／他人之眼的擄納是幼兒身體感與鏡中像的黏著劑。

進一步來說，由於從他人的位置觀看實依賴於幼兒的想像能力，因此即便沒母親或他人在場，幼兒仍可以維持到「觀看者／體感者／形象者」的鏡像經驗結構，如圖 7-4d 所示。如果說鏡

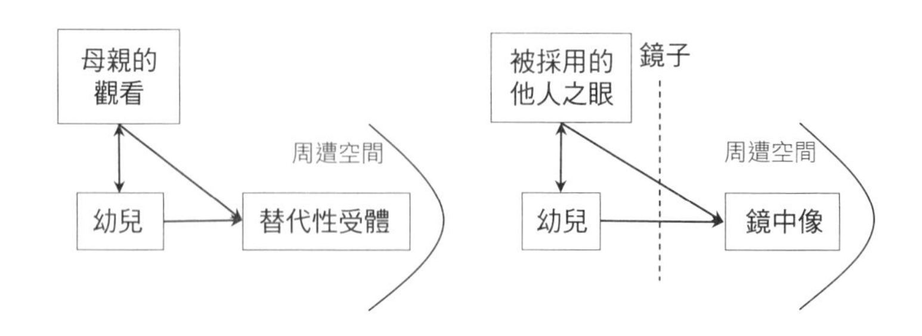

圖 7-5　「母親的眼做為鏡子」
的替代性受體三角形與鏡像經驗結構

像階段是自我意識的開端，那麼鏡像經驗結構就可說是自我意識的發生結構，其中「體感者」、「形象者」與「觀看者」缺一不可，我將之稱為自我的三位一體結構（the trinity structure of the self）。如此一來，這個結構不只是說明幼兒認出自己鏡像的經驗，也是我們在任何時候看到自己、說明自己以及察覺自己時所涉及的結構。當一個人說：「我太胖了！」意謂著他的身體圖像是有「質感」的，而這個質感是來自他在某一種觀看下之顯現的印象。「我太胖了！」是他所攜帶之他人之眼所觀看的結果。

當梅洛－龐蒂以受格的我來指稱「體感者」，即立即之我（the immediate me; the one feeling and acting）與「形象者」，即形象之我（the imaginary me; the one being seen），那主格的我呢？「觀看者」，進行觀看的那一個我（the one seeing; the seeing I），是這個問題的答案。在鏡像結構中唯有這個「觀看的我」反身地持有體感受格我與形象受格我，以及兩者之間的指涉關係。然而我們已經知道，這個觀看的我是一個據納他人之眼的想像。因此我們不得不結論，人類的自我是想像的產物。這個想像指的不只是鏡中像或他人眼中的形象，更是想像地採用與攜帶著他人之眼的觀看者。

有人會問，這裡所描述的鏡像與自我經驗結構對天生盲人來說也適用嗎？如果不適用那可以說是對人類存在性的普遍理解嗎？一般人可能會認為天生盲人沒有觀看經驗也不懂觀看是什麼，因此對他人注視免疫，但其實不是這樣。事實上天生盲人深深地被明眼人的社會規範所支配；他們在社交訓練時就被要求必須隨時注意到明眼人對他們的看法（Bullington & Karlsson, 1997）。也就是說，盲人必須克服自然的、沒有視覺的活動方式，由想像的他人之觀看來呈現自己的樣子。這樣一來，鏡像經驗所產生出來之自我的三位一體結構同樣會出現在天生盲人的經驗中。

鏡像經驗中的三重意識結構

第四章中我經給予意識這樣的描述：「意識是一種由人所經驗到的，將環境組織建構起來的現象，並且讓人感受到自己是一個『作為者』（agent）；意識活躍地組織起有機體的『活在環境脈絡中』，從而激發了相應的生理與心理活動。」而有三種不同的方式給予了人與周遭的連繫與組織型態，即體感、圖像和語意。這就構成了意識三重構作的理論模型。本章所提出的鏡像經驗結構進一步顯現了這三重意識的構成基礎，而自我的三位一體結構也指出自我的作為者性（agency）是由受格與主格型態疊加的。如此的認識也進一步解明了存在催眠治療中的種種經驗與意識運作現象。底下分別說明。

體感意識

前述關於幼兒鏡像經驗的討論中顯示，身體及其相應空間的組織樣態共有三層。幼兒的第一層身體與空間的共構由幼兒的活力情感與母親提供的活化輪廓所組成，我們稱之為本體基模。本體基模身體，或簡稱為本體感身體（the proprioceptive body），是依靠著他人身體所給出的環繞身體感經驗，其中幼兒經驗到的是環抱輪廓之內的身體感受流動，沒有超出觸感輪廓之外的外部空間。身體感與周遭環境同一。第二層則是稱之為感覺運動基模的身體，或簡稱感覺運動身體（the sensorimotor body）。這是在幼兒的視覺成熟與運動能力出現後所獲得的，與周遭空間所共構的身體。感覺運動基模指的是一種幼兒與周遭之間的身體層次中介，它就像一件穿在幼兒身上的衣服，架構起幼兒在周遭空間中的行動。本章先前曾以模仿他人行為的例子來說明幼兒的身體如何獲得他人的動作與這動作相關的周遭事物空間關係。比起本體感身體，感覺運動身體可說是有了對象導向之外部空間的身體，而身體各部分在運動中獲得了整合協調。這是幼兒的視覺所帶動的身體感過程。

而在鏡像經驗中幼兒獲得了第三層的身體，身體意象身體，或簡稱意象身體（the imagery body）。這是從立即感受之身體以外的位置所看到的身體，顯現在他人之眼中的身體。意象身體給了幼兒一個清楚、確切的身體邊界與樣貌認識，而這個樣貌也總是沾染著他人之評價的質感。此外，這樣的身體是置身於如鳥瞰觀點的空間之中，而非以幼兒立即感受之地出發的，與周遭事物的方向與遠近關係空間。如果以開車為例，前者就如行車導航 GPS 所給予的空間，而後者則是開車當下拿捏車子與周遭其他車子、行人與障礙物之間距離的空間。

這三層身體構成我們日常生活的身體感。這也是說我們所經驗到的空間是複合的空間（compounded space）；本體基模給予身體內在空間感受，感覺運動基模空間與身體意象空間疊合成外部空間。這三層身體是疊加的，但也會在某些狀態下顯現出其中一層的獨特特徵，成為經驗中的支配內容。在日常生活的經驗中，眾目睽睽之下不自在的身體動作、「忘我」狀態下行雲流水的身體運動，以及冬夜包裹在棉被中的身體感等三者，就近似地反映了這三層身體各自獨顯的時刻。

以這三層身體結構來看前兩章的存在催眠治療案例，體感意識的引動其實包括了本體感身體以及感覺運動身體兩種作用。在身體掃瞄的催眠引導中，主要引動是的本體感身體，受催眠者有時甚至會有本體感覺消失，也就是本體基模瓦解，身體邊界感消失的經驗。在個案聆聽隱喻故事，進入故事場景時，引動的是合於場景周遭的身體感，是感覺運動身體。當個案栩栩如生地敘述某一經驗場景，宛如正在經歷其中事物時也是如此。以意識三重構作理論來看，不論引動的是本體感身體或是感覺運動身體，都形成體感意識的活躍，也就是意識狀態的變化。

至於身體意象的身體感，由於涉及觀看，我們在下一小節討論。

圖像意識

觀看或注視是由鏡像經驗所貢獻出之自我三位一體結構的重要核心。不過，這其中包含兩種不同的觀看。一是前鏡像期的幼兒的注視，如在臉鏡現象中幼兒對母親的臉的注視，從身體感上獲得周遭的開放或緊縮。又如在模仿他人動作的現象或替代性受體三角形中，幼兒為其所見之對象所攝入，是其所見。這樣的看，是與對象及周遭連結起來的看，是與本體基模體感混成的看，同時也是相應於感覺運動身體的觀看。這樣的看也是個別處境性的（situational），沒有跨情境的連續性與支配性。

另一種觀看則是以他人位置的觀看。這是一種反身的觀看（reflection），如此的看除了看到「我的樣子」、「我的形象」外，也看到物與物之間的關係，也就是包括「我自己」在內的周遭事物之間的關係形態。因此，觀看不只是朝向對象，也獲得對象與對象之間的關係形態，從而給予一種不同於語言意義的理解。本書經常使用圖示來呈現文字陳述所表達的概念，就是訴諸觀看能抵達事物關係形態之掌握的特性。

不過，以他人位置、他人之眼的觀看卻也有壓制身體感受或取消身體感受的作用。如先前引述梅洛—龐蒂所說的：「如此從立即之我（the immediate me）的疏離，為了在鏡中可見之我而付出的『沒收』（confiscation）代價，也已經預示了一個人在他人之眼注視下之主體『沒收』的情況。」由於他人之眼下的身體意象總是帶著各式各樣的價值判斷，幼兒所依附上的身體意象就有著對身體進行價值鏤刻的作用。「我太胖」、「我很醜」、「我很漂亮」、「我很棒」、「我不夠好」等等，這些都不只是意念上的評價，而是鏤刻進身體的價值。價值鏤刻的身體意象也會引動另一層次的身體感受，接近我們一般所稱的情緒。不管是幼兒或成人，獲得負向價值評斷的身體意象都會出現沮喪或焦躁的情緒；獲得正向價值評斷的身體意象則會有高興、愉悅的情緒。前者讓人想要逃避或避免，後者讓人想要維持或擁有。不論哪一種情緒，有著價值鏤刻的身體意象就讓處境性的身體感受不再像過去一樣得以舒展，而是甚至會形成對抗。因此，意象身體所帶來的身體感大部分是壓制而不是展現。為了社會認定的美貌而瘦身、減胖的經驗即是一例。

綜合上述，以他人位置出發的觀看可以進一步區分出兩種不同的焦點。一個焦點看到的是視野中事物關係型態與空間，另一個焦點則是專注於價值鏤刻的身體意象。前者像是單純的反身觀看，後者則是針對直接感受之我的價值評斷反身觀看。相比於前鏡像期從直接感受之行動者出發的幼兒觀看，單純反身觀看的不同在於從與周遭立即直接連繫的身體抽身而出，以一個有距離的觀點所進行的觀看。單純反身觀看的時刻不見得會引動身體感，但若其所見的周遭關係空間連結到立即直接感受行動者，就會轉換到直接感受觀看而引動行動的感覺運動身體，繼而出現行動。

另一方面，專注於價值鏤刻身體意象的觀看也會擴及到對周遭的認識。負向價值評斷的身體意象所置身的是充滿嚴苛要求的周遭，而正向價值評斷的身體意象則是帶著充滿歡迎與機會的周遭。這裡可以看到，反身觀看下呈現的正向價值身體意象容易結合立即感受的感覺運動身體，從而投入周遭之中。而負向價值身體意象的觀看則是關連著壓迫與嚴苛的周遭，從而阻止了行動。我們可以根據觀看位置與焦點的不同，將這裡討論的觀看運作整理為表 7-1。

表 7-1　觀看位置、身體感與空間

<table>
<tr><th>觀看的位置</th><th>觀看之焦點所見</th><th>相應的身體感與周遭</th></tr>
<tr><td>直接感受行動者的觀看</td><td>與事物對象直接關係之行動空間</td><td>感覺運動身體
以及對象導向的周遭行動空間</td></tr>
<tr><td rowspan="2">從他方位置反身的觀看</td><td>事物相對關係之型態與空間</td><td>無</td></tr>
<tr><td>價值鏤刻的身體圖像</td><td>正向身體意象：
愉悅情緒與歡迎的空間
負向身體意象：
沮喪情緒與嚴苛的空間</td></tr>
</table>

如此看來，存在催眠治療實是進行觀看方式之調動的治療方法。前兩章案例中的經驗改寫歷程即是在更改個案身上造成阻礙的價值鏤刻身體意象，而更改的方法正是訴諸治療師與個案「一起觀看」的經驗結構，也就是本章指出的，包含了他人之眼的鏡像歷程結構。如在第五章中，慢性病的身體是脆弱且無力量的身體，這是醫學觀看下的「事實」。生活周遭從而顯現為充滿難以負荷的要求。這樣的身體與周遭與隱喻故事中的小樹相似，聆聽故事就讓個案 M 從旁觀視角到主角視角都召喚出病弱的身體與相應的周遭。隨著故事推展與轉換，M 看到自己正向的舞蹈身

體圖像，甚而進入其中，成為直接感受的觀看者。最後回到小樹轉變後的正向身體意象與直接感受觀看下的感覺運動身體，以及相應的，充滿歡迎與可能性的周遭。也就是說，存在催眠治療所動用的圖像意識是治療師參與其中而能夠帶出新的處境性身體感的觀看，從而覆寫或改寫到原本的價值鏤刻身體上。像是「慢性病的身體」到「有適當的安排就可以享受生活的身體」，以及「受性侵害的身體」到「有力量的身體」。其中慢性病與性侵害事件並沒有被否定，相應改變的也不在意義的層面，而是身體與周遭空間的樣態。

語意意識

鏡像階段經驗似乎沒有涉及語言。不過立即感受之我（the immediate me）、形象之我（the imaginary me）以及觀看之我（the seeing I）組成的自我三位一體結構包括了「我」的主格與受格型態，其實就已經為自我指涉的語言發展奠立了基礎。約在通過鏡像階段的同時，也就是十八個月大時，幼兒開始可以說出自己的名字。在此之前，幼兒會對他人呼喚他的名字有反應，但尚未能夠以名字進行自我指涉。名字，是以他人的位置對在這裡的「我」的指稱，如同鏡像是我在他人眼中的樣子。名字也如同鏡像，與「這裡的我」之間有著指涉關係。

然而這裡掌握到指涉關係的「我」，也就是「說出名字的我」，並不是立即感受的受格我，而是如同鏡像結構中的觀看者，立足於他人位置的發話者。幼兒發展中之「人稱代名詞反轉」現象可以做為例證。幼兒在二十四個月大開始出現以人稱代名詞「我」自稱，但並不穩定。這時會出現所謂的「人稱代名詞反轉」的現象，也就是以「你」來作自我指涉。例如：

母親：「你要不要吃？」幼兒：「你要吃！」

在成熟的語言使用上，這裡幼兒的回答應該是「我要吃！」。因為把「我」反轉為「你」，所以稱之為人稱代名詞反轉。不過仔細來看，這其實跟以名字自稱的結構一致：

母親：「寶寶要不要吃？」幼兒：「寶寶要吃！」
母親：「你要不要吃？」幼兒：「你要吃！」

也就是，此時幼兒使用的「你」不是人稱代名詞，而是如同名字一般的自我指涉關係。這說明了這裡說話的我是說出他人語言的我，如同在他人位置以他人之眼觀看的我。使用「你」自稱其實沒有反轉，因為說話者不在「這裡」。反而是以「我」自稱才需要反轉：把名字指涉的「我」從受格的感受之我反轉到觀看之我，成為主格。從此，以主格我自稱所指涉的，就是鏡像結構中能反身掌握感受之我與形象之我的觀看之我。也就是說，從以名字自稱到主格我自稱的說話者，所展現的經驗結構雷同於鏡像經驗結構。成年人也有以名字，即第三人稱自稱（illeism）的現象，如此自稱者會有顯著的自我位移經驗。這在不同情境中的意義不同，但都可以鏡像結構來理解。

幼兒在三十六個月大後就可熟練地使用「我」自稱。「我」不只是人際中「你」的反轉，它還是與媽媽關係的寶寶、與兄姊關係的弟弟或妹妹、與祖父母關係的「乖孫啊！」，還有自己的名字等等所指稱之人的綜合。也就是說，「我」是一個跨處境、綜合了種種處境中之經驗者的自稱。「我」不受限於任何一個單一處境。當一個人在特定時地下以「我」自稱時，他不僅處在此時此地，更疊加上一個無時無地但卻是另一層次的存在界域，以語言所構成的存在界域。

原先在鏡像結構中所看到的「去實在化」，即從立即感受的實在到進入他人眼中之形象的實在，現在則是進一步進入語言構成的實在。當幼兒可以以名字自稱時，它就進入了語言所給出的秩序之中。「主格我」進一步統一了種種處境中之感受經驗者，是一個可以在語言中進行更廣闊運作的符號存在。像是，語言中的主格我具有跨處境的連續性，這在語言中具體化成線性時間軸（linear temporality）。「我昨天去海邊，我今天要去看阿公、阿嬤。」過去、現在與未來的時間關係只有在語言中才得以顯化，尚未進入語言的幼兒只能有不斷流動的當下。能以主格我自稱而進入語言的幼兒如此就獲得了先前所沒有的線性時間存在，周遭世界與其中的事物也相應地有了時間的秩序。從此，相對於流動不停的感受實在，能夠給予事物秩序的線性時間實在就占了上風，成為幼兒及成人生命中的支配性實在，甚至是唯一實在。

語意意識即是由語言所構成的存在地帶，在其中事物獲得了不同於體感與圖像的關連方式，也就以不同的樣態呈現於幼兒的覺察之中。如同在鏡像結構中的觀看我將他人眼中的形象鏤刻進幼兒的身體，語言中的主格我所採用之關於自我的言說，如「我是男生」、「我是女生」與「我很勇敢」等等，也同樣有著形塑與帶動體感模態的作用。這就是語言實在中的活。語言實在給出超出觀看的關係模態，也給出新的符號身體。

相應地，他人對「我」的言說，「你好棒」、「你好糟」、「你是好人」與「你是壞人」等等，就不是無關痛癢的空話閒談，而是會扎實地鑲嵌進身體的束縛。如此我們就可以明白，為何語言霸凌與網路霸凌會如此嚴重。如同鏡像，文字中呈顯出來的樣子不是孤立的，而是一個世界中的存在。當網路不再僅是訊息傳導功能的工具平台，而成為一個人們棲居其中的世界，必也會有另一層次的「我」形成。這些不同層次的「我」都具有其存在性，它們之間的爭執正是自佛洛伊德以降之心理治療所發現的，人們受苦的來源。

參考文獻

Adolph, K. E., & Kretch, K. S. (2012). Infants on the edge: Beyond the visual cliff. In A. M. Slater & P. C. Quinn (Eds.), *Developmental Psychology: Revisiting the classic studies* (pp. 36-55). Sage Publications Ltd.

Bullington J, & Karlsson G. (1997). Body experiences of persons who are congenitally blind: A phenomenological-psychological study. *Journal of Visual Impairment and Blindness*, 91:151-162.

Gibson, E. J., & Walk, R. D. (1960). The "visual cliff." *Scientific American, 202*(4), 64-71.

Merleau-Ponty, M. (2010). *Child Psychology and Pedagogy: The Sorbonne Lectures 1949-1952* (Trans. T. Welsh). Evanston, IL: Northwestern University Press.

Merleau-Ponty, M. (1964). *The Primacy of Perception* (Trans. J. Edie). Evanston, IL: Northwestern University Press.

Merleau-Ponty, M. (1962). *Phenomenology of Perception* (Trans. C. Smith). New York: Humanities Press.

Stern, D. N. (2002). *The first Relationship: Infant and Mother*. Cambridge: Harvard University Press.

Stern, D. N. (1985). *The Interpersonal World of the Infant*. New York: Basic Books.

Sorce, J. F., Emde, R. N., Campos, J. J., & Klinnert, M. D. (1985). Maternal emotional signaling: Its effect on the visual cliff behavior of 1-year-olds. *Developmental Psychology, 21*(1), 195-200.

Straus, E. (1952). The upright posture. *Psychiatric Quarterly, 26*(1), 529-561.

Tronick, E. Z., Als, H., Adamson, L., Wise, S., & Brazelton, T. B. (1978). The infant's response to entrapment between contradictory messages in face-to-face interaction. *Journal of the American Academy of Child Psychiatry, 17*(1), 1-13.

【第八章】

圖像意識的鏡映運作：與榮格心理治療的對話

意識三重構作模型中的圖像意識在心理療癒的活動中占有相當重要的地位。本書先前所提及的宗教療癒、催眠治療案例以及幼兒鏡像經驗等都呈現了圖像意識在存在狀態變化上的作用。在一般的心理治療看法中，人們觀看圖像後說出的種種理解或看法來自所謂的投射（projection）作用，臨床心理學家也以此觀點來解讀主題統覺測驗（thematic apperception test, TAT）與羅夏克墨跡測驗（Rorschach inkblot method）等以圖像為主的心理測驗工具。不過，依循現象學思考與方法的存在催眠治療並不採用「投射」這樣的既定概念，而是從「觀看」的經驗運作，也就是以圖像意識過程來了解相關現象。

在各個心理治療學派中，榮格（Carl Jung）所創建的心理治療，分析心理學（analytical psychology），對於觀看圖像的作用有獨到的見解，而積極想像（active imagination）是其代表性的治療方法。榮格廣泛地蒐集了各種神話、幻想、象徵與個人行為等材料，提出他的心靈實在（the reality of the psyche）理論。他認為一個人的意識中心——自我（the ego），與個人認同——社會面具（the persona）以及被拒絕或未發展的自我面向——陰影（the shadows）三者構成了其心理能量流動的型態——情結（complexes）。當情結來自個人所遭受的痛苦時，經常會形成兩股力量對立的僵化狀態，導致生命發展的限制。若一位受苦之人可以與人類共享的心靈泉源——集體潛意識（collective unconscious）連結，將使個人心靈結構中的對立力量整合而抵達一完整的狀態——本我（the Self）。這就是自性化的過程（individuation）。這樣的過程可借助與集體潛意識中所孕有的能量組織型態——原型（archetypes）之互動，來轉化僵化、固著的情結。原型通常以神話、象徵或圖像的形式呈現，而積極想像就是一項透過圖像讓個人與原型互動的方法。此外，榮格以鍊金術過程（alchemical process）來形容此一轉化過程，意指此一歷程如同鍊金術是讓各種元素融合質變為新的物質，因此是一創造性的轉化。

本章將積極想像視為一圖像觀看的活動來進行探究。一方面顯化「觀看」的圖像意識運作歷程，另一方面也讓存在催眠治療與榮格心理治療進行初步的對話。其實第五章以隱喻故事進行的存在催眠治療就類似於以象徵故事來改變個人的情結處境。本章介紹的圖像觀看活動已經有許多成功的心理治療案例，是存在催眠治療發展出來的圖像意識技術。在接下來的內容中將先簡要說明榮格的積極想像，再介紹存在催眠治療的圖像意識技術，並對其歷程結構進行現象學描述。最後則進一步與榮格分析心理學的超越功能、投身與移情（transference）等論述對話。借助榮格心理治療的洞見，本章也深化了存在催眠治療在說明人類心理過程的意涵。

榮格的積極想像及其操作

積極想像的發展

榮格是在 1913 至 1916 年之間開始發展出後來被稱為積極想像的心理療癒方法。他在 1913 年與佛洛伊德決裂，其後經歷了相當嚴重的人生低潮。在那一段時期，榮格自述自己不知道該如何是好，只能讓自己被內在湧現的圖像所圍繞，然後嘗試找到與這些圖像工作的方式。後來他發現一件非常有趣的事情，當他經驗到恐懼、害怕、焦慮等不舒服的情緒時，如果他能將這些情緒轉變成為圖像，他就會感覺到內在的平靜與確定，原來強烈的情緒就消失了。這讓榮格對於圖像經驗產生極大的興趣，後來就有系統地研究圖像經驗在療癒工作上的作用（Jung, 1989）。

榮格也嘗試了許多不同的表達形式來進一步展開這些內在湧現的圖像經驗，如故事寫作、繪畫、雕塑、歌唱，甚至舞蹈等。榮格的這些嘗試與研究也成為後來表達性治療，如藝術治療、音樂治療、舞蹈治療、以及沙遊治療等的基礎。而關於這項療癒技術的命名，一直到 1935 年的塔維斯托克演講（Tavistock Lectures）中，榮格才正式使用 active imagination（積極想像）這樣的名稱（Jung, 1970）。在這之間他曾經嘗試用過許多其他的名稱，像是 trancing、visioning、dialectical method、technique of differentiation、technique of introversion、introspection、technique of the descent 等（Chodorow, 1997）。在榮格的學說裡，這些名詞指的都是關於覺知、面對、接納與整合潛意識訊息的過程。

積極想像的療癒內涵

對榮格來說，積極想像的療癒作用在於它可以帶出一個創新的形式來統合內在原來分裂極化對立的兩股力量。這也是他所謂的超越功能（transcendent function）（Jung, 1975）。在他早期關於超越功能的說明中，榮格認為人的心理疾病就是來自於內在分裂力量的對立。療癒的出路不是在於二擇一的選擇或是對任一方的否定，而是獲得一個新的形式來統合對立的兩者。而這個新形式的出現有賴於人之想像力的創造、運作。事實上，榮格認為人的想像創造力的貢獻並不只是在於心理疾病的療癒上，而是更根本的人類生活基礎。榮格如是說：

> 所有具創意的想法與作品都來自於想像

（imagination），其源頭則是人們樂於稱道的幼兒幻想（infantile fantasy）。不只是藝術家，任何創意者的生活都深深依賴著幻想。幻想的動力原則是玩耍，另一個屬於兒童的特性，也因此它與嚴肅的工作不同。但若沒有與幻想的玩耍就不可能有創意作品的誕生。我們受恩於想像玩耍的程度是無法估計的。（Jung, 1921, p. 93）

關於積極想像，榮格並沒有給予太多步驟的建議或說明，因為他認為這是一個非常自然的過程。不過大致上榮格區分了兩個大的階段：一是讓潛意識升起（letting the unconscious come up），二是讓潛意識熟成（coming to terms with the unconscious）（Chodorow, 1997）。在第一階段，關於如何讓潛意識升起，榮格在中國道家經典《太乙金華宗旨》英譯本的序文中，以「無為」來說明一種停止意識的造作的狀態，以邀請潛意識的經驗來臨（Jung, 1983）。同時，榮格談到一種觀看，德文為 *betrachten*，這種看也是一種孕育，讓觀看的對象孕育出一種可能性來。

而在第二階段是讓潛意識自發升起的圖像熟成，而其形式不限於圖像，有可能是繪畫、雕塑、沙遊、故事寫作或各式藝術形式等。第二階段是意識主導的階段，但意識的主動工作並不是破壞前一階段的經驗，而是讓它依據它自己的傾向來展衍表達。除此之外，榮格也強烈主張積極想像最後必須被帶到生活上來協調執行，也就是要跟生活的現實條件與道德規範互動。這個在生活上面對人間倫理的協調也是榮格的積極想像第二階段的一部分。

積極想像的步驟

如前所述，榮格並沒有特別建議積極想像的步驟化操作，所幸相關的榮格學者已經根據積極想像的內涵與經驗，規畫了階段性的步驟。長期與榮格工作並成為他傑出繼承者的瑪麗—路薏絲·馮·法蘭茲（Marie-Louise von Franz）（von Franz,1980; 2011）就為積極想像提供了四步驟，分別說明如下：

第一、清空自我意識（Empty the "mad mind" of the ego）：也就讓意識思慮讓位。為何說自我意識是「瘋狂的心靈」呢？因為「意識永遠在干預、協助、矯正及否定，從未讓心靈過程平靜展開」（Jung, 1983, p. 16）。清空自我意識即是進入前述的「無為」狀態。這時經驗者可能是處於無特定觀看對象的狀態，或是面對著特定的圖像材料，如曼陀羅（Mandala）圖像。

第二、讓潛意識的幻想影像升起（Let an unconscious fantasy image arise）：接著是等待幻想影像自發地湧現，或是面對著某一圖像並進入無為的觀看。這樣的觀看經驗並非視而不見，而是前述之孕育可能性的觀看。要注意的是，所謂的可能性的孕育並非意識主動的選擇，而是一種被動領受的狀態。榮格如是說：「當我們小心不去打斷事件的自然過程，我們的潛意識會生產出一系列的圖像來呈現一個完整的故事」（Jung, 1970, p. 193）。這裡生產動作的主詞是潛意識而非意識。

第三、給予某種表現形式（Give it some form of expression）：觀看者在此保留著上一步驟的圖像經驗，再進一步由意識主動尋求適當的形式來讓先前的圖像經驗獲得成熟的表達。

第四、面對人間倫理（Ethical confrontation）：獲得確定的表達成果後，觀看經驗者可以藉由書寫或與可信任的人討論的方式，把積極想像所得與自己所處之生活環境條件進行交互協調檢查，以獲得融入生活的方式。

從積極想像到存在催眠治療的圖像意識技術

積極想像中的意識三重構作

前節揭示的積極想像內涵與四步驟，其實蘊含了意識三重構作的運作。首先「清空自我意識」就是讓語意意識所構成的種種想法與判斷停止下來。由於一般日常狀態下的我們多是在語意意識支配下進行思考與行動，因此這個停止也代表讓位。而第二步驟「讓潛意識的幻想影像升起」並非指主動思慮，而是清空的狀態下的被動等待。這裡可以看出，要讓想像進入「積極」、「主動」狀態，實是要語意思維進入被動或受動狀態。觀看者在此其實是經驗到一種狀態的改變。而從存在催眠治療的角度來看，這種狀態改變相應的是意識運作之支配層次改變，也就是進入了另態意識之中。換句話說，積極想像至此的歷程類似於第五章以隱喻故事進行催眠治療之進入催眠狀態、等待故事開展的時刻。

第二步驟「讓潛意識的幻想影像升起」，其中形容詞「潛意識的」雖一般被理解為指向幻想影像的來處，但在這過程中，更精確地說應該是指「語意意識之外的」、「自發的」視覺或圖像經驗。不論此時是幻想影像浮現或是所面對的圖像「開始移動、增添細節並且展開」，甚至「產出一系列的圖像來呈現一個完整的故事」（Jung, 1970, p. 193），都是外於意識的、自發的。這就是榮格所謂的讓可能性「孕育」出來的觀看。在存在催眠治療的理解中，這一階段正是圖像意識的運作場。

第三步驟的「給予某種表現形式」之重點在於形式（form）。形式讓湧現的、增添的圖像得以獲得組織而可被通達（intelligible）。如同前述，這些表現形式有可能是繪畫、雕塑、沙遊、故事寫作或各式藝術，因此它不見得是語言的，但卻是整體的。「表現」同時也意謂著呈現於經驗者自己與他人的眼前。這不僅是對象化的觀看，也是加入他人眼睛的共同觀看。從先前的第五、六、七章中我們可以看到，存在催眠治療提出並仔細地說明了與他人共同觀看如何是心理療癒的核心作用。

最後的第四步驟「面對人間倫理」實是再回到由語意意識所構成的人間世規範倫理。這顯示了榮格心理治療雖強調離開個人受限的日常生活，強調與集體潛意識中的原型連結，但仍承認個人需要回到日常生活的社會規範之中。只是此時的重返已經獲得了新的經驗流動形式，能夠重解人間倫理或是在其中尋得行動的路徑。這與存在催眠治療與奧祕連結再重返世間人情的倫理行動（本書第四章）有異曲同工之妙。

存在催眠治療的停止語意意識、進入圖像意識與引動體感意識，從而更新存在狀態的倫理照顧歷程，因此相仿於榮格的積極想像方法。上述的解析也呈現了積極想像的本質其實就是具體而微的心理治療過程。積極想像因此可以說是以圖像意識運作入手的心理治療方法。我認為，榮格以「超越功能」與「孕育的觀看」來描繪積極想像的作用就應該可以從圖像觀看的意識過程中顯現出來。

圖像意識技術在存在催眠治療中的步驟

受啟於榮格的積極想像方法，存在催眠治療也發展出自己的圖像意識技術。這是一個可以由個人自己進行的圖像觀看過程，也可以由心理治療師邀請求助者在治療中一起進行的活動。接下來的步驟描述是以心理治療場景為設想的依據，不過讀者可以自行以存在催眠治療的理論原則在不同現場條件下進行步驟的修改。

第一、求助者的掛心之事或困局。圖像意識技術施用的時機通常是在求助者呈現了他的困擾之後，治療師認為需要轉換其依賴語意意識來處理問題處境的狀態，或是需要不同的管道來「看到」求助者的處境。因此第一步驟是治療師聆聽求助者的掛心之事或困局。有些時候求助者並不想說出自己的困局或問題，那就可以直接進入第二步驟。因此，是否把掛心之事呈現出來不是接續之圖像意識運作的關鍵。

第二、靜下心來，花一點時間安靜呼吸。這是一個轉換到圖像意識的預備，是藉由安靜呼吸讓經驗者回到自己的身體感覺知，也就是退出語意意識，進入體感意識。除此之外，此一步驟也具有讓治療師確定求助者是否已經與自己同步的功能。如果求助者能夠依照治療師的建議，暫停說話並專注在自己的呼吸上，這就表示求助者能夠與治療師同步。

第三、選取一個圖像。求助者此時若如同積極想像的過程一般，自發地浮現了視覺圖像，治療師可以邀請他將看到的內容畫下來，然後再持續進行觀看。除了讓求助者自己浮現視覺圖像外，存在催眠治療更常用的方法是提供一些圖卡讓求助者選擇或隨機抽取做為觀看的標的。坊間有許多現成的圖卡可以使用，但最好是純粹圖像，沒有文字。這是因為圖像意識技術正是要退出語意意識運作。塔羅（Tarot）是可以用的圖卡，但若觀看者熟悉塔羅，對其圖像內容已有固定意義的理解則不適合。而意義尚未被確定的圖卡，如知名桌遊妙語說書人（Dixit）的圖卡就符合這樣的條件。

第四、輕鬆不強求地觀看著圖像，觀看者以自己的節奏進行，最後寫下觀看的過程。此時觀看經驗者或許會因為沒有任何規定而有些焦慮，治療師可適度地給予安撫與鼓勵。觀看經驗者一步一步寫下觀看的過程與觀看到的內容，直到覺得已經獲得觀看到的整體印象就可以停止。

第五、觀看經驗與個人處境的聯結。最後治療師與觀看經驗者討論，在這個過程中觀看經驗者聯想到自己生活上的哪些事情？觀看經驗者把種種聯想向治療師說明或是自己書寫下來，再看看自己是否產生不同的理解。

觀看圖像的意識經驗過程描述[1]

本節將接著呈現前述圖像意識技術步驟施作下的意識經驗過程。這個經驗過程顯示，觀看圖像並非僅是視覺對象之掌握、比對與指認，而是顯現了種種圖像對象之意向性活動及所召喚出之置身所在（situatedness）。透過描述出每一個被看到之對象的圖像意向性及其綜合展開，觀看所引動的存在狀態變化結構也就清晰可見。

我建議讀者在接下來閱讀之前，先以上述的步驟自己實作一遍，並寫下自己觀看的過程。如此就可以用自己的經驗為參照來閱讀底下的描述。這樣一來，讀者不但可以獲得有經驗支持的理解，也能夠分辨現象學分析在處理觀看經驗上的著重點。

「尋求答案意向性」無助於脫離困局

當我們說一個人受困於某一處境或掛心著某件事情無法擺脫時，意指他會在身體上感到負擔、焦躁或緊迫，而且就算有某種「為何如此」的理解，仍然無法解除此一身陷其中的受困狀態。這也正是一般人來到心理治療的狀態。在心理治療中，受困者仍是傾向著尋求答案來說明或理解「我到底發生了什麼事？」一旦如此，受困者轉變為發問者、答案的要求者，也就從受困狀態進入了尋求答案的狀態。在後者中，「尋求答案意向性」啟動，其中發問者以種種意向性朝向著「理由」（這要如何理解？這個理解對不對？如何確定它是對的？）等。但如此之「尋求答案意向

---

1. 本節改寫自本人科技部研究計畫〈身體感與圖像經驗在心理療癒中的作用：通過甘德林澄心法與容格積極想像的經驗研究〉之第二年子計畫成果。研究助理為本人指導之碩士生劉允寶，本計畫部分內容形成其碩士畢業論文〈觀看圖像：透過容格積極想像方法的生活經驗探究〉。我在此特別說明允寶參與研究的貢獻並致謝。

性」運作卻無法解除發問者的受困狀態。

何以故？這是因為「尋求答案意向性」朝向著「理由」，而「理由」的形成與判斷是語意意識的工作，是以「尋求理由與確認理由」的邏輯運行。但這卻無關於受困下的負擔、焦躁或緊迫狀態。也就是說，當治療師面對了「你可不可以告訴我為什麼？」、「為什麼我是如此？」等發問，也就是面對了求助者之「尋求答案與判斷答案正確與否」的尋求答案意向性。治療師不會因為給予了「正確」答案而獲得治療成果。治療師的說明所得到的回應卻經常是：「你說得有道理，但是……」之語意意識局戲。受困狀態下的負擔、焦躁或緊迫體感意識並沒有在「尋求答案」的語意意識活動中消失，依照「正確答案」的行動也不會更動受困者身陷其中的困局。

圖像意向性的運作及其中的鏡映結構

以圖像經驗來尋求心理治療的進展，促發的是受困者的圖像意識。首先這讓受困者離開語意意識主導狀態。接著在面對圖像時，不論是從局部開始，一一指認個別對象，或一次說出整體印象，再接著說明個別對象，都讓觀看者在圖像層次的對象意向性一一現身。這是說，由圖像意識活動所展開的，一個一個事物的指認，亦即一個一個觀看者與事物相涉（related）的「觀看者——關係空間——被看見的事物」整體（以下簡稱「觀看者事物關係整體」）現身了。如圖 8-1 所示。

舉例來說，在圖 8-1 中，當「小提琴」被看到了，它成為「可見的」（visible）。令其如此這般可見的，是一種觀看（seeing, visioning），但這種觀看的「看到」，不是來自對象本身，而是源於它可以被指認出來的關係空間，包括形成圖案的顏色、形狀與背景，以及觀看者與「小提琴」之間的關係。「這是小提琴，是一種樂器，是需要高度演奏技巧的樂器。」當一項事

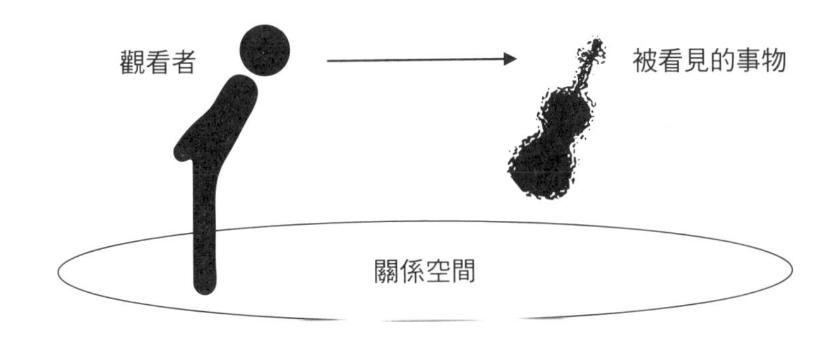

圖 8-1　「觀看者——關係空間——被看見的事物」整體

物被看見成如此這般，必然同時包括了觀看者在內的相涉關係空間整體，如與小提琴的演奏關係與經驗。從而，一個「面對如此之小提琴的我」，如此這般置身於此關係空間中的我，也在這空間中被喚出來了。

進一步來看這「觀看者事物關係整體」的顯現，其過程具備了如同鏡映一樣的結構。例如：「這是一把小提琴，一把難以把握的小提琴。它有魔法，可以讓擁有它的人成為偉大的音樂家，名利雙收。」當觀看者描述這樣的小提琴時，也呈現了此一面對者置身與感受。即便在描述中這是一名虛擬之人，但那感受卻是觀看者身上產生的。觀看者可能會說：「我可以了解這樣的感受，因為這就像我現在面對著……」這樣的鏡映結構如圖 8-2 所示。

圖 8-2 中上方的黑色人形 1 與下方黑色圖像代表著在圖像意識技術中的觀看者與被看到的對象，兩者之間的箭頭實線表示了圖像意向性。對觀看者來說，被看到的對象必然聯繫到一位「行使如此觀看之人」，但這首先會是在其觀看過程中出現的虛擬者，也是一圖像對象，如圖中下方的灰色人形 2 所代表者。當觀看者開始陳述被看到的對象及「行使如此觀看之人」的關係時，

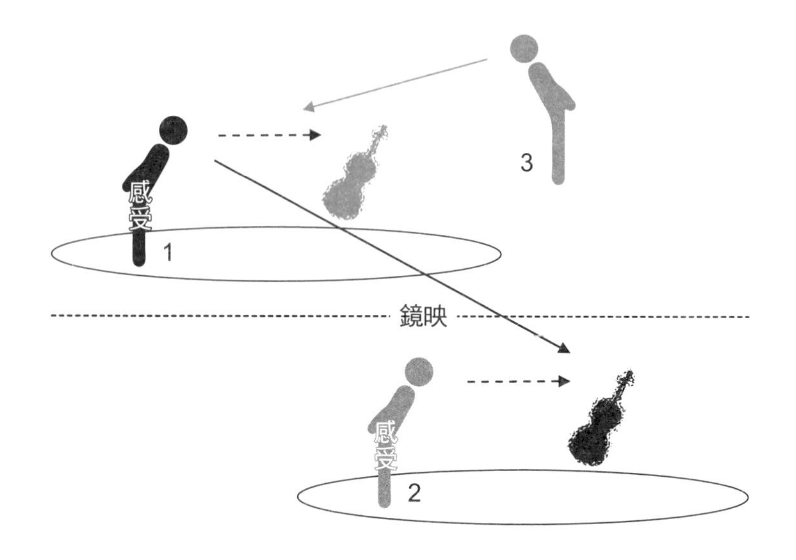

圖 8-2　「觀看者事物關係整體」的鏡映結構

如這個人如何學習小提琴又如何獲得或追求這把小提琴，其中所涉及的感受卻是發生在觀看者自己身上的體感意識經驗。觀看者的描述會像是：「我覺得他……」顯示了一種「他的感受」經驗；「要是我就會覺得……」顯示了一種「我的感受」。兩種描述都指向同樣的感受。因此我們可以看到，圖中的箭頭實線與上下兩條平行的箭頭虛線三者實代表著同一種圖像意向性，也讓上下兩組「觀看者事物關係整體」形成鏡映結構。

多重圖像意向性與疊加而成的置身所在

當觀看者接著一一指認其他個別對象，或是在同一對象上看出不同的特徵，那就是多重的「觀看者事物關係整體」一片一片現身，如圖 8-3 中左邊的圖形所示。在這一片一片的關係整體中都有著一個經驗者的感受經驗，而且都是在觀看者身上產生。這一過程有兩個重要面向。首先，如同前述，觀看過程中觀看者的體感意識會受到引動而活躍起來，從而使得觀看者移置到圖像所展開的關係整體中。其次，這一片一片的「觀看者事物關係整體」會以觀看者為軸心疊加起來，在觀看者身上產生不同層次疊加的感受經驗，如圖 8-3 中的左邊圖形。

觀看活動到了這一步，在觀看者的「觀看——描述」中，各個對象會開始組織起來、關聯起來，以至於動態化，浮現出圖像場景與故事。例如：「除了那把有魔法的小提琴外，旁邊這個圓圓的東西像是一顆球，我猜主角可能喜歡打球，卻把自己的手指弄受傷了。因此他希望能夠獲得這把小提琴，讓他可以像以前一樣在舞台上表演。」榮格曾這樣說：「現在你們明白那個影像為什麼會開始動了吧。同樣地，當你專注於一個內在畫面時，那個畫面會開始動，會增添細節，會展開。」（Jung, 1970, p. 193）這乍聽之下是不可思議的經驗：為何靜態的圖像成為了能動者？但這正符合這裡所描述的觀看經驗：觀看者的描述是在受動領會的狀態下呈現出圖像對象之間可能的關聯方式與目的。

如此一來，觀看過程中顯現之多重「觀看者事物關係整體」就交疊組織成為一「置身所在」，如圖 8-3 從左邊到右邊的圖示。我曾經以存在現象學的理路說明「置身所在」的性質：

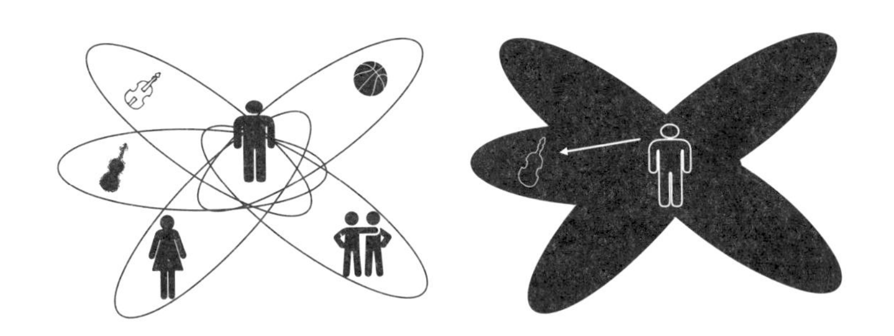

圖 8-3　多重的圖像意向性與疊加而成的置身所在

> 也就是說，若我們以寓居於世來做為對人的根本了解，人的行為與活動將總是顯露了某些生活的涉入狀態，在其中某些特定的社會文化視框為人們所用，而事物也因此被朝著某些特定的方向來理解，人們並且依此而採取某些特定的處理行動。我們可以因為「人置身於其中」的這個特點將如此的涉入狀態稱之為「置身所在」（situatedness）。置身所在不是一個具有特定元件或構成因子的實體，不可以被當成物品來檢視。同樣地，置身所在也不能被理解為「內在心理的」作用或機制；它是涉入者們的置身之所，而不是在這些人的腦部之內。不過，由於置身所在關涉到人們在具體生活場景中如何思索、欲求、行動與反應，是人心生活的「理路」（the "logos" of psyche），因此也必然屬於心理學（psychology）。（李維倫，2004，頁 160）
>
> 更進一步言，置身所在，做為人們理解與行動的氛圍，也有著過去、未來與現在的綻放時間性，所以必須被了解為一個動態性的寓居於世的籌畫整體（a project of Being-in-the-world），而不是我們通常稱作「場所」、「狀況」或「環境」等的靜態事實性條件事物的聚集。（頁 165）

而從觀看過程的圖像意向性運作，我們可以看到置身所在為多重的觀看者事物關係整體所構成，而圖像意識技術讓各個構成性的觀看者事物關係整體逐一現形。

讓我們設想當一個人遭逢某一掛心之事或對象的初始之時，其經驗結構就如同圖 8-3 右邊圖中的人與對象的關聯。此時掛心者知覺著如此這般被看見的對象，但卻無知於令其如此這般遭逢的關係空間整體，即置身所在。圖像意識技術因此如同讓人從圖 8-3 的右邊圖形狀態進入左邊圖形狀態，從而明白其所身處之矛盾與衝突之局的構成。也就是說，觀看者在此可以看到自己身處之「關係整體相疊」的世界。這不是來自「尋求答案意向性」的活動結果，而是圖像意向性運作下的「看見」自己。

觀看圖像過程中的反身觀照

上一節我們已經看到圖像意向性的運作有著「看見」自己的作用，不過這反身性的「明白」不是語意的解釋，而是圖像意識的組織運作與看見。讓我們進一步來描述這反身認識的過程。首先，在圖 8-2 裡是以中間的點虛線來凸顯上下兩組的鏡映，似乎意謂著這點虛線如同鏡面一般。但若深入來看，做為鏡子的其實是圖像對象，透過它觀看者看到了與自己相仿的經驗者。在第七章我們仔細描述過鏡像經驗的結構，其中也發現存在意義上的鏡子其實是他人的眼睛。而幼兒如果要獲得自己的鏡像，必須移置到他人的觀點，才能指認鏡中像為「自己的樣子」。

其次，在圖像意識技術中觀看者反身地看到「在這裡」的自己，而非圖中的虛擬角色，也需要移置到另一個觀看點來迴看。這就是圖 8-2 裡右上方的灰色人形 3。這樣的移置發生於觀看者指認出自己跟圖像場景中的虛擬角色「一樣」時，而這個「一樣」卻有著體感上的基礎，即觀看者與虛擬角色以同樣的意向性關聯到被看見的事物，從而帶出的「一樣」的感受經驗。因此，這個「從另外的角度對自己的看見」不是一個從他人之眼的外加意見或解釋理由，而是與觀看者本身之個別意向性所帶出之感受連結起來的，以當下感受為效標的理解。也就是說，藉由觀看圖像啟動圖像意識的運作，觀看者的置身所在得以經由一個一個分開來的圖像指認，而讓個別意向性的組織工作逐一顯現。原本置身於難以明辨之混沌處境的受困者，得以因這樣的過程而對自己的處境拉出距離且獲得理解。

第三，因此不論在圖像意識技術的經驗描述或幼兒的鏡像經驗中，我們知道了觀看者的看總是包含著對自己的迴看；「我看著它，也如此被看」。圖像意向性的運作其實是包括了「看／迴看」的雙重性與相互性。在心理治療的場合中，治療師必然加入求助者的「看／迴看」，而形成「一起看」的結構。這讓求助者的觀看成為人際的，也讓治療師得以提供第三種「看」，並加入觀看者存在狀態之重新建構的觀看之中。在一起看的過程，從被看見的事物上，治療師身上也獲得了觀看者的體感經驗，而在對看見的事物與圖像意識組織過程的描述言說中，觀看者的感受與圖像經驗都在語意層次獲得了表達，從而進入了人際脈絡之中。如此一來，圖像意識技術的實作過程就呈現為「體感——圖像——語意」的通透過程。

以圖像意識運作來理解的榮格心理治療

前面說過，在心理治療學中，若一個人觀看圖像並獲得了超過表面內容的意義，多是以所謂的投射來解釋其中的心理作用。在榮格的分析心理學中，投射被認為是構成移情的基礎，也是通往自性化之超越功能的根本環節，因為它指向一種潛意識與對象物之間的特殊關係。雖然榮格對於投射及其相關概念現象有相當細緻的描述與論述，但從存在催眠治療的角度來看，圖像意識的運作歷程也可以是對其理解的一個選項。本節因此將以上述圖像意識運作經驗來與榮格心理治療對話。這個對話的結果也將進一步充實圖像意識在心理治療上的意涵。

超越功能與投射

對榮格來說，精神疾病的產生並不在於潛意識活動，而在於意識與潛意識的隔絕；潛意識內容不僅是被壓抑的慾望，更是構成個體之完整的必要部分。也就是說，心理治療不是要穿透或清空潛意識，而是要接受其為意識之不完整性的必要補充。因此意識與潛意識之間的溝通是榮格心理治療的核心。

能夠溝通意識與潛意識之作用者，即具備榮格所稱的超越功能。之所以名為超越，是因為此一歷程在不失去潛意識內容的情況下，讓這異質的兩者整合並生產出新的洞察與行動方向。榮格使用鍊金術（alchemy）過程中的「化合」（*coniunctio*）來說明這樣的作用。化合是鍊金術過程中兩種物質的神祕結合（*unio mystica*），最後形成哲人石（the philosopher's stone）。在心理過程上，化合表達了「對立者整合的原型」（the archetype of the union of opposites）（Jung, 1985, p. 234）。以原型稱之意謂著超越功能或化合不是屬於個別心靈作用的層次，而是人類心靈集體性的一部分。它雖由個別心靈的活動所顯現，是心靈發展的重要形式，但不為個別心靈所擁有。榮格心理治療依賴的正是超越功能或化合的心靈原型力量。

要進行超越功能作用，就必須能夠接收到潛意識內容的顯現。夜夢、白日夢與自發的幻想等都是潛意識顯然的材料，在其中投射就是潛意識內容顯現的方式。投射作用於具體的物體或圖像對象上。榮格對投射的說明如下：

> 投射是透過感受作用（the agency of feeling）而將一部分心靈的核心內容傳遞到對象上，如此一來那對象就被內攝了（introjected）。憑藉著與主體的親近關係，此一心靈內容將對象同化（assimilate）於主體之中，而如此之與主體的聯結讓後者在對象上覺察到自己。主體並不感到自己進入對象之中，但這被感入的對象（the object felt into）似乎活化起來，並依其自身

表達其自身。這個特殊現象的出現在於投射作用將潛意識內容轉移到對象上，因此這個入感歷程（feeling-into process）在分析心理學中被稱為移情。（Jung, 1976, p359）

不過，榮格認為人類學家列維－布留爾（Lucien Lévy-Bruhl）描繪原始民族與物之間根本關係所使用的名詞，神祕參與（*participation mystique*），比投射一詞更能夠貼切表達這樣的現象，因為這是一個關於人與對象之間的動力關係內涵。在原始民族生活中所呈現出來的，與對象物之間的原初關係，是一種兩者部分同化的直接關係，從而讓一個人無法清楚地將自己從對象上分辨出來。

在此不論是投射或神祕參與，我們都可以看到人與其所觀看之對象間的鏡映關係。鏡映關係結構就是在對象上看到自身；對象即自身，而這正是投射或神祕參與的核心經驗。若以圖 8-2 所揭示的圖像意識運作來看榮格所描述的投射作用，也是若合符節：同樣是透過感受而讓觀看者與觀看對象之間產生某種同一性，也就形成鏡映關係。不過兩者仍然有差別，主要是在於前者以圖 8-1 所示之「觀看者事物關係整體」為作用的樞紐，後者以主體的潛意識心靈為作用的起點。

在實踐上有兩種方式來面對潛意識材料以達到超越功能。一是理解（understanding），一是創造性構成（creative formulation）（Jung, 1975, p. 119）。理解指的是努力明瞭潛意識內容的意義，這是採取語意意識的路線。創造性的構成則是讓潛意識材料增長、演變，直到其濃縮的主題展開成為具體的象徵。這就是積極想像，也是以圖像意識運作來獲得意識與潛意識整合的方式。圖 8-3 所示的圖像意識理解，是照見由多重「觀看者事物關係整體」所構成的置身所在，可對應到以創造性構成所獲得的整合。意識與潛意識整合的超越功能在圖像意識技術中出現於觀看者於其置身所在中的「當局者迷」到對其存在之局有所照見的「旁觀者清」，從而獲得走出困局的創新之路。

移情結構

榮格認為，在現代文明化的社會中，列維－布留爾指出的神祕參與現象較不見於人與物的關係，而是在於人與人的關係。它的呈現就是移情關係，其中他人像似獲得了一種神奇的力量能夠對主體產生絕對的影響（Jung, 1976）。因此，只要將圖中的圖像對象換成他人對象，圖 8-2 的觀看鏡映結構也可以說明移情現象：當一個人面對另一個人並將之看成某一個人，同樣就進入了一「觀看者事物關係整體」，從而形成圖 8-2 的鏡映結構。

榮格指出，在心理治療中病人一開始會想把治療師看作他熟悉的對象，也就如此投射了其與家人之間古早的（archaic）、幼兒的（infantile）幻想到治療師身上。這讓治療師被拉進病人與其家人的親密氣氛當中。進一步來說，投射出來的潛意識內容是一種未被意識理解之身處危機中的求救的表達，蘊含了幼兒對父母所提供之協助與保護的需求。榮格因此認為對潛意識內容的理解應該要聚焦於其目的而非其來源。雖然進入移情關係並非治療師所願，但這卻提供了心理治療工作的原始材料，因此治療師必須能夠接納移情並且了解它（Jung, 1985）。也就是說，治療師是透過「移情」來中介病人所需的超越功能，以他自己對人類心靈認識的信心協助後者將意識與潛意識整合而成一新的態度或行為傾向。

本書前一章關於幼兒鏡像階段的理解已經表明，建立圖像意識之鏡映結構者是母親的注視。母親的眼睛是鏡子，其注視之落點與質感是構成「我」的核心環節之一。這正表明觀看的鏡像結構涵納了早年母親與幼兒的關係，以及後者對前者與自己的想像。這就相應了榮格所說的，投射移情的根本內容是病人早年幼兒時期對家人關係的幻想。因此，從觀看的鏡映結構來看，投射與移情並非病理現象，而是人類意識活動的基礎原則。

如果從心靈的基本元素以及意識與潛意識的分離來看，榮格借用鍊金術象徵圖譜《哲學玫瑰園》（The Rosarium Philosophorum）論述移情的特性，並提出一個代表圖，我將之修改如圖 8-4：

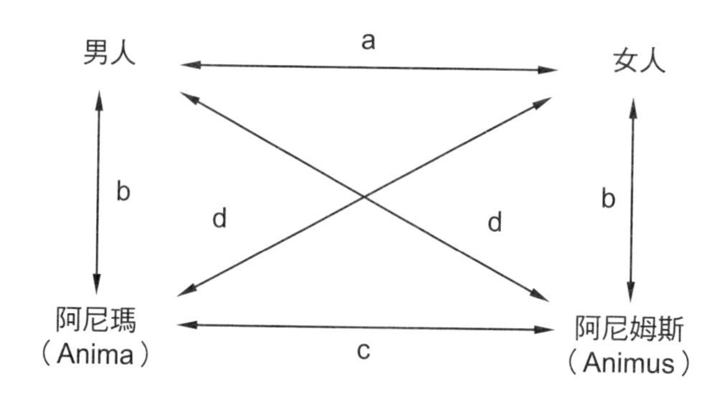

圖 8-4　榮格的移情關係結構圖示

（修改自 Jung, 1985, p. 294）

由於榮格認為只有潛意識的人格碎片可以被投射出來，因此這裡蘊含一個特別的性別反交叉（counter-crossing of the sexs）：男人投射出阿尼姆斯（男性特質），意指他已被女性代表；女人投射出阿尼瑪（女性特質），意指她已被男性代表（Jung, 1985, p. 292）。而圖中的雙箭頭實線表示著「a. 一種不複雜的個人關係；b. 男人與其阿尼瑪以及女人與其阿尼姆斯的關係；c. 阿尼瑪與阿尼姆斯的相互關係，以及 d. 當女人與她的阿尼姆斯同一，其阿尼姆斯與男人的關係，以及當男人與他的阿尼瑪同一，其阿尼瑪與女人的關係。」（Jung, 1985, p. 294）不過這個移情關係圖的重點不在於其中被固定下來的男人、女人以及阿尼瑪、阿尼姆斯位置，而是這四項形成的反交叉移情關係（counter-crossing transference relationships）四相結構。

以圖像意識運作中的「觀看者事物關係整體」鏡映結構來看，也有類似的四相結構，如圖 8-5 所示。在此我們將遭逢的雙方設為心理治療中的求助者與治療師，並以黑色人形表示。左邊的圖顯示求助者所「看到」的治療師「鏡映」出一個「觀看者事物關係整體」中的自己（求助者下方的灰色人形），並以這個鏡映出來的自己面對治療師（左圖下方關係），此為移情關係。如果治療師踩進求助者的移情對象化，則形成上下兩個灰色人形之間雙箭頭點狀虛線所代表的投射性認同（projective identification）關係。

圖 8-5 右邊下方關係則是治療師的反移情（countertransference）結構，即治療師將求助者「看成」自己過去某一「觀看者事物關係整體」中的對象，從而以此鏡映出的自己來面對求助者。若求助者配合治療師的對象化，將產生反移情的投射性認同，同樣由右圖中上下兩灰色人形間雙箭頭點狀虛線表示。

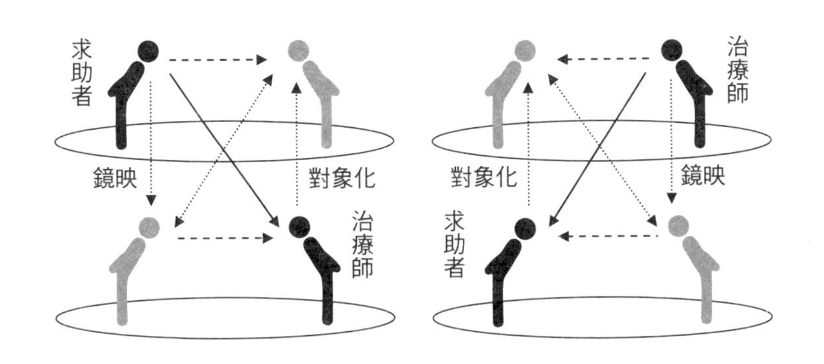

圖 8-5　圖像意識運作之鏡映結構的四相組成

圖像意識運作的鏡映結構如此就說明了移情關係，而榮格的移情四相結構擴充了圖像意識在自我與他人關係中的作用意涵。

治療師的態度

榮格的心理治療理論指出，做為溝通意識與潛意識之中介的治療師會面臨到源於自身的反移情拉力以及來自求助者移情的投射性認同陷阱。存在催眠治療的圖像意識運作本質結構顯示了同樣的可能性。這其實是所有心理治療的必經過程。榮格因此提醒治療師，問題在於「面對潛意識所帶出之困擾所必要的心理與道德態度是什麼？又要如何將其傳遞給病人？」（What kind of mental and moral attitude is it necessary to have towards the disturbing influences of the unconscious, and how can it be conveyed to the patient?）（Jung, 1975, p. 103-4）而他提供的答案是：「撤除意識與潛意識之間的阻隔」（getting rid of the separation between conscious and unconscious）（p. 104），也就是通透阻絕的意識與潛意識。

然而這樣的移情工作具有心理上的危險，但卻又是道德上的需要。就心理方面來說，由於治療師要進入與求助者作亂之潛意識的「化合」過程，因此他自身的心靈將受到不可小覷的影響。榮格如是說：

> 這種紐帶關係如此緊密，幾乎可以說是一種「結合」（combination）。當兩種化學物質相結合時，二者都會被改變。在移情中發生的情況也正好如此。不可避免地，醫生會受到影響，程度甚至會讓他神經的健康（nervous health）都會被損害。他確實「接手」了病人的苦惱，並且和病人共享這些苦惱。因此他在冒險——冒的是因事物之本質所帶來的險。（Jung, 1985,

p. 236-7）

既然移情工作對治療師的心理健康將造成危害，有些心理治療學派有意無意地強調與求助者情感的隔離也就無可厚非。然而這樣的危險卻恰恰好是心理治療的本質，同時也是來自一個人與他人聯結的本質需求。榮格也警告，迴避溝通意識與潛意識的移情工作並非健康與良善的選擇。強調理性意識，同時貶抑情感活動的專業化價值，正是當代社會文化忽視潛意識在人性上深刻內涵的結果。重複如此的傾向不只將造成心理治療的失敗，同時是對人類群體之精神進展的阻滯。榮格因此指出：

> 從這個角度看去，由移情建立的聯繫（無論是多麼難以承受，無論看起來是多麼難以理解）都是至關重要的，不僅對個體，而且對社會，甚至對人類的道德發展和靈性進步都是至關重要的……他（心理治療師）不只是為這個特定的病人工作……也是為了自己，為了自己的靈魂工作，而在這樣做的過程中，他也許就在人類靈魂的天平上撒下一顆微不足道的結晶。（Jung, 1985, p. 312）

這裡榮格以「道德發展和靈性進步」來指涉治療師透過移情所進行的意識與潛意識溝通工作，是因為他認為移情做為一種本能，其核心就是與周遭他人的聯結。個體化的自性的發展從來不是個人的，而是自我意識與超個人的潛意識的綜合。一個人只有透過自性整合獲得完整的人格，才能真正與他人聯結。否則與人聯結的本能將被冷酷無情的集體性取代。這樣的一個人，「他成為只受驚恐與慾望支配而沒有靈魂的從眾動物：他的靈魂，只能從人際關係中獲得也只能存活於人際關係中的靈魂，無可挽回地喪失了。」（He becomes a soulless herd animal governed only by panic and lust: his soul, which can live only in and from human relationships, is irretrievably lost.）（Jung, 1985, p. 310）因此治療師的移情工作即便只作於個人，不論如何微小，都是為他人也為自己，抵抗當代二元分離思維，充實靈魂本質的向前邁步。

如此看來，榮格奠基於移情工作所主張的治療師態度與存在催眠治療的倫理行動概念一致。倫理行動的心理治療起源於這樣的發問：「面對受苦者，做為心理治療者的我如何能夠有倫理性的作為？」（李維倫，2004，頁 361）這就是視人際聯結為心理受苦與心理治療的核心。隨之發展出來的存在催眠治療尋得圖像意識與體感意識的通道來說明人與人之間原初倫理的作用所在。因此，本章所描述的圖像意識運作結構與榮格的投射、移情以及超越功能呈現出同體異形的相符樣貌。兩者之間的對話也加深了存在催眠治療做為心理治療一般理論的深度。

存在催眠治療中的圖像意識運作

讓我們回到存在催眠治療的脈絡。本章藉由榮格積極想像的啟發，專題地探究了圖像意識的運作結構，也發展了可應用的圖像意識技術。圖像意識的「看／迴看」鏡映結構相應著幼兒鏡像階段、隱喻故事催眠治療、宗教圖像經驗以及心理治療移情作用等的經驗歷程，這顯示了「觀看」在人類種種存在經驗上的重要作用。在知覺心理學的視覺理論與動力心理學的投射理論之外，存在催眠治療提供了觀看的意識理論，以具體的描述揭示生活經驗層次的圖像意識運作，有機會結合其他人類經驗，如美感的探究，具有理論上進一步發展的潛力。

此外，榮格奠基於投射作用的移情四相結構讓觀看的鏡映結構與本書第六章提出的「經驗共構體」聯繫起來，共同貢獻到一個相當重要的理論性理解，亦即個人並非存在的最小單元，兩人形成的「∞」形關係結構才是人類存在特徵的基礎。這是說，主體性總是互為主體性（subjectivity is always intersubjectivity）。同時也相應著胡塞爾意識意向性的雙元共構結構。存在催眠治療則是以治療師與求助者之間的三重意識意向性運作關係將互為主體性的「∞」形結構描述出來，並做為心理治療的基礎核心。

在心理治療的實踐應用上，圖像意識技術本身即可單獨使用，如同本章先前的步驟所示。此外，觀看圖像所出現的故事與主角可以做為隱喻故事催眠腳本的材料，進一步形構出如第五章的完整催眠腳本。依循著圖像意識運作結構的理解，治療師也可以將求助者所遭遇的生活困局以代表物，如玩具、玩偶或小人偶，排列出來，形成可見的圖像，進行「一起看」的工作。這也是存在催眠治療使用沙遊治療（sandplay therapy）工具時的分析方式。

最後，如同榮格所提醒的，由於潛意識內容無法僅以理智來面對，需要動用潛意識管道，也就是圖像意識與體感意識，治療師必然遭受衝擊與影響。因此，治療師如何鍛鍊自己，使得自己能夠獲得「暴風雨中的寧靜」的作為，是心理治療中的重要議題。在本書第十二章將對此提出存在催眠治療的理解。

參考文獻

李維倫（2004）：〈以「置身所在」做為心理學研究的目標現象及其相關之方法論〉。《應用心理研究》，22，157-200。

Chodorow, J. (1997). Introduction. In J. Chodorow (Ed.), Jung on active imagination (pp. 1-20). Princeton: Princeton University Press.

von Franz, M. -L. (1980). On active imagination. *In Inward journey:*

Art as therapy. London: Open Court. 125-33.

von Franz, M. -L. (2011). *Psychotherapy*. Switzerland: Daimon Verlag（瑪麗－路薏絲・馮・法蘭茲：《榮格心理治療》，易之新譯。台北：心靈工坊。）

Jung, C. G. (1970). *Analytical Psychology: Its Theory and Practise*. New York: Vintage Books.

Jung, C. G. (1975). *The Structure and Dynamics of the Psyche*. Princeton: Princeton University Press.

Jung, C. G. (1976). *Psychological Types*. Princeton: Princeton University Press.

Jung, C. G. (1983). *Alchemical Studies*. Princeton: Princeton University Press.

Jung, C. G. (1985). *Practice of Psychotherapy*. Princeton University Press.

Jung, C. G. (1989). *Memories, Dreams, Reflections*. New York: Vintage Books.

【第九章】

體感意識與空間：氣的身體經驗

練氣、養氣是華人文化中重要且常見的修身養性作為，也經常被用來應對身心的不適。然而關於氣的說明相當駁雜，也一直無法脫離傳統天地人一體大通的形上思維。「氣」一字本指氣體現象的種種形態，如雲與煙霧。它也用於與呼吸有關的現象，如氣息，從而被視為跟生命力有關。相應於這生命存活上的意涵，氣在中文世界也被論述為生存萬物之本體論基礎。另一方面，華人社會不論古代或當代都有將氣的真實建立在物質性上的主張，也就是將氣視為如物一般的存在實體，像是食用特定食材或佩帶特定礦石來增加或補充氣。在這形上與形下兩端之間，還有著林林總總、各式各樣關於身體與養生觀念上的氣。這樣「包山包海，外延特廣，內涵遂不免薄弱」（楊儒賓，2006，頁 6）的氣論述，使得學術研究難以著手。心理學界頂多接受傳統關於養生與健康的氣論，並以此進行練氣的效果研究，但還是無法對氣本身提供出不同於傳統的描述與說明。難道「氣」只存在於中文之中，沒有自存的經驗現象？如果氣是一個自存的經驗現象，那麼它應該也能夠以當代的語言描述出來。對本土心理學的研究者來說，氣的經驗現象就像是一個試金石，邀請並挑戰著心理學理論的說明。

存在催眠治療做為立基於文化經驗現象所發展出來的一般性心理療癒理論，就有必要面對與理解「氣」的經驗現象。我因此進行了一項關於氣的身體經驗的研究。為了直接了解氣經驗，我先對各式各樣的傳統說法存而不論，回到氣經驗顯現的過程進行現象學的描述（李維倫、陳牧凡，2021）。這個研究得到出乎意料之外的結果：氣經驗可說是空間變化之知覺經驗的身體端顯現（bodily manifestation in perceiving changing space）。也就是說，氣是一種知覺態。更加有趣的是，這個乍聽之下十分玄奇的結果卻能夠與《莊子》中對氣的描述，以及當代認知科學的空間知覺理論相契合。而當意識三重構作加入與氣經驗結構對話後，不但提供了氣經驗的意識運作樣態說明，也讓體感意識的多重樣貌獲得了顯現。

本章將摘錄〈氣的身體經驗：一個現象學的探究〉（李維倫、陳牧凡，2021）一文的部分內容[1]，包括以「構成主題」與「整合描述」等兩種形式呈現氣經驗的現象學結構，還有這個經驗結構與《莊子》論氣以及心理學空間知覺理論的契合之處。由於當時行文脈絡的限制，該文並沒有包括氣經驗結構與意識三重構作理論之間的相互說明。本章在此補上。透過這樣的討論，存在催眠治療就能夠與傳統氣論以及空間知覺理論接上線，同時也鋪設了氣經驗加入當代心理治療的可能性。

氣的身體經驗結構：構成主題

氣的提設、預期與活動投入

在尚不知氣的經驗為何的情況下，參與研究的氣練習者（後簡稱氣練習者）即預期氣的經驗，並開始進行氣的相關活動。氣練習者開始的方式有二。第一個方式是接受前輩的「氣照顧」，即氣練習者安靜端坐，讓前輩將手擺置靠近其身體處。在這種情況下，氣練習者會感到身體某些部位出現可辨認出來的感受變

1. 這裡的摘錄移除了某些學術寫作上的交代，以及與當代漢學中「形上之氣／形下之氣」的對話。讀者若對這些主題有興趣，請自行參閱該論文。

化，像是熱熱的溫度感或「被包圍起來」的感覺。氣練習者尋求氣經驗的第二個方法是透過了解前輩的口語指導、觀看其身體姿勢與動作，以及模仿這些身體姿勢與動作。

也就是說，在尋求氣經驗的活動中，一開始氣不在身體感受之中，而是被氣練習者所提設與預期。帶著如此提設與預期所形成的身體與氣的關係，氣練習者讓自己的身體成為氣相關活動中的關係項：經由讓身體迎向被認為與氣相關的過程中，期待氣經驗出現於身體中。

經由語意理解、觀看模仿到身體姿態擺設來嘗試進入提設的氣經驗狀態

在一開始嘗試氣活動時，氣練習者通常經驗到徒然。此時，氣練習者會持續分析、理解語言指導的內容，並比較自己與前輩的身體姿勢差異，以修正自己的練習。也就是說，氣練習者試著找出所嘗試的身體動作與所想要的氣經驗之間的因果連結。當這樣的尋求沒有獲得可指認出來的結果，氣練習者稱之為「進不去」，意謂著沒有經驗上的變化讓他們獲得氣的狀態。

在這個過程裡，尋求氣經驗的自我練習是經由語意理解、觀看模仿到身體姿態擺設來進入提設之氣經驗狀態的操作路徑，於其中氣的經驗被預期是發生在身體上，並形成一種可以被覺察與區分的狀態。

自發的身體感湧起呈現了身體的自主性，並顯化了朝向身體感的懸浮意識者

當氣練習者持續進行氣相關的練習並朝向身體經驗，他們被自發的、不熟悉的及無預期的身體感（例如熱熱的、刺刺的、麻麻的以及脹脹的）所衝擊。相對於此，氣練習者對這些陌生經驗感到害怕。此時，做為持續朝向氣之身體經驗的意識者，氣練習

者經驗到與自身狀態的裂縫，並伴隨出現了得以觀察與覺知其自身身體歷程的意識者距離與位置，顯示出氣練習者之作為者狀態（state of agency）的轉變。也就是說，氣練習者在此轉變成為一個朝向身體歷程的懸浮意識者（hovering conscious agent）。

即使在身體層次經驗到不熟悉甚至痛苦的感受，懸浮意識態的氣練習者可以只是消極地忍受。不過，在此狀態下的氣練習者也可以經驗到，若其出現讓身體歷程停止的想法，從而恢復意識控制，其身體感受將嘎然而止。先前所經驗到的兩者，即「與身體之間的裂縫」以及「懸浮意識者狀態」，也隨之消散。

在身體上經驗到被提設的氣以及身內空間的感現

被描述為熱熱的、刺刺的與有節奏的自發身體感湧動，被氣練習者指稱為氣的顯現或作用。在此情況下，懸浮意識態的氣練習者開始以其身體感受做為氣相關練習的參照，有別於先前以語意指導與前輩身體姿態做為參照。這是一個從人際間轉向個體內的參照轉換。

當氣的相關練習持續，懸浮意識態的氣練習者經驗到湧起的身體感受從一個部位轉移到鄰近的部位，這就是被描述為「氣在跑」的現象。這其中包括了（1）身體感在特定部位的湧起，以及（2）其在身體部位上的轉移，辨別出身體內空間的差異。換句話說，當熱熱的與刺刺的身體感發生並沿著身體表面或身體內部轉移，氣練習者就經驗到可以指認與描述出身內空間區位化的「通道」。這是由感覺所顯現的身內空間經驗。

外部輸入感受與氣身體湧動經驗的連結

當氣練習中使用了頌缽聲音與檀香氣味，氣練習者經驗到這些外部輸入的感受、持續湧起的身體感及呼吸的節奏三者連結編織起來。對氣練習者來說，如此的連結編織形成了一種模組，隨後可以用來召喚與重複身體感的湧動。也就是說，在接續的練習中，氣練習者會以操作或憶起如此的模組來讓身體感重複湧起。

經驗到周遭空間的狀態變化

當身體感湧動逐漸遍布全身，懸浮意識態的氣練習者經驗到周遭空間的狀態變化。根據氣練習者的描述，空間感變化在於其「品質」，如原先人際氛圍或物理空間感的剝除。此時氣練習者或有出現不知道自己身處何方的經驗。如此的周遭空間變化經驗被氣練習者描述為「狀態改變」，即進入了氣的狀態。

氣身體歷程與氣練習者意願的再連結

當懸浮意識態的氣練習者持續進行著氣練習，他們逐漸能夠以特定的姿態與動作來重複原先自發的身體感湧動。也就是說，即使是在懸浮意識態下，氣練習者還是能夠獲得特定操作與氣身體經驗之間的連結與接續關係。如此一來，先前被經驗為自發、超出預期也不熟悉的氣身體感經驗，成了可預期與可控制的。也就是說，被稱為「氣」的身體感湧動雖不是如舉起手臂的自主身體動作，但它的確可以透過氣練習者以其自主意願操作特定的身體活動而被間接地喚起。

以氣做為對他人的照顧
並於其中經驗到身體間際的連結

在熟悉自己氣狀態的情況下，氣練習者會以氣的活動做為照顧他人的方式，也就是先前提到的氣照顧。氣練習者首先會要求氣照顧的接受者安靜端坐，而自己則是進入氣的狀態，即讓自己的身體感湧起並經驗到空間轉變的狀態，然後將自己的手懸浮地朝向接受者的特定身體部位。當自己的手在接受者的身體不同部位間懸浮移動且沒有直接觸及下，懸浮意識態的氣練習者會在手掌中經驗到差異，如隨著停留部位的不同，出現溫度的變化。氣練習者接著會以此差異感做為其接續動作的引導，例如在某一部位上停留久一點。如此與接受者之身體間際連結的單邊經驗，形成了氣練習者在進行氣照顧時的第一個回饋圈。

在氣照顧結束後，氣練習者會詢問接受者，從而獲得口語上的回饋，並據以修正其操作。當接受者的口語回饋相應於氣照顧的操作時間與部位，並指出其疼痛或不舒服得到緩解的情況下，氣練習者也就得到與接受者更進一步的身體間際連結經驗。這是氣照顧的第二個回饋圈。如此形成一個得到雙邊確認之身體間際連結的經驗。

氣的身體經驗結構：整合描述

整體來說，氣經驗可說是空間變化之知覺經驗的身體端顯現。這牽涉到一系列的意識狀態的轉換，始於一種帶身投入的觀看，而不是判斷、沉思的觀看。如此的觀看引導身體姿態的模仿，並召喚了自發的身體感湧起。在其中氣練習者經驗到身體內外的空間化與再空間化，以及與他人之間的身際交融狀態。

氣的提設一開始雖是預期於身體上發生，但氣練習者採取的卻是將話語描述轉換為身體姿態、動作，或是模仿他人的身形姿態。模仿或依循照做可說是透過鏡映他人來獲得自身姿態與周遭事物的空間關係。不過，在氣的身體經驗歷程中，身體姿態的擺設與動作是被設定為與身體內在感受之間的關係。這裡也就有一個「身外關係」與「身內關係」的差別。或可描述為以身外關係的感知（注視）來求取身內關係感知（體感）。也就是說，「語意理解——觀看模仿——身體姿態擺設」的氣練習包括兩個環節，一是鏡映注視，指的是從指導語的語意理解到身形姿態動作的關照依循；二是感受預期，指向身內感受的獲得。

當自發的身體感湧起，雖然是氣練習的預期，但此一身內關係的開展卻出乎氣練習者的意料之外。這「既是預期之內又是意料之外」的矛盾現象指向了意識作為者（conscious agent）的狀態變化：自發的身體感所展開的身內關係不在原先意識作為者的預期範圍內，從而原先的意識作為者懸浮起來，進入訝異的觀察者狀態。在此，意識作為者的「預期」與身體層次的「結果」之間沒有「這樣做而導致這樣感覺」的連續感。這裡顯示的是，原先的意識作為者有預期連續感，但身體的感受狀態沒有接上這個連續感。或說，預期的連續感在此呈現為某一意識狀態者的特殊性質，不見於經驗湧動之身體層次。不連續感意謂著意識作為者與身體感兩者的分離。

也就是說，雖然氣練習一開始是意願性的選擇與活動，但伴隨出現的「既是預期之內又是意料之外」的身體感湧起，顯現了身體過程脫離了意識作為的現象，形成意願性意識中立化（neutralized）的讓位過程。與此同時，目擊身體過程的懸浮意識者也由之出現。不過，當意識作為者啟動意願（volition）來接管身體感受湧動，則意識作為與身體經驗的分離狀態可以立即結束。

如此自發湧起的身體感被稱為「氣」，而其接續的開展給予氣練習者三方面的空間相關經驗。首先是如「氣在跑」的描述所顯示的身內「通道」的顯現，形成一種身內空間化（intracorporeal spatialization）的經驗。此時，氣練習者轉向身內感受經驗來尋求參照，不再以向外的鏡映注視來展開氣練習。這裡顯示的是一種空間關係的轉換。其次，氣練習者經驗到外部輸入的感受，如頌缽聲與檀香氣味，與身內感受經驗交融編織。也就是說，外部刺激在這裡並不是導致身內感受的原因，兩者之間不是因果關係，而是形成模組的交融形構關係。這些外部刺激可以在以後用來召喚身體感湧動。這是一種身體基模化（schematization）的現象。也就是說，在氣經驗過程中發生了一種奠基於身內外交融態的基模化。第三，當身體感湧動逐漸遍布全身，氣練習者經驗到周遭空間性質的改變，此時空間不再是經驗者與對象之間的透明者，反而成為氣經驗者的經驗對象。

到此為止一直處於懸浮觀察之意識者狀態的氣練習者，現在可以支動意願，讓氣身體經驗重複發生。這是自發湧動的身體經驗與懸浮觀察的意識者意願結合起來，產生一種特別的身化（incarnating）意識；一種以身為主、以身為先的意識狀態。此時的「以身體為主」並非指向各種生理欲求，而是交融編織而再空間化的身體。其所對反的，是前面有提及之意識作為者復位控制之下所呈現出來的受掌控的身體。在後者中，自主的身體感湧動立即消失。

處於此一身化意識態的氣練習者進行氣照顧活動時，經驗到與他人之身體間際連結。雖然此一現象經常被視為是兩個分離之人以「氣作用」來連結的結果，但考慮到氣經驗者的直接經驗內容，更好的描述是一種身際交融意識態的出現。也就是說，相映於前述之空間變異的經驗狀態，氣照顧中的兩人之間的空間不再呈現為分離阻隔的空，而是進入了兩人身體間的交融編織狀態。氣照顧現象中顯現的是覺知身際交融空間的意識態。

《莊子》中的氣經驗

前兩節已經將氣經驗歷程中的種種側面勾畫成一結構整體，這對理解氣經驗與氣現象提供了可靠的基礎。接下來的任務就是說明氣經驗做為知覺態在傳統氣論述中的可能接點，一方面呈現本章的空間知覺說有可能是傳統氣論述的一個解法，另一方面則是將傳統氣論述與具體經驗連接起來，做為與當代心理學對話的預備基礎。

聽之以氣：做為一種知覺態的氣

在先秦典藉中，《莊子・人間世》中有名的「心齋」段落裡有這樣的描述：

> 回口：「敢問心齋。」仲尼口：「若 一志，無聽之以耳而聽之以心，無聽之以心而聽之以氣。聽止於耳，心止於符。氣也者，虛而待物者也。唯道集虛。虛者，心齋也。」《莊子・人間世》

很明顯地，這裡氣與感受覺知的耳與心並列，同樣做為「聽者」，也就表明了氣為一種知覺狀態或知覺能力（陳政揚，2005）。這與本章描述的氣經驗做為一種知覺態不謀而合。進一步來看，這樣的氣是「虛而待物者」，可是說進入虛的狀態而對萬物開放。此中的「虛」是能容能集的「空間」（婁世麗，2010），而其所容所集者即是道。然何謂道？賴錫三（2013）認為，老子的「道法自然」為莊子所繼承，表現於「氣化流行」的思考。如此「『道』即為『道行』，而道行即為『氣化』」（頁39）。此外，《莊子・天地》有云：「夫道，覆載萬物者也。」表達了道與氣同樣之虛能容物的特性，顯示了道與氣並非僅是「體用關係」，更好的描述是「一實二名」（婁世麗，2010）。「聽之以氣」是做為知覺態的開放之空，「集道於虛」則是對承載萬物之空的領受。

進一步言，氣為能容的「空間」，「聽之以氣」即是「能虛」的「心齋」工夫。氣練習過程中，身內空間化的經驗就可說是一種「虛」的經驗。也就是說，古代典籍中的「虛而能容」或可說是一種可具體經驗到的身內空間化。在氣經驗中涉及的周遭空間方面，對莊子氣論有所繼承的宋儒張載之「太虛即氣」思想可做為進一步的指引（陳政揚，2005；張永儁，2006；曾振宇，2001）。張載《正蒙・太和》有云：「氣之聚散於太虛，猶冰凝釋於水，知太虛即氣，則無無。」太虛即是空間，而氣即是太虛；氣與太虛可說是空間的同體異構。雖然一般認為空間是無形無狀，不是可被知覺之物，而是物被知覺之處所，但這是以一般的感官知覺而言。對張載來說，沒有絕對的空無（「則無無」），空間與氣之間有著聚散變化，這也就意謂著空間是具體可被知覺的樣態。本章所描述的氣經驗者有周遭空間性質變化的知覺，在這裡就得到相應的論述。

或有人已經發現，上面討論似乎把知覺與被知覺者混為一談：把以道為對象的知覺態稱作氣，又把道與氣同一在「空間」義上；把空間知覺態稱作氣，也把做為知覺對象的空間稱為氣。的確，這是在傳統典籍中常見的論述形態。然而這並非一項誤失，事實上透過釐清此一論述思維，我們或可從氣經驗做為知覺態延伸出傳統論述中其他的氣意義。

吳光明（1996）指出，中國古代思維中有一個「A is A」的邏輯模式：「所謂的『意識』一定是指意識到某物，也因而肯定此物的存在。所以察覺本身便建立了『我』（或是某物），也因而得以用『A is A』的法則來肯定其他的『某物』。」（頁 40）不過，吳光明認為這非不合宜或錯誤，而是知覺經驗的本然。如法國現象學哲學家梅洛—龐蒂對知覺經驗結構的說明：「知覺與知覺對象必然有相同的存在形態，因為知覺與其所擁有的意識不可分，而意識即是自我伸展及於某物的行為。」（Merleau-Ponty, 1962, p. 374）也就是說，在知覺經驗的本質狀態，知覺與知覺對象本就同時給出的。因此，「A is A」邏輯模式可說是貼近著知覺經驗結構的思維形式。在此形式的思考下，「證成」某物，如證成氣的存在，就不是如當代科學思維的證真或證偽，而是「『自我』原初地塑造『此』事物成為它應有的狀態，並確定（建立、確認）它，使它成為（我們認為）它應然的狀態。」（吳光明，1996，頁 41）

以此思維來考慮上述知覺與被知覺者混同情況，我們可以看到，當氣經驗呈現出氣是一種知覺經驗狀態，其中同時也確立了知覺者「我」的「氣化的身體」以及做為被知覺者之「氣／空間」的存在。如此，知覺者、知覺狀態以及知覺對象三者合一了：知覺態的氣所知覺的對象也是氣，而知覺者本身也進入了氣化的身體。以此回到日常生活的語言，我們的確就看到氣與空間及身體的親近關係。雲霧繚繞群山的「氣象萬千」與澎湃浪濤的「氣勢磅礡」確實都是描繪著雲水流動下的空間性質經驗。輕鬆怡然的「神清氣爽」與相貌舉止得宜的「氣質不凡」也是一個人舉手投足間所展現出來而令人得以覺知的身體周遭空間樣態，而強健身體的「活血行氣」更是氣化身體的流俗話語。

最後，傳統典籍中所描述的氣知覺態的獲得並非依賴一般感官與認知活動，而是類同於本研究中氣練習者的經驗過程。為了「聽之以氣」的工夫，莊子在「心齋」的段落中指出此一路徑：「徇耳目內通而外於心知。」（《莊子‧人間世》）意即將耳目回轉向內，並且排除心知的作用，這正是內通態與外知態的分離。這個想法就類同於本章所揭露之氣經驗歷程中從朝外的參照轉向朝內的參照，以及意識的中立化。相映地，楊儒賓（1993a）認為，從《莊子‧大宗師》：「墮肢體，黜聰明，離形去知，同於大通，此謂坐忘」的「墮」、「黜」、「離」、「去」呈現出的是「一連串瓦解身體意象的論述」（頁 422）。而這樣的瓦解，「一言以蔽之，即是『知覺系統的轉變』。……由『感官攝取』到『心氣流通』的過程，即是我前面所說的『知覺系統』之改變。」（頁 422-423）由此回看本研究所揭示之抵達氣經驗的路徑，契合於傳統氣論中「不以心知」的強調，也同於楊儒賓所說的「知覺系統的轉變」。

遊：氣經驗中顯現的懸浮意識者現象

在「氣」做為「空間變化之知覺經驗的身體端顯現」過程中，另有一重要的現象，即「懸浮意識者」的出現。這要如何說明？

「懸浮意識者」的出現，指的是在氣練習過程中，自發的身體感所展開的身內關係不在原先意識作為者的預期經驗中，從而原先的意識預期者懸浮起來，進入訝異的觀察者狀態，出現了一個觀察與覺知其自身身體歷程的懸浮意識者。無獨有偶，瑞士漢學家畢來德（Jean François Billeter）在其對《莊子》的理解中給出了類似的意識狀態描述，並且以此來說明《莊子》中的「遊」：「……『遊』指的是一種活動的機制。意識在這一機制中由於脫離了一切外在的任務，只是觀看我們自身內部所發生的活動。」（宋剛譯，2009，頁 57）這裡所稱的「活動機制」在畢來德的用法裡指的是「我們自己體驗到的各種活動形式，以及它們相互之間的關係與組合。」（畢來德，2017，頁 8）「聽之以氣」就是這樣的活動機制：進入「一種完全開放的虛空」（宋剛譯，2009，頁 84），而且「在這時所產生的虛空當中，『道聚集其中』[2]，我們『在萬物本源附近遨遊』[3]。」（頁 86）也就是說，畢來德認為莊子以「遊」這個字指稱在「聽之以氣」的活動中，意識所進行的一種狀態的轉變：從一個支配與擁有行動的作為者轉變成「只是觀看我們自身內部所發生的活動」，也就是一種朝向身體活動的懸浮意識者狀態。

畢來德注意到，即便如《莊子・田子方》中所描述之老子的

2.「唯道集虛」《莊子・人間世》，作者註。

3.「吾遊心於物之初」《莊子・田子方》，作者註。

「吾遊心於物之初」，雖形若槁木，但仍必然有一意識狀態在此中存在，使得此時的身體與意識活動得以被把握與描述出來。這也是「庖丁解牛」與「輪扁斲輪」等經驗可以被報告出來的意識作用條件。因此，這裡的「遊」是經驗性的，指稱的是如同本研究所揭示的懸浮意識者現象。

進一步來說，畢來德對「遊」的理解也相符於上一節「氣經驗做為一種知覺態」的認識。「吾遊心於物之初」所描述的即是，在「聽之以氣」時，也就是行使「進入虛空的能力」，讓身體成為一種虛空，並得以感知「虛空／空間」的變化，同時意識狀態轉換，進入朝向自身身體歷程的懸浮狀態，也就是朝向「物之初」——事物聚集成形——的「身體／空間」地帶。如圖 9-1 所示。

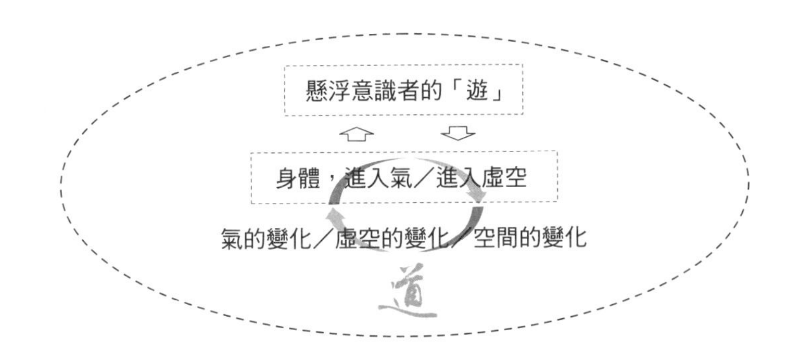

圖 9-1　做為知覺態的氣經驗結構

（摘自李維倫、陳牧凡，2021）

如此一來，氣的身體經驗結構表明其中有兩種覺知：一種是「氣化／虛空化身體」所進行之覺知，一種是對「氣化／虛空化身體」的覺知。前者是虛化身體的覺知，「氣」；後者是懸浮意識的覺知，「遊」。懸浮意識做為對身體覺知的覺知，以透過連結後者的方式朝向世界上去。也就是說，意識與身體的覺知不是決然二分為對內跟對外，身體的氣覺察對內也是對外，而意識的遊覺察同樣是對內也對外。這就在經驗上呈現為內外有分，但為混成狀態。在此，《莊子》的「氣」與「遊」得到了一個整合的經驗結構依據。

透過本節的討論，氣經驗中的空間知覺態與懸浮意識者現象在《莊子》中獲得了連接點。雖然不能說本章的理解與傳統氣論述之間有了充分的連繫，但至少說明本章揭示的氣經驗結構是可以相接於傳統認識。

氣經驗的空間知覺理論說明

本研究「氣經驗為對空間的知覺態」之認識除了可以對接於《莊子》的氣論述外，也提供了與當代認知與神經心理學相互討論的起點。空間知覺是認知與神經心理學的一項主題，主要是以幼兒發展與如盲人與傳入神經阻滯病患（deafferented patient）等知覺損傷者的表現為探究的焦點（Blouin, Bard, Teasdale, Paillard, Fleury, Forget, et al., 1993; Paillard, 2005, 1999; Paillard, Michel & Stelmach, 1983; Vasilyeva & Lourenco, 2012）。

要特別指出的是，前節的討論顯示空間具有主客二分外的存有論意涵；以空間做為經驗對象的氣經驗即是主客泯滅的存有經驗，而以認知神經心理學的空間知覺來討論氣的經驗或有將之自然科學化的可能性，兩者有知識層次上的不相應狀態。因此，本節的討論會將當代認知與神經心理學在空間知覺上的認識還原到經驗層次，從而將空間知覺理論的存在性徵（existential characteristic）呈現出來，以避免生理主義的化約。無論如何，這是嘗試接合傳統氣論與當代心理學研究必然出現的狀況。

從經驗者的經驗出發，空間知覺本身就意謂著，經驗者是從「沒有空間經驗」的存在狀態到「有空間經驗」的存在狀態。以存在狀態稱之，是因為空間知覺的有無或損害與否，不只是帶給經驗者一項單獨能力的有無，而是整個生活狀態的改變，如薩克斯（趙永芬譯，2008）所描述的盲人重見天日後對生活整體的巨大衝擊。當天生或長期失明盲人重獲視力時，從混沌一片到空間位置的分別，知覺其實就是建構（perception as construction）（Merleau-Ponty, 1962），建構出經驗者置身於其中的空間以及「在空間中的身體」。由於對空間的知覺即是對空間的建構，本章將以「覺構」（perception construction）一詞來指稱如此的知覺／建構現象與作用。如此一來，空間覺構就不只是神經生理的官能表現，而是個人生存狀態的構成，是屬存有層次（ontological）的條件變異。

空間知覺與身體構成之當代認知神經心理學理解

瓦西里耶娃與洛倫柯（Vasilyeva and Lourenco, 2012）指出，在幼兒發展上可區分出兩種掌握空間的方式，一個是以身體感覺運動為中心的空間覺構歷程，稱之為自身中心參照架構（egocentric frame of reference）的空間覺構；另一個是以周遭環境物件相對關係的空間覺構歷程，稱之為他方中心參照架構（allocentric frame of reference）的空間覺構。如同前述，這樣的空間覺構理論意謂著，空間是被幼兒覺構出來的。對幼兒來說，空間不是「一直在那兒」；幼兒一開始所活的並非一般成人所經驗到的空間。

進一步來說，前述兩種空間覺構方式將為個體形構出兩種不同的空間。自身中心參照空間覺構以經驗者與對象之間直接的感覺運動（sensorimotor）互動來獲得空間，是一種以身體為中心的動態所獲得的空間（body-centric space）。而他方中心參照空間覺構像是從第三方的視角，獲得他物與他物之間的固定關係，並由之反過來定位經驗者自己的位置，因此得到的是世界中心或物件中心空間（world- or object-centric space）。

在一般的情況下，這兩種空間覺構模式共同構成我們活動中的空間經驗，並且難以區分開來；但某些病理案例呈現了其中一種模式的缺損，讓我們可以窺見兩者單獨運作時的空間經驗狀態。伊恩・華特曼（Ian Waterman，簡稱 IW）十九歲時因病造成傳入神經阻滯（deafferentation），失去了脖子以下的本體感覺（proprioception）；如果不是在他的視野內，他無法知道他的四肢的位置，更無法移動它們。IW 被稱為「失去身體的人」，他不再能夠自由地移動他的身體。然而，當他看得到他的手時，就可以讓手移動到他想要的位置（Gallagher & Cole, 1995; McNeill, Quaeghebeur, & Duncan, 2010）。經過多年的練習，IW 可以重新行走，但他必須全神貫注，隨時覺察他的肢體動作才能維持。這呈現出，IW 所喪失的是自身中心參照的空間覺構，但卻可以只憑他方中心參照空間覺構來活動，雖然這樣的活動看起來總是相當地刻意。

約翰・史奈德（Johann Schneider，簡稱 JS）是一位煤礦工人，二十四歲時因被煤塊擊中後腦而昏迷四天，醒來後則呈現出另一種空間覺構的問題。他可以直接地行動，如使用剪刀剪皮革或拿出手帕擦掉鼻子上的汗水，但若被要求以右手食指碰觸自己的鼻尖，他卻無法做到（Merleau-Ponty, 1962）。JS 對於要透過語言理解來掌握涉及空間位置的活動感到困難，但面對任務時可以直接做出適當的反應。他的身體反應顯示出自身中心空間的掌握順暢，但他方中心空間似乎受到損害而無法讓他在這個空間覺構路徑上行動。IW 與 JS 分別顯示出自身中心與他方中心的空間覺構單獨損害，而讓其中一種空間覺構模式單獨運作的經驗現象。

上述兩種空間覺構模式不但形構身體外的周遭空間，也貢獻於體表空間的構成。派拉德（Paillard, 1999）記錄了兩位不同型態的傳入神經阻滯病患。RS 因腦部損傷而形成中心傳入神經阻滯（central deafferentation），右手失去知覺而左手正常，GL 則因周邊神經病變失去本體感覺，而造成周邊傳入神經阻滯（peripheral deafferentation）。當 RS 的右手某一部位被刺激時，如被輕捏或以冰塊接觸，她無法辨別出刺激為何，但卻可以用左手指到被刺激的部位。RS 自己對於這樣的經驗也非常困惑，她說：「但我不了解。你在那裡做了某事，我沒有任何感覺卻可以指到那個地方。這是怎麼回事？」（頁 200）。這形成了一種奇特的「可定位卻沒內容」（localization without content）（Paillard et al., 1983）的體表空間經驗。派拉德（Paillard, 2005）認為在 RS 身上呈現的是屬自身中心參照的感覺運動身體基模（sensorimotor body schema）的正常運作，以及屬他方中心參照的構形編碼身體意象（configurally coded body image）的損害。

如此奇特的空間經驗其實也發生在盲視（blindsight）的現象中。葛拉漢・楊（Graham Young，簡稱 GY）是一位因腦傷而失去右半邊視野但左半邊正常的「偏盲」（hemianopia）患者，他看不見任何在右半邊視野中的物體，卻可知覺其位置變化：「有時我覺察到運動，不過那運動沒有輪廓，沒有顏色，沒有深度，沒有形狀，沒有對比。有時我可以告訴你它的動向，然後就沒有其他了。」（PBS, 2019）GY 並非以回聲定位（echolocation）或其他輔助方式來掌握失明視野中的位置變化運動，而是「盲中有視」。對本研究來說，RS 與 GY 的例子顯示的是，空間現象是可以被單獨覺知的。

而周邊傳入神經阻滯的 GL 則在派拉德（Paillard, 1999）的相同試驗中呈現出不同的結果。GL 可以說出被刺激的部位，可以辨別出不同的刺激方式，並在眼前的人體圖形上指出位置，但卻無法用自己的手去指到受刺激部位。GL 提供出來的體表空間現象是，伴隨刺激的辨別，所得的是來自視覺形構之身體意象（visually configurated body image）的體表空間，但失去的是本體感覺架構之身體基模（propioceptively framed body schema）的體表空間。

體表空間部位的變異現象也顯示了，兩種空間覺構也給予了經驗者兩種不同的身體構成：身體基模（body schema）與身體意象（body image）[4]。身體基模與身體意象這兩個概念在上個世紀二〇年代即出現在關於身體現象的議題討論之中，但很長一段時間沒有明確的定義與區分，這或許也顯示了身體現象的複雜性（Gallagher, 1986）。本節對於兩種空間覺構的討論所觸及的身體構成模式，卻與嘉勒格（Gallagher, 1986; Gallagher & Cole, 1995）所廓清的身體基模與身體意象之概念一致。為了以較為清晰的方式說明兩種身體構成與兩種空間覺構的關係，有必要進行名詞的整理，底下詳述之。

根據本節前述討論所得，我們可以把兩種空間覺構稱為「身位空間覺構」（body-centric perception construction of space）與「他位空間覺構」（other-centric perception construction of space）。「身位」指的是由經驗者端出發對周遭的經驗，相應的就是其感覺運動身體為主的空間覺構。「他位」則是如同進入他人視角得到物與物之間的方位、距離，從而定位經驗者本身位置的空間覺構。與身位空間相應的身體構成為身體基模，或稱感覺運動身體，與他位空間相應的則是身體意象，或稱意象身體。意象身體是經驗者反身意向性（reflective intentionality）的

---

4. 這兩種身體構成與本書第 7 章中之「感覺運動身體」以及「意象身體」同義。由於這裡涉及的英文文獻皆以「身體基模」與「身體意象」討論之，因此不作修改。接續則視文脈交互使用。

對象，因此對經驗者來說，意象身體呈現的是與周遭有清楚界線的、個人的、屬於「我的」身體。由於是「我的」，意象身體也會有著好壞愛惡的價值成分在內。感覺運動身體是在前反思（pre-reflective）的情況下，直接與周遭條件關連起來而運作，通常是默會且與環境交融一起的。運作中的感覺運動身體不見得有清楚的界線，甚至可以把物品，如腳踏車，整合到身體的感覺運動之中。此外，此時的身體運作尚未進入被擁有（owned）的地位，因此是匿名的（anonymous）。一般來說，感覺運動身體與意象身體共同構成了我們活在空間中的身體經驗，但如同上述病理案例所示，也有其中之一單獨運作的可能性。

綜合上面的討論，認知與神經心理學的文獻中清楚顯示，（1）空間不但是知覺的對象，而且有兩種途徑來將之建構；（2）兩種空間覺構模式相應出兩種「空間中的身體」，一是感覺運動基模所構成的感覺運動身體，另一則是以他位視角為主的意象身體；（3）如同兩種空間覺構模式相輔相成地構成我們一般成人的空間經驗，感覺運動身體與意象身體也共同作用而建構出我們的身體經驗；（4）兩種空間覺構模式中任一單獨運作是可能的，而兩種身體構成之一單獨運作的現象也是存在的；最後（5）空間經驗的變異即是事物總集合之世界的變異，也是身體構成的變異。這些對於空間覺構與身體構成的理解得以讓本研究回到氣的身體經驗來作進一步的思考。

氣經驗中的空間覺構與身體構成

從當代認知與神經心理學的研究成果來看，氣經驗涉及的空間知覺顯化與身體感變化，其焦點就會在空間覺構與身體構成兩模式的分離運作，也就是「身位空間覺構／感覺運動身體」與「他位空間覺構／意象身體」的分離運作。兩種空間覺構模式一般是在我們的經驗之中共同運作，在病理案例中則有著其中任一種單獨運作的現象。然而氣經驗歷程極有可能是非病理狀態下的空間覺構分離運作現象。底下以氣經驗中的意識懸浮者以及身際交融態現象說明之。

氣經驗中的意識懸浮者是一個得以觀察與覺知其自身身體歷程的意識者，但這意識者維持著與身體歷程的分離狀態，因此也可以被描述為對身體控制讓位的目擊者。無獨有偶，傳入神經阻滯病患 IW 也報告出類似的經驗：雖然他可以看到也知道他自己的身體，但卻覺得那不是他所控制的。他有一種對自己身體有所覺察但卻與其分離的意識經驗（Gallagher & Cole, 1995）。同樣地，RS 的經驗也表明一種有意識覺察但卻與身體歷程分離的狀態。然而不同的是，當氣經驗者有意願時，他們可以直接恢復對身體的支配，結束身意分離狀態。由此顯示氣經驗歷程中的懸浮意識者狀態不是來自病理條件，更像是暫時不進行意象身體運作之反身意向性。

氣經驗中的身意分離現象呈現出來的是來自（1）以他位空間覺構行動來意向著身位空間覺構中的身體感變化，及接續之（2）自發的身體感湧動。氣練習者以語意理解、觀看模仿到身體姿態擺設，意圖進入氣狀態。這些準備工作可說是他位空間覺構的活動，但這裡卻沒有用在掌握經驗者自身所處的周遭世界，反而是轉向尋求感覺運動身體層面上的變化。這就是說，當氣練習者進行向外感知，即模仿著氣經驗前輩的身體姿勢，但卻反身預期著身內的經驗時，他把外感知對象的空間背景剝離，而與向內感知連繫起來。也就是說，外感知對象的身體姿態不再是世界中的身體姿態，而是被剝除開來，以與氣練習者自己的身體感覺連接。這就形成了氣練習者有意識地把他位模式的反身意向性瞄準身位模式的身體歷程。當自發的身體感湧起，兩種覺構運作分離，他位的反身意向性保持了下來，但不再進行空間覺構，留下的是脫除原本身體界線感的身位空間覺構作用。

在身位空間覺構單獨運作下，氣經驗者的感覺運動身體呈現出具可塑性（plasticity）（Martel, Cardinali, Roy, & Farnè, 2016）的身際交融態現象。此時可以經驗到身內的空間化與再空間化，也可以把外部輸入的感受與自發的身體感交織起來，形成新的身體經驗模組。在身外空間經驗方面，氣照顧現象中顯現的身際交融意識態，也相應於感覺運動身體的運作特性：可以不受限於身體表面界限，而把事物整合到身體的感覺運動中，形成新的身際互動經驗。如此的身內外交融，是違反他位空間覺構中的意象身體運作，但卻是感覺運動身體運作的特性。從氣經驗歷程中，我們看到，相較於意象身體，感覺運動身體雖可固定，但更是流動的（fluid），可依不同條件組合而變化。

進一步來看，當我們將氣經驗中的懸浮意識者現象與《莊子》中的「遊」以及朝向身體歷程的反身意向性連接起來，就獲得了傳統文獻氣描述與當代心理學理論的接點。同樣地，展現可塑性的身體基模化歷程也可連接到楊儒賓（1996a）關於氣化身體的描述：「一方面離散自體以導向非己化，同時卻又感應攝取新的組合，以形成剎那新生的自己。」（頁 139）

如此，氣經驗的現象學描述將認知與神經心理學的空間知覺理解帶到存在經驗層次，成為具存有論意涵的空間覺構運作，並且獲得了與傳統氣論相應的接點。

氣經驗的意識狀態與過程：意識三重構作的說明

接下來將以本書的理論脈絡來解析氣經驗中的意識運作過程，從而顯現其中意識三重構作以及自我三位一體結構的經驗形式。而在此進一步顯露的體感意識空間性存在性徵則相應於存在催眠治療之「意識狀態即存在狀態」的見解。

進入氣狀態的逆鏡像發展路徑，以及語意意識與圖像意識的分離

氣經驗一開始最顯著的現象是自發湧現的身體感以及具反身意向作用的懸浮意識者的出現，而細究此一狀態的來由，我們卻可以看到一條逆著第七章鏡像經驗發展的運作途徑。當氣練習者藉著想像或觀看，將氣練習的指導語化為身體姿態，以求得體感經驗的發生，就如同從映鏡的樣態返回感受者樣態。圖 9-2 的左上部分表現的就是如此的逆鏡像路徑，其之所以為「逆」是與圖右上的體感者被攝入到形象者的鏡像作用相反（參見圖 7-4）。我們在第七章時指出了幼兒的鏡像過程顯示了自我形成的三位一體結構，也就是語意、圖像與體感意識三者的疊加，那麼氣練習中的逆鏡像運作就將會是具有三重意識狀態分離與自我解離意涵的活動。

這個自我解離的現象出現在接續之「預期之內但意料之外」

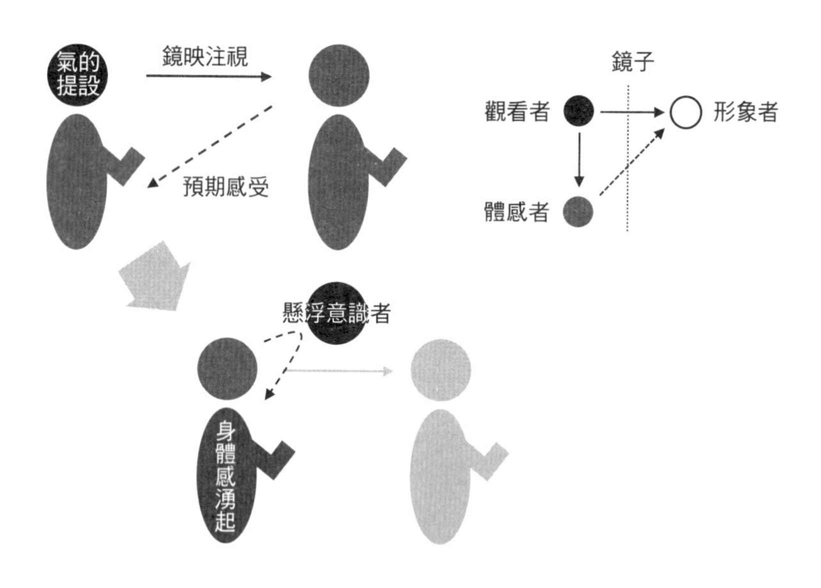

圖 9-2 進入氣狀態的逆鏡像發展路徑

的身體感自發湧現經驗。這指向了氣練習意願者之連續感以及其身體過程之間所發生的裂隙。氣練習意願者此時雖目擊身體感湧動，但不再進行支配，形成一懸浮意識者樣態。圖 9-2 也顯示，能夠行使判斷與評論的懸浮意識者正是語意意識作用者。這與上一節中所描述的，以他位空間覺構行動來意向著身位空間覺構中的身體感變化，形成暫時不進行意象身體運作之反身意向性，從而導致身意分離的情況一致。

在自我的三位一體結構中，語意意識者立基於立即感受身體之外並成就意象身體之黏著的位置。當語意意識者進入懸浮態時，顯示的是此一意象身體黏著不再，但語意意識活動仍然持續。就身體運作的構成來說，當意象身體不再，就像是具備邊界的身形容器被拿走了，使得流動性的本體感身體與交融於周遭的感覺運動身體自行運作。在這樣的理解下，被稱為氣的自發湧現身體感不是無中生有，而是持續存在的身體活力狀態在不受限的情況下對懸浮意識者的呈現。

氣經驗過程也顯示，氣練習者可以支動意願，隨時將意象身體黏附回去，消彌自發身體感所形成的語意意識與體感意識的裂隙。此外，氣練習者另一種與體感意識連結的方式是保持意象身體不作動，也就是以一種非語意意識意願支動的方式，一種另類的意願支動方式，來掌握本體感身體與感覺運動身體。以存在催眠治療的角度來看，這即是一種催眠態。

體感意識中本體感身體與感覺運動身體的空間性

透過幼兒鏡像階段的解析，我們知道體感意識實是包括三層運作身體，亦即本體感身體、感覺運動身體，以及圖像意識提供且由語意意識反身黏著的意象身體。如此，氣經驗結構中所顯示的空間變化知覺就相應於掀除意象身體後，體感意識中之本體感身體與感覺運動身體的運作。

首先，本體感身體由流動感受與活動輪廓所組成。後者在幼兒時期是由照顧者在幼兒身上進行的種種身體接觸活動所提供，如各種形式的擁抱。在氣經驗中雖移除了意象身體的制約，但特定身體姿勢仍然給予了一定的活動輪廓，顯化之本體感層次的流動身體感形成了身內空間化的知覺基礎。由於氣練習者經常以不同的姿勢來「導引」氣的流動，我們可以設想，不同的姿勢實是不同的活動輪廓，會影響流動感受的活力狀態，從而構成不同形式的本體基模經驗。在氣狀態中，本體感身體清晰可察，其顯著特徵就是感受之流動模式所形成的身內空間樣態。

其次，疊加在個人的身體處境上的意象身體本就帶著與周遭事物間特定的空間關係，因此意象身體的掀除必然帶給氣練習者身外空間的知覺變化。感覺運動身體做為與周遭事物關聯的另一種身體運作，就得以顯現其與周遭的互動開展。在氣經驗現象中，周遭空間的「質感」產生變化，而這樣的知覺牽動的是經驗者對於自身存在處境變異的察覺，以及關聯到周遭事物之間的連繫狀態改變。此外，身體界線呈現出通透狀態，外部刺激不只是抵達感官，而是與身體感受直接連繫，與本體感身體接合，形成模組。此時即便經驗者仍有身體邊界感，但更顯著的經驗是身內外空間之間的關聯運動。

值得一提的是，體感意識的三層身體論與上一節空間知覺提供的兩種身體構成的差異在於前者特別指出本體感身體與身內空間經驗。在氣的身體經驗中，身內空間經驗與身外空間經驗是顯著可辨的，即便其中的身外空間感已是掀除意象身體後的變異狀態。因此三層身體的觀點更貼切於氣的身體經驗。

圖 9-3 表示的是氣經驗中三重身體與空間構成之顯現，若以傳統文獻的語言來說，即是身體氣化而達致氣化的身體。

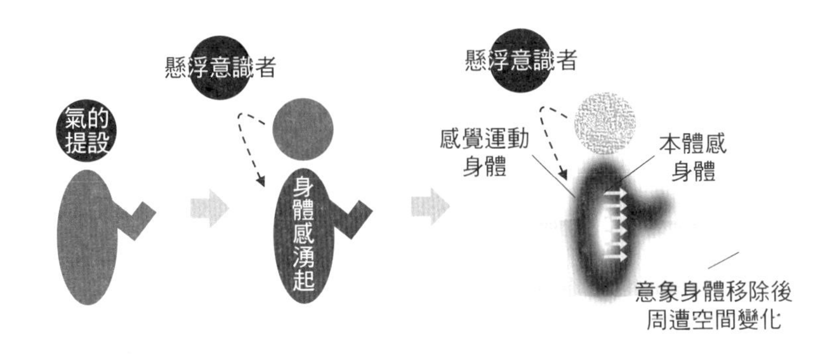

圖 9-3　氣經驗中三重身體與空間構成之顯現；身體氣化

身際交融態的經驗共構體

若要以任何經驗都必須有物質交互作用的因果關係觀點來看，氣照顧活動匪夷所思。不過在以意識三重構作為核心的心理療癒理論中卻可以被深化理解。上述的身內外空間連繫經驗將給予經驗者不同的存在體驗，成為其接續生活的參照之一。進一步來說，氣經驗中的身際交融態相映著本書第六章圖 6-1 所揭示的三重意識交織運作的「經驗共構體」結構，以及第八章圖 8-5 的圖像意識鏡映結構的四相組成，呈現出一種相似的經驗共構體現象，如圖 9-4 所示。在其中，非僅氣照顧者一人進入體感意識運作為主的狀態並知覺到身內外空間變化，接受照顧者也會在保持安靜、降低語意意識運作且專注於身體感的狀況下，促動體感意識的活躍，如圖中人形中的垂直深灰色雙箭頭直線所示。而圖中下方與上方兩條水平深灰色雙箭頭直線分別表示在感受層次的氣照顧第一個回饋圈以及訴諸語言的第二個回饋圈。中間斜虛線則是指出氣照顧中的話語是以身體經驗為對象的聆聽與言說。

氣照顧中的身際交融態因此指向了意識三重構作所形成之經驗共構體的形態。氣做為身心照顧方法如此就獲得了理論上的基礎。存在催眠治療因此可以與氣練習活動連結，發展出具文化親

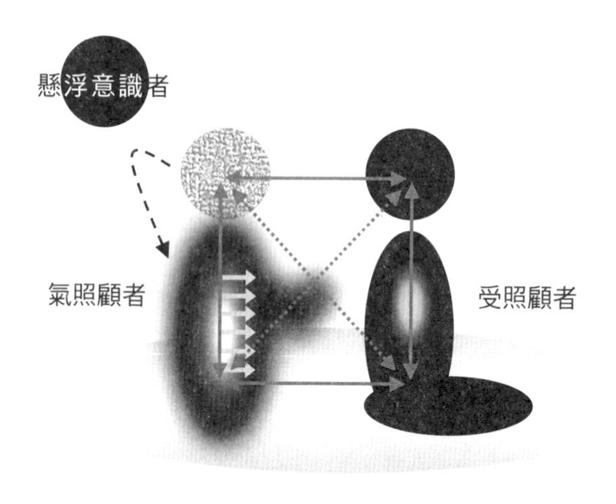

圖 9-4　身際交融態的經驗共構體

近性的體感意識技術。

體感意識的根本性

本章以《莊子》氣論、空間知覺理論以及意識三重構作三者分別對接氣身體經驗的現象學描述，從而讓在知識光譜中不同位置的三者彼此之間獲得連繫，擴大各自的意涵。這其實是第一章圖 1-3 所示的從「言詮產物」還原到「言說化成」的現象學方法的演示，也是建構存在催眠治療的核心操作。意識三重構作理論也因此被刻畫出更加細緻的結構，並且涵蓋更寬廣的經驗範圍。

在第八章的圖像意識運作中，我們看到鏡像運作結構，在氣經驗所顯示的體感意識運作中，我們看到逆鏡像運作結構。兩者都與經驗的構成有關，也都指向了共同的現象基礎——經驗共構體。我們可以說，隨著本書的論述開展，意識三重構作（圖 4-5）、經驗共構體（圖 6-1）、自我三位一體結構（圖 7-4d）以及多重脈絡疊加的置身所在（圖 8-3）等顯現為人類存在結構的根本描述，而在以倫理療癒（圖 4-1）為導向的存在催眠治療中成為核心改變理論。這些人類存在結構的根本描述讓意識作用的本質獲得澄清：意識作用不是躲在個人腦中的小人；意識狀態即是存在狀態。如此，催眠現象中的意識狀態改變也就是存在狀態的改變。這正是存在催眠治療之名所蘊含的視野。

雖然語意意識、圖像意識與體感意識三者皆指向了存在的根本結構，但藉由氣經驗所展現的身體與空間構成讓體感意識占據了人之存在性的基礎位置。這個理解是本章的重要性所在。空間是對象朝向經驗者顯現的先決條件，如此之存在空間樣態與質感的變化就涉及了對象的遭逢與意義生成的方向。由於空間與身體是共構的，存在空間的變化就顯現在當事者體感意識的變化上。如此，體感意識的運作就不只是覺知或感受的過程，而是存在狀態變異本身。任何意圖使人改變的作為，不論是日常勸說或是心理治療，若沒有抵達體感意識的運行，總是徒勞。

參考文獻

宋剛（譯）（2009），Billeter, J. F.（著）（2002）：《莊子四講》（*Leçons sur Tchouang-tseu*）。北京：中華書局。

李維倫、陳牧凡（2021）：〈氣的身體經驗：一個現象學的探究〉。《本土心理學研究》。56 期，121-173。

吳光明（1996）：〈古代儒家思維模式試論〉。見楊儒賓與黃俊傑（主編）：《中國古代思維方式探索》（頁 35-84）。台北：正中書局。

婁世麗（2010）：《莊子氣論探微》。台北：花木蘭文化出版社。

張永儁（2006）：〈莊子泛神論的自然觀對張橫渠氣論哲學的影

響〉。《哲學與文化》，33（8），83-99。

畢來德（2017）：〈莊子九札〉。見何乏筆（編）《跨文化游渦中的莊子》，（頁 5-59）。台北：台灣大學人文社會高等研究院。

陳政揚（2005）：〈論莊子與張載的「氣」概念〉。《東吳哲學學報》*12*，127-166。

曾振宇（2001）：《中國氣論哲學研究》。濟南：山東大學出版社。

楊儒賓（1993）：〈支離與踐形——論先秦思想裡的兩種身體觀〉。見楊儒賓（主編）：《中國古代思想中的氣論與身體觀》（頁 415-449）。高雄：巨流圖書公司。

楊儒賓（1996）：〈從氣之感通到貞一之道：《易傳》對占卜現象的解釋與轉化〉。見楊儒賓與黃俊傑（主編）：《中國古代思維方式探索》（頁 135-182）。台北：正中書局。

楊儒賓（2006）：〈兩種氣學，兩種儒學〉。《台灣東亞文明研究學刊》，*3*（2），頁 1-39。

趙永芬（譯）（2008），Sacks, O.（著）（1995）：《火星上的人類學家》（An anthropologist on Mars）。台北：天下文化公司。

賴錫三（2013）：〈氣化流行與人文化成——《莊子》的道體、主體、身體、語言、文化之體的解構閱讀〉。《文與哲》，*22*，39-69。

Blouin, J., Bard, C., Teasdale, N., Paillard, J., Fleury, M., Forget, R., et al. (1993). Reference systems for coding spatial information in normal subjects and a deafferented patient. *Experimental Brain Research, 93*, 324-331. doi: 10.1007/BF00228401

Gallagher, S. (1986). Body image and body schema: A conceptual clarification. *The Journal of Mind and Behavior, 7*(4), 541-554.

Gallagher, S. & Cole, J. (1995). Body schema and body image in a deafferented subject. *Journal of Mind and Behavior 16*(4), 369-389.

Martel, M., Cardinali, L., Roy, A. C., & Farnè, A. (2016). Tool-use: An open window into body representation and its plasticity, *Cognitive Neuropsychology, 33*(1-2), 82-101. doi: 10.1080/02643294.2016.1167678

McNeill, D., Quaeghebeur, L., & Duncan, S. (2010). IW - "The Man Who Lost His Body". In D.Schmicking & S. Gallagher (Eds.) *Handbook of Phenomenology and Cognitive Science.* Dordrecht: Springer. doi: 10.1007/978-90-481-2646-0_27

Merleau-Ponty, M. (1962). *Phenomenology of Perception.* (C. Smith, trans.). London: Routlege & Kegan Paul.

Paillard, J. (1999). Body schema and body image–A double dissociation in deafferented patients. In G.N. Gantchev, S. Mori, & J. Massion (Eds.), *Motor Control, Today and Tomorrow* (pp. 198-214). Sofia: Academic Publishing House.

Paillard J. (2005) Vectorial versus configural encoding of body space: A neural basis for a distinction between body schema and body Image. In V. Knockaert and H. De Preester (Eds.), *Body Image and Body Schema: Interdisciplinary perspectives on the body*. 89-109. Amsterdam: John Benjamin Publishing Company.

Paillard, J., Michel, F., & Stelmach, G. (1983). Localization without content: A tactile analogue of "blind sight". *Archives of Neurology, 40*(9), 548-551. doi: 10.1001/archneur.1983.04050080048008

PBS (2019, October 10). "Secrets of the mind" [Web message]. Retrieved from https://www.pbs.org/wgbh/nova/transcripts/

2812mind.html

Vasilyeva M., & Lourenco S.F. (2012). Development of spatial cognition. Wiley Interdiscip. Rev. Cogn. Sci., 3(3), 349–362. doi: 10.1002/wcs.1171.

【第十章】

體感意識的療癒運作：甘德林的澄心法

前一章的「氣」身體經驗現象學分析顯現了體感意識在人之空間存在上的根本地位。身體經驗在心理治療與心理諮商其實非常重要，不論是精神分析（psychoanalysis）、榮格心理治療（Jungian psychotherapy）、完形治療（Gestalt therapy）、心理劇（psychodrama），以及近年來逐漸興起，屬經驗心理治療（experiential psychotherapies）的正念（mindfulness）療法，都相當程度地涉及到身體感的作用。不過，少有理論可以明確地把其中細部的經驗歷程揭示出來。承繼本書先前的論述，這一章我們將以美國現象學家與心理治療學家甘德林（Eugene Gendlin）發展出來的心理治療方法 Focusing（Gendlin，1981；呂政達，1987；台灣譯為澄心法，中國譯為聚焦，以下以澄心或澄心法稱之。）做為觀察的窗口，來探求體感意識療癒技術的運作經驗。[1]

雖然甘德林的生涯是以心理治療理論學家與治療師而聞名，但他卻是美國芝加哥大學畢業的哲學博士，其 1958 年的博士論文題為「象徵化中的經驗功能」（The function of experiencing in symbolization），是一項關於「經驗」的現象學研究。《澄心法》（Focusing）一書於 1978 年出版，內容是奠基於他的哲學研究，經驗現象學（experiential phenomenology），所展開的心理治療形式。談到甘德林與心理治療的緣分，不能不提他

1. 甘德林的《澄心法》一書是 1986 年時任《張老師月刊》總編輯余德慧引介至國內出版。見：https://ppt.cc/fkjQNx

與個人中心治療學派（person-centered therapy）的羅傑斯（Carl Rogers）在學術上與實務上多年共事的情誼。他們二人在各自的心理治療發展上互有啟發。羅傑斯也自承現象學影響了他的心理治療思想。熟悉羅傑斯的讀者可以在本章的內容中獲得更典型的現象學觀點來理解個人中心治療學派。

本章將包括五部分。首先是澄心法的實施步驟，其次是甘德林對澄心法的理論說明，第三是澄心經驗的現象學描述，第四是以存在催眠治療的思考來闡述澄心法的經驗與理論，以及最後第五的存在催眠治療體感意識技術。

澄心法的六步驟操作

甘德林所發展的澄心法從身體層次的「體會」（felt sense）[2] 之覺察開始，促動了包含身體感、想像及語言的心理治療經驗歷程。「體會」是「一種特別的身體內在覺察……一種意義的身體覺知」（a special kind of internal bodily awareness...a body-sense of meaning）（Gendlin, 1981, p. 10）。雖然甘德林經常說明何謂體會，但由於它是身體層次的經驗，經常難以在語言上捕捉。我們先從澄心的實施步驟開始，讓讀者明白它的歷程，以對照接下來的說明。

甘德林提供了六個具體的步驟來讓人進入體會（Gendlin, 1981），分別是：

1. 清心（Clearing a space）：澄心者準備一個可以安靜不受打擾

2. 甘德林的 felt sense 過去在台灣被譯為「深感」（呂政達，1987），香港譯為「意感」，中國譯為「體會」。本文根據甘德林的理論脈絡，取 sense 之接近「意義」、「理解」的字義，felt sense 即在身體感層次上的領會，因此取用中國所譯之「體會」。

的時間與地點，讓自己的心情可以暫時清理一下，沉靜下來。

2. 體會（Felt sense of the problem）：澄心者挑一個掛心的事情，但不要陷入其中，並問自己：當經驗到這整件事時，在身體上察覺到什麼？這是去覺察整體，以及當下那渾沌不清（mucky）的身體感。
3. 稱名（Finding a handle）：澄心者停留並探問，這個體會的質感是什麼？從其中浮現出什麼字詞、片語或是影像？哪一個最符合？
4. 琢磨（Resonating handle and felt sense）：澄心者讓浮現的語詞回到體會，反覆琢磨，看看是否完全相應？如果完全符合，澄心者會感到經驗的變化（experiential shift）。甘德林提供的一個技巧是，澄心者宣稱「這就是了」，看看是否覺得是「對的」，或是仍感到有所遲疑。若是後者，則要繼續尋找適當的稱名。
5. 探問（Asking）：澄心者以上一步驟所得進一步推衍、探問，以展開其完整的啟示。
6. 領受（Receiving）：澄心者不要讓批判的聲音干擾，要以領受的姿態來接收給出的訊息，悅納其中的啟示，感謝其中的學習。

這六個步驟其實就是一個靜下心來，留意身體感與獲得理解的過程。如果我們將其與第八章介紹的積極想像步驟比較，我們會看到令人驚訝的類似過程，如表 10-1 所示。兩者的第一步驟皆是安靜下來。在第八章我們已經知道，這是降低或暫止語意意識的活躍狀態。第二步驟是主要差異所在，一個讓圖像經驗自發顯化，另一個則是讓體會，也就是身體感經驗顯化。以意識三重構作來說，前者是圖像意識的促發，後者是體感意識的促動。到這一階段，兩者都改變了經驗者的意識活動的組成比例，也就是

表 10-1　積極想像與澄心法步驟比較

積極想像	澄心法
1. 清空自我意識 Empty the “mad mind” of the ego	1. 清心 Clearing a space
2. 讓潛意識的幻想影像升起 Let an unconscious fantasy image arise	2. 體會 Felt Sense of the problem
3. 給予某種表現形式 Give it some form of expression	3. 稱名 Finding a handle
4. 面對人間倫理 Ethical confrontation	4. 琢磨 Resonating handle and felt sense
	5. 探問 Asking
	6. 領受 Receiving

進入存在催眠治療所定義的催眠意識狀態。兩者在形成另態意識的作用上是相同的。

在獲得了圖像或身體感經驗後，兩者的第三步驟都是尋求表達，而語言是其最終的形式。雖然這裡是重新啟動被暫止的語意意識，但卻是以圖像或體感為先、為主，是跟隨其後的尋求，而非對其的壓制或掩蓋。也就是說，澄心法與積極想像一樣，都倒轉了語意意識的日常支配地位。最後，在第四步驟之後，兩者也都在於擴大所得到之理解以聯接到經驗者的生活脈絡。這樣的聯接具有改寫原本生活脈絡之意涵的作用，從而讓經驗者獲得新的、但在其生活中可行的行動可能性。

如此看來，澄心法的步驟設計也相符於如第五、六章所示之存在催眠治療的意識轉化療癒過程。這意謂著澄心法所奠基的現象學理解與存在催眠治療一致。

甘德林對澄心法的理論說明

甘德林（Gendlin, 1964）指出一個現象，人們在情緒焦慮的情況下，若去注意自己的焦慮，則會越發感到不舒服。但如果是關注當時特定身體部位上的感受，如胃部的緊繃，不舒服的感受將逐漸緩解。這令人訝異的現象讓甘德林注意到，有一種同樣涉及身體感受但卻不同於情緒的經驗，可用來消解人們受情緒影響的苦惱狀態。這後來被稱為「體會」的身體感經驗是甘德林發展出澄心法的基礎。甘德林對體會與澄心法的說明是奠基於其關於「經驗」（experience）的現象學理解，亦即從經驗感受（experiencing）到符號化（symbolization）言說之間的歷程（Gendlin, 1997）。

由於體會與情緒都涉及身體感，因此在實踐上經常混淆，也讓體會好像是一種不可言說的神祕經驗。更令人感到神祕的是，甘德林觀察到，當經驗者在「稱名」階段獲得了適當的字詞來表達體會時會有一種身體感變化，稱之為「體化」（felt shift）。因此，要理解與掌握澄心法就必須釐清情緒、體會與體化的差異。本節將先以情緒與體會的分別以及體化的內涵來呈現甘德林的經驗現象學理論，接著就可以從甘德林的理論來呈現他自己認為的澄心法的療癒意涵。值得一提的是，雖然前述的澄心法六步驟沒有提到圖像經驗，但隨著甘德林的持續論述，圖像浮現成為澄心法中重要的中介。本節最後也將說明圖像經驗在澄心法過程中的作用。

情緒與體會

承繼著存在現象學思考，甘德林指出身體與環境是持續不斷地相互作用，我們因此不能把身體視為一獨立自主的作用體，而要看成一與環境相互包含的歷程。包括人類在內的所有有機體的身體構造都蘊含著與環境互動的訊息。當身體或環境有所變化，身體會進入奠基於身體結構的行為序列（behavior sequences）。舉例來說，飢餓的感受蘊含（imply）覓食與進食的行為序列，知覺到威脅蘊含戰鬥或逃跑的行為序列。這裡突顯的論點是，感受與知覺不是被動接受刺激的結果，而是鑲嵌在一連串的互動行為序列之中（Gendlin, 1991）。我們可以說，所有的感受與知覺都蘊含著可能之行為序列所構成的界域（horizon）。由於行為序列帶出的是在時間中展開來的行動歷程，我們可以說甘德林對身體與環境關係的描述顯化了人之身體性與時間性的在世存有（bodily and temporal being-in-the-world）特徵。

當人置身於一環境場景中，種種不同的了解與行動方向可能性皆「蘊含其中」（implied）而觸及身體。如開車在路上遇到警察臨檢，原本駕駛行進的狀態改變，進入一個新的情境，就會有感受升起。這個感受包括稍後可能發展出，但此時尚未分別出的，覺得時間被耽誤而生氣，或覺得高見警率而安心的種種可能性。當此經驗接續開展，某一理解支配了情境的意涵，如時間被耽誤或感到警察粗魯無禮，當事人有了生氣的「情緒」。這裡我們可以看到，情緒，如生氣，具個別情境條件的一面，如正在趕赴機場搭機而無法忍受耽誤，但也有普遍性的一面，如生氣所接續或啟動的行為序列：頭臉發脹、咬牙切齒、拳頭緊握，甚至搥胸頓足（Gendlin, 1973a）。

雖然同樣是以身體感為主，但體會與情緒不同；體會是屬於當下置身整體，而情緒是在當下某一特定置身脈絡的反應。甘德林形容體會來自「許多交織的股線」或說「千絲萬縷」（many interwoven strands）所形成的一種感覺。這「千絲萬縷」也就是當下置身整體，舉例來說，當一個棒球打擊者站在打擊區準備揮棒時，他經驗到不只一種感覺與情境，而是如站立的位置、周遭的聲音、當時身體的狀況、壘上的隊友、面對的投手、賽局的形勢、自己的表現紀錄、與球隊的合約以及個人經濟規畫等等「許多交織的股線」。這些構成了他不可能完全想清楚的整體，但卻有一個質感（texture）。這個質感是讓經驗者得以觸及那整體性的焦點（focal point），當一個人聚焦（focus）於這個當下整體之質感，其感受就是體會。由於這整體是由「許多股線」交織一起，一旦我們關注其質地，卻會發現它不是靜態事實（static fact），而是浮動，其變化可能相應著「這件事如何……可是在另一方面……不能不顧及的是……」等等後來的理解。無怪乎甘德林經常以錯綜複雜（intricacy）來形容體會。無論如何，體會是與當下環境整體連結的身體感知。

回到前述的警察臨檢來看體會與情緒的不同。當被警察攔下停在路邊，當下整體的質地感受就是體會。隨著事件的進行，經驗者對於警察粗魯無禮的舉止感到不滿，一股怒氣升起，啟動了生氣的行為序列：頭臉發脹、咬牙切齒、拳頭緊握、破口大罵，甚至搥胸頓足。這裡，體會是環境整體的，但卻模糊不清，而情緒是從整體環境中活出之清楚但窄化的狀態，且相應的行為序列隨之啟動。也就是說，升起的情緒把整體情境片面化了。但由於情緒成了鮮明可辨的感受與事件，因此一般人就會以情緒來認識其身所處的情境，如令人生氣的情境。我們可以這樣說，在某一置身情境中有許多候選反應構成了接下來實際反應的可能界域，在這個狀況下仔細經驗到的身體感是體會，情緒則是其中一個候選反應跳出來並顯現為實際行動的行為序列。以情境層次來看，體會與情緒的分別在於，前者是屬於整體情境的感受（of the whole situation），而情緒是陷於情境之一可能性的感受（in the situation）。

前面說過，雖然生氣的行為序列是普遍的——每次生氣都一樣，不同人的生氣也都一樣，但「令人生氣」的情境卻有社會文化與個別上的差異。上述警察的「粗魯無禮」不是對每一個人都是如此，也不是在所有文化中都相同。他人的行為不會自動就是「無禮」或「羞辱」，而是被認出或理解為「無禮」或「羞辱」，這就涉及個人或文化的意義脈絡。以生氣的情緒來說，它是面對了令人無法忍受的違犯事件，而「何為違犯？」卻是源於個人或文化的價值布局。因此，情緒雖表現在普遍性的行為序列，但它的升起卻是依賴社會文化與個人意義。

讓我們來做個整理。當甘德林觀察到體會這個現象，在釐清它與情緒的差異時，他先指出身體與環境之間總是進行著的相互影響的行為序列，而「感受」就是這種鑲嵌於互動中的經驗。甘德林接著藉由分別出當下整體置身與特定脈絡置身兩種身體與環境的關係狀態，指出體會與前者相連，情緒從後者升起；兩者雖然都是感受，但卻完全不同。進一步說，人總是與環境互動著，身體或周遭有所變化時，就召喚著反應行動。然而當下整體置身包括了多重可能性所交織形成的界域，難以立即生產出反應的行為序列。另一方面，若特定脈絡置身顯化，雖然獲得了相應的行為序列，但當下整體置身就遭到情緒的掩蓋。當一個人卡在情緒狀態，並不會因為關注這個狀態條件而與之脫離，而是會重複其中的行為序列。甘德林的澄心法因此是讓人藉由體會而退回將成未成的當下整體置身，重新來過，尋找另一種理解與行動的可能性。

體化

在澄心法的「稱名」階段，若出現了適當的字詞，澄心者會經驗一種身體釋放（bodily release）的感受。甘德林描述，此時體會從原先的「卡住」狀態打開、流動起來，「它現在流向這些字詞的意義」（now it flows into the meaning of the words）（Gendlin, 1996, p. 58）。於此同時，原先甘德林以「許多交織的股線」來形容的置身當下情境整體也打開了：千絲萬縷可理出頭緒，整理成股（sorts itself out into strands）（p. 63）。甘德林的這些描述是奠基在一個關鍵現象，就是被稱為「體化」的身體感改變。體化是一種顯著可察覺的放鬆、輕鬆與釋放感。甘德林說明，即使此時外在條件並沒有改變，但一個人卻可以開始有不同的想法與作為，因為「存在於身體上的整個情境改變了」（The way the whole situation exists in the body is changed.）（Gendlin, 1980, p. 68）。這樣的身體感變化也的確在經驗上相應著澄心者對於掛心之事的放下或不再揪心。

對於體化的理論說明，甘德林基本上就是依循對體會的理解，指出體化是體會從不動到流動所出現的身體感。要提醒讀者的是，甘德林並沒有說「適當的字詞」（the right words）是符合了「真實的」感受（the “true” feelings）的字詞。他說的是獲得了讓感受產生變化的字詞，而感受的變化不一定要就跳到「符應了實情」的結論。這是因為在現象學的視野裡不會將前語言的感受（pre-linguistic feelings）設定為如語言一般有可明確判斷的意義。體化是澄心理解活動的一環，但不能被解釋為「因為說中了潛在的真實感受所以才有的經驗」。在澄心法的接續步驟，探問與領受，才是進一步發展意義上理解的過程。

澄心法的歷程意涵：經驗的再基模組合化

從甘德林的經驗現象學來看，澄心法六步驟所形成的即是一個經驗感受、情境知覺與語言意義重新組合所形成之新的聯結模式。這就是經驗的基模化（schematization）或再基模化（Gendlin, 1973b）。甘德林指出，由於經驗通常會被語言說出，因此人們會以為經驗具有像語言一樣的形式或邏輯的系統（formal or logic-like system），但其實不是；那是以語言的形式來支配人們對經驗的認識。甘德林認為，文字語言的使用不僅僅是依賴對語言形式邏輯之規則的掌握，也奠基於說話者置身於其中的情境與經驗，而後者並非語言形式所能涵蓋的。如此對經驗的見解是從語言邏輯（the logic of language）轉向置身存在邏輯（the logic of situated existence），其中凸顯的是，「經驗、語言以及情境就是與生俱來地聯結在一起」（Experience, language, and situations are thus inherently connected.）（p. 286）。

經驗、語言以及情境之聯結所形成的是一個個定型的基模。據此，甘德林進一步指出「重新說出經驗」的再基模化過程：

> 為了以新的方式來言說一個經驗或情感，你必須進行隱喻性的工作（metaphoric task）（從而使舊的文字有新的經驗向度），但這個新的向度必須非常靠近你已經有的。領會（comprehension）因此涉及了直接指涉（direct reference）（到你想要言說的經驗），以及指認（recognition）（那些字詞通常會引發的經驗或情感），還有隱喻（metaphor）（使用這些字詞而創造出新的經驗向度）。（Gendlin, 1973b, p. 296）

這裡我們可以看到，經驗的重新基模化必然涉及三方面，一是經驗本身，二是話語原先關聯的感受，以及第三，一個由話語做為隱喻所帶出的經驗之新面向。也就是說，雖然被說出的經驗永遠不是它在尚未被說出時的狀態，不過說出經驗卻可以創新地帶出它潛在擁有的不同向度。如此，說出經驗也就是經驗的基模化與再基模化。甘德林因此稱經驗總是「可多重基模化的」（multischematic），它永遠可能在不同的基模化歷程中被帶出新的面向；它也總是「可相互基模化的」（interschematizable），指的是經驗可以被另一個經驗組合基模化；經驗與經驗之間可以相互組合形成新的基模，帶出新的向度、新的意義。

從經驗可被重複組合基模化的特性來看甘德林的澄心法，就可以知道甘德林所設定的澄心法的療癒之道。經驗總是來自於人置身在一個情境中；情緒是其中一個刺激事物所引起的，而體會是對於此一情境置身之整體的身體感受。我們可以這樣說，情緒是來自一個過去既存基模持續作用的影響，澄心的步驟即是經驗的重新基模化歷程。因此，體會的尋求是還回基模化的原初歷程，而經驗者也就有機會從過去的基模中釋放出來。

圖像經驗在澄心法中的作用

上面的陳述透露了經驗的基模化過程中，隱喻或圖像、想像的重要性。甘德林曾明白建議，在「稱名」這一個步驟中，可以先從體會中得出一個影像或圖像，然後再尋求此一影像所給出的感受，再給予命名（Gendlin & Olsen, 1970）。這裡顯示的是，圖像（the imagery; imagination）的地位在於從身體層次的模糊感受到明白言說之間的橋接。

甘德林進一步指出：「我並不把圖像視作僅是表徵，我將它視為活生生的。」（Rather than an image being viewed as a representation, I view it as itself living）（Gendlin, 1980, p. 67）這樣的「活生生」指的是：「我們認識到，圖像是一種與他人共在於一環境中的身體之活。」（... imagery is a special kind of bodily living in an environment with other humans）（p. 66）如此看來，圖像經驗在身體與周遭所形成的互動系統中處於關鍵的作用地位，它是「一種與他人共在於一環境中的身體之活」。圖像經驗的本質就相關於人們跟環境之間的關係，並且與身體感緊密相連。這與意識三重構作中之圖像意識的作用有異曲同工之妙。圖像經驗如此參與了人的經驗轉化歷程。甘德林如是說：

> 因此，我們將把圖像放到與它所構成之身體狀態的關係中來考量，我們也將轉變後的身體視作它的構成作用的結果。這將引導出一種不同的方式來與圖像一起工作，不斷地回到處於每一圖像與其後續圖像之間的身體。（Gendlin, 1980, p. 67）

綜合來看，我們可以這樣說，圖像與身體感在人對情境的意識覺察扮演了關鍵角色。感覺雖然是模糊的，但當一個名詞加諸其上時，它可以分辨出其適當與否。也就是說，感覺有它自己的分辨能力（Gendlin, 1973b）。若此，體會可說是一種落身之知（embodied knowing）的體感意識，而促發體化經驗的語詞說出則是感受的符號化，也是從落身之知到概念之知（conceptual knowing）。在身體感與符號之間連繫的環節則可以稱之為顯像之知（presentational knowing）或想像之知（imaginal knowing）的圖像經驗（Davis-Manigaulte, Yorks, & Kasl, 2006）。加上圖像作用的說明，澄心經驗歷程就與意識三重構作若合符節。

澄心法經驗的現象學描述[3]

前面兩節呈現了甘德林的澄心法操作及其理論說明，為了讓

3. 本節改寫自本人科技部研究計畫〈身體感與圖像經驗在心理療癒中的作用：通過甘德林澄心法與容格積極想像的經驗研究〉之第一年子計畫成果。研究助理為本人指導之碩士生何炳輝，本計畫部分內容形成其碩士畢業論文〈心理療癒歷程中的身體感經驗：透過甘德林澄心法之現象學研究〉。我在此特別說明炳輝參與研究的貢獻並致謝。

這樣一個以身體感為核心的心理治療方法可以在經驗現象上與存在催眠治療對接，本節將回到澄心過程，以經驗描述做為兩者相互比較的平台。

雖然在理論上體會與情緒有清楚的區分，但從實際的過程中，我們發現澄心法第二步驟經常讓初次接觸者陷於情緒的感受，無法進入體會的層次。因此我們將這一步驟修改，使其更加具體。在我們的實際操作中保留了原先的六步驟，只是將第二步驟拆解為三個次步驟，如下：

2-1. 想像一個令你掛心的事件場景，讓自己進入這個場景狀態中，直到感覺到自己身體感上的變化。
2-2. 注意自己身體上的顯著感受。亦即，在哪一個部位？有著如何的質地感受？像是緊、鬆、麻、刺、重、輕、快、慢、濃密、疏淡、顏色等。
2-3. 以上述單純的質地字詞來描述這個身體部位的經驗。

甘德林曾經以身體的質感來描述體會，如跳動（jumpy）、沉重（heavy）、粘稠（sticky）、心慌（jittery）與緊繃（tight）等等（Gendlin, 1996, p. 59）。實際上我們也發現，詢問身體感的質地比模糊的問題像「有什麼感覺？」較能夠讓澄心者離開情緒語言的糾纏，掌握到體會。本節的經驗描述即來自於此一修改後的操作，並比照心理治療的形式，由一人引導另一人進行。接著將以四個階段來描述澄心法的經驗歷程：

階段一：話語言說與身體感受不相接聯

在第一步驟的清心靜心之後，澄心者選擇一個要進行澄心的掛心的場景，並進入其中。在詢問其感受時，澄心者首先說出的是朝向對象或事件的理解、評斷或情緒。這時候的話語像是：

「他這樣做是不對的，讓我很生氣」、「我覺得心浮氣燥」或「我很擔心未來的發展」。這些話語的內容意義是明確的，但當關注其中的身體感受時，卻經驗到模糊。

接著澄心者再花一點時間朝向身體感受的關注時，他注意到身體上特定部位有著特定的感受狀態，其描述會像是：「頭腦脹脹的」、「腹部緊緊的」或「胸口悶悶的」。相對於先前的「意義明確，感受模糊」，此時可說是「感受明確，意義模糊」：澄心者有明確的感受，但不知道這意謂著什麼。

此時澄心者有可能會出現朝向身體感受的評斷，像「其實說也無妨，但是說了也沒什用」，以及「我發現我剛剛有不知所措的感覺，想說接下來要幹嘛」等等。這些話語並不是身體感受的表達，而是對自己有所感受之狀態的評論，是反思評論。在這裡澄心者有兩項清楚的經驗：身體感受明確以及語言意義明確，但後者並非前者的說出，兩者並不相聯。

在這一階段的經驗顯示，雖然澄心者可以集中關注於自己的身體感受，並說出其質感，但接下來的言說反應通常不是被動等待後的結果，而是對自己經驗狀態的主動評斷。在這樣的評斷言說下，身體感受並未獲得任何意義的表達。我們可以想像，出現反思評斷的澄心者有可能就此中斷此一過程。

階段二：對於反思評斷之後設反思的浮現

前述出現反思評斷但仍持續澄心過程的澄心者接著經驗到對自己朝向身體感受之反思評斷的覺察，甚至對其的反思。這可說是對自己反思的後設反思（meta-reflection），表現出來的話語像是：「我怎麼都在要答案」或「總是要以有什麼用的角度評斷一切」。此一後設反思雖同樣是朝向自己當下的經驗，但卻指向言說評論而非身體感受，並有著對前者的抑制作用。如此看來，後設反思具有第一步驟之清心／騰出空間（clearing a space）的作用，讓反思評斷意識弱化，也讓身體感受的過程可以繼續發展。

接下來就回到如同澄心法步驟所指引的過程，澄心者以好奇與探問的態度朝向自己的身體感受，表現在以「你想告訴我什麼？」或「這感覺是什麼意思？」等話語所描述的狀態。此一狀態中澄心者成為被動領受的一方，等待著被給予自身感受的訊息。

階段三：接續特定字詞或圖像的身體感變化

在這一階段澄心者等待字詞或圖像的浮現，同時也嘗試提出自己認為可能的字詞來觀察是否有身體感上的變化。也就是說，身體感在此被視為尋找意義言說的參照，而非無意義的經驗。因此，所謂的被動領受可以是清空思慮的等待，也可以是讓意義言說做為第二序的活動，跟隨著第一序的身體感受。

在這樣的過程中，澄心者會經驗到三種可能狀況。首先是出現或使用的字詞沒有得到身體感變化的接續，這種情況會讓澄心者持續嘗試其他字詞。其次是當某一字詞話語使用後，緊接著身體感受發生變化，但卻是原本感受質地的加深，如更加沉重或更緊繃，或是在身體的另一個部位出現另一種質地感受，澄心者感到自己似乎仍在一種受限的狀態中。在感受質地加深的情況下，澄心者會捨棄正在使用的詞語，但持續嘗試其他可能性。若是部位感受移轉的情況，澄心者會以新的身體感受來做為澄心的對象。

第三種情況是某一語詞或圖像出現後，做為參照之感受質地的消逝，形成鬆解下來的身體感變化。此時澄心者會有著「鬆了一口氣」般的經驗，原先掛心場景中所包含的情緒在此也獲得了緩解，澄心者經驗到自己不再如同先前一樣掛心，或不再有受其所困的感覺。這就讓澄心者認定這是澄心法所說的體化。

階段四：朝向對象或事件之新的圖像／言說理解

當澄心者獲得被稱為體化的經驗後，接下來可以區分出「圖像之知」與「言說之知」兩種結果。「圖像之知」的情況出現在澄心者獲得的是對身體感的圖像，而在放鬆與釋放的狀態下停止了澄心過程。這樣的澄心者認為，他已經「懂了」自己的處境，同時也感到脫困，因此已經達到目標。這可說是，澄心者在有所理解的洞察（insight）下，雖然仍然無法完整言說整個處境，但不妨礙他離開受困狀態。

在「言說之知」的情況中，澄心者首先驚訝於被認定的語詞或圖像的意涵，然後進一步試著言說其與自己經驗的關聯。這樣的過程可描述為在獲得線索（clue）之後，澄心者言說此一線索的意涵，並與自己經驗中的種種面向進行對應，理出頭緒，從而得到自身處境的清晰明白敘說（narrative）。如此的「言說之知」的起點，可以是前述的「懂了」或洞察，也可以僅是伴隨釋放脫困感受的訝異，而最後則抵達理解的言說。

綜合摘述

上述的四階段經驗以澄心法六步驟來看，可以展示如圖 10-1。其中「清心」之後有兩條軸線，上方是言說軸線，下方是體感軸線。

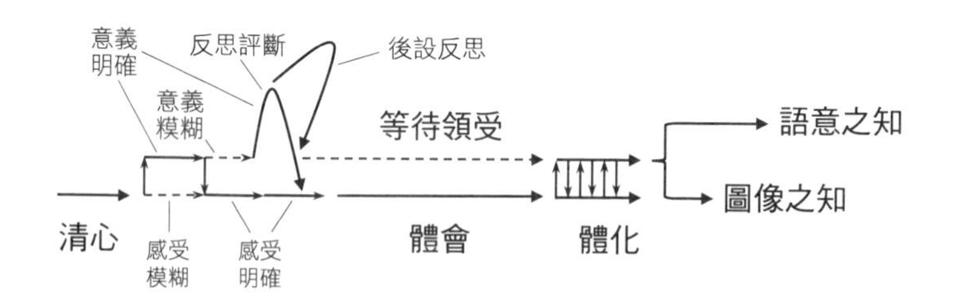

圖 10-1　澄心法經驗歷程結構

圖 10-1 清楚顯示（從第八章我們已經知道，圖像比文字更好提供複雜關係的理解！），在後設反思出現前，澄心者的感受與言說呈現出紛雜的狀態：有所感受，有所言說，有些明確，有些模糊，再加上對自己狀態的反思評斷。我們可以設想，一般人處於自己掛心情境之中，就會有如此的交纏不清。而後設反思的獨特之處也因此顯現出來：它平息了紛擾的心思，讓澄心者專注於體會與等待領受。後設反思似乎正是清心作用的最佳說明。而在意義言語止息，澄心者進入被動領受狀態，就能夠對體會開放，繼而獲得體化與新的理解。

存在催眠治療對澄心法經驗與理論的闡述

澄心法與存在催眠治療系出同源，都是奠基於經驗生成的現象學理解，因此兩者更加容易相互補充。為了讓讀者一方面能夠更加掌握澄心經驗的療癒意涵，一方面擴充與深化存在催眠治療的理論建構，接下來我將以存在催眠治療為立足點闡述澄心法經驗與理論。

經驗過程

先前在說明澄心法步驟時，藉由與積極想像的比較，我們已經看到其步驟其實就是讓語意意識止息，體感意識顯化，再重啟語意意識，獲得語意表達的過程。不過，在上一節的經驗描述中，僅僅是一般性的沉靜下來，並沒有讓語意意識止息；一旦經驗者開始要說出掛心的場景或指認感受時，語意意識會優先活躍起來，說出一連串的陳述，形成「意義明確，感受模糊」的狀態。雖然澄心指導語會讓經驗者轉向關注身體感受，但因其沒有顯明意義，持續活躍的語意意識反而轉向形成反思判斷，貶抑了感受經驗。積極想像中所稱的「自我的**狂野心智**」（the “mad mind" of the ego）倒是滿貼切地形容了此時語意意識的作用。

語意意識的止息發生於後設反思的出現，然而弔詭的是，後設反思本身也是進行判斷作用的語意意識。也就是說，同樣是進行判斷的反思，同樣有抑制作用，但一個是朝向體感，一個是朝向思考判斷本身。因此，後設反思並不是平行於反思判斷的高階反思；它抑制了反思判斷對身體感的貶抑作用。這裡我們看到一個類似於在第九章描述之氣經驗中的懸浮意識者現象，那就是有著讓身體感清晰浮現之作用的後設反思者，其與身體過程相離，從而給出身體自主反應的空間。換句話說，語意意識的止息也就不是語意意識的完全停止，而是停下其對體感經驗的抑制作用，騰出空間，讓體感意識活躍顯現。

接下來的體會的尋求，就是讓體感在意識過程中占據支配性的地位。對存在催眠治療來說，體會即是體感意識的顯現，它是在體感層次發生的，與周遭環境的組織工作。在體會確認的同時，澄心者的語意意識處於朝向自身的反身狀態，但移除了狂野的評斷，讓思考跟隨體感。這是思維的被動狀態。如此就是語意與體感意識的活躍比例改變，即是催眠意識狀態的形成。

當思維被動，原本整體環境置身的模糊經驗進入顯明化的過程，這借助於體會感受與語詞或圖像的連繫。要注意的是，上一節第三階段的三種經驗狀況描述中，所謂的顯明化出現在第二與第三種狀況，前者是體會感受的加深但同時仍感到受限，後者卻是體會感受的釋放與受限狀態的消解。在這樣的對比下，我們可以說，讓人得以脫困的顯明化不在於維持或加深體會的圖像或言說，而在於讓周遭環境獲得新的意義呈現與表達；是環境被點亮了，而不是身體被點亮了。環境被點亮了也意謂著新的行為序列可以產生，而在朝向周遭事物之行動的展開中，身體鬆解、隱沒。

如此看來，「體化」來自於體感意識的「體之會」得到了相應之圖像或語意的展現，從而使得周遭處境獲得新的表達與新的流動。體化因此是打開（opening-up），是體感意識、圖像意識與語意意識的一致（congruence，借用羅傑斯的用語）。這「一致」的來源則是處境周遭所蘊含的可能性之一。前面提過，甘德林描述體化的發生為：體會「它現在流向這些字詞的意義」。但存在催眠治療則是認為，這「流動」所朝向的不是字詞的意義，而是與環境交織共顯的新行動，也就是新的動態性寓居於世籌畫整體（a project of Being-in-the-world），新的置身所在（situatedness）（李維倫，2004）。

澄心法所提供的療癒也就相應於本書第四章所提出的「阻絕」與「通透」。受困的個人處於與周遭的「阻絕」狀態，而「阻絕的通透」則是受困的緩解。從澄心經驗中，我們看到「通透」出現在三重意識之間的接應，也同時出現在個體與環境之間的聯接。或者說，三重意識之間的同步通透就是個體與環境之間的同步通透。心理療癒的核心就在於透過三重意識的調節讓人回到與周遭同步通透的生活之中。澄心過程即為一例。

理論對話

澄心法的理論核心在於體會與體化的說明。甘德林以當下整體置身與特定脈絡置身的存在層次來區分體會與情緒的差異。一個人的當下置身整體是多重脈絡所構成，而情緒是其中一個特定脈絡躍出成為反應行動主軸的感受性結果。甘德林以「千絲萬縷」以及「錯綜複雜」來形容這難以被穿透理解的當下整體置身，但也指出這整體仍有給出一聚合的感受，即體會。雖然本章一開始曾說聚焦於情緒無法脫離「卡住」的狀態，聚焦於體會則可脫離困局，但隨著本章一路描述與討論下來，我們可以看到其實讓人「卡住」的是那千絲萬縷錯綜複雜的當下置身整體，因為許多脈絡的交織令人難以產生單一的行動行為序列。如此看來，情緒反而呈現為一種突破「卡住」與朝向脫困的反應。只是這單一脈絡所產生的情緒感受與行動並無法真的化解整體置身的堵塞，終究表現出「卡在情緒之中」的樣態。因此，追根究底，要處理的是體會而不是個別的情緒，才能讓人脫困。

甘德林提出的當下置身之千絲萬縷錯綜複雜，正相符於本書第八章圖 8-3 所顯示的多重意向脈絡疊加而成的置身所在。在存在催眠治療的觀點裡，人與對象之間必有著一關聯脈絡，而人在處境中同時遭逢種種對象，也就同時置身於種種脈絡之中。進一步來說，每一個脈絡置身（situated embodiment）都包含了本體感身體、感覺運動身體以及意象身體（本書第九章），其所激發的多層次身體感加深了當下置身整體感受的複雜性。因此，當我們考慮一個人的當下感受時，需要以多重脈絡疊加與三層身體化的視野觀之，而不是僅認定一種情緒。澄心經驗與甘德林的說明整合了本書關於體感意識的理解。

從另一方面來說，「多重脈絡疊加／三層身體化」視野提供了體會與體化更具體的說明。情緒的卡住可被理解為語意意識對處境的認定，透過意象身體鎖住了感受，形成了特定脈絡置身與當下整體置身的雙重受困。澄心過程中的語意意識止息，也就意謂著掀除了意象身體的支配，回到蘊含行為序列的感覺運動身體。多重脈絡疊加即多重行為序列可能性的疊加，相互拮抗，自然形成卡住的狀態。體會因此既是卡住感受聚合點，但也呈現為動態或具有動能的。

使得體會釋放，也就是體化發生的字詞或圖像，就可以被理解為能夠涵蓋較多脈絡意涵，讓多重的、處於蘊含狀態的行為序列同時得到開展的整合理解，若以圖示可表達如圖 10-2。圖中左側表示了多重脈絡與潛在行為序列的疊加，雖然有一顯著的特定脈絡情緒支配，但無法消解其中的拮抗作用。如果能從顯著的情緒回轉到各個脈絡所聚合的體會，繼之予字詞或圖像的接引表

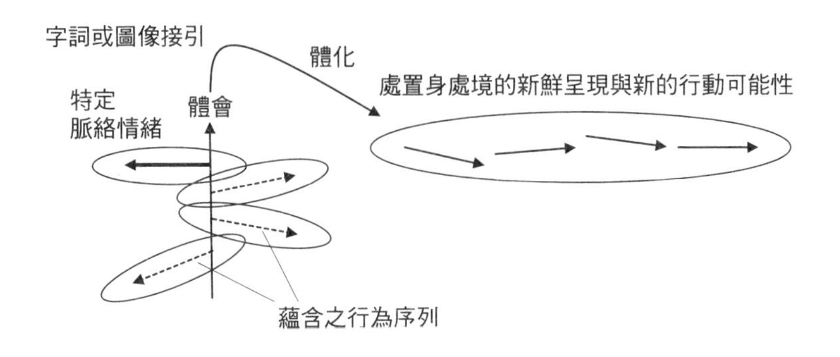

圖 10-2　澄心經驗結構的存在催眠治療說明

達，就可能獲得新鮮的處境視野與行動可能性。這樣一來，原先的拮抗狀態就解除了，在經驗上相應的就是放鬆感的體化。體化因此不是來自潛藏意義的發現，也不是精確的同理結果，而是行動管道的獲得。圖 10-2 表達了存在催眠治療所理解的澄心療癒機制。

圖 10-2 所呈現的澄心法歷程是一整合多股對立力量以獲得新的理解與行動，正與榮格的「超越功能」相仿（見本書第八章）。除了我們已經看到，在步驟上澄心法與產生超越功能的積極想像一致外，甘德林認為，在思考（thinking）、感受（feeling）、感覺（sensing）以及直覺（intuition）等四個功能外，「榮格也設想在這四者的中心有著第五的超越功能。在某一點上，他對這第五功能的描述相符於我所定義的體會」（Jung also thought there was a fifth, the "transcendent function" in the center of the four. To a point his description of this fifth function corresponds to my definition of a felt sense.）（Gendlin, 1996）。不過根據本章的討論，更精確地說，與超越功能相符的是建立在體會之上的澄心法。

上述「獲得涵蓋較多個別脈絡」與「如同整合多股對立力

量的新理解」等說法顯化了澄心法的「新造」（innovative）性質。能夠提供體化經驗的字詞或圖像是一個過去沒有的新造理解，它可以將過去種種個別絡脈統合，如同圖 10-2 右邊大橢圓形所表示的新脈絡，從而讓多數潛在的行為序列得到展開。一個稱名如果只是讓體會轉移，意謂著這只有在不同的拮抗脈絡中轉換關注，不是新造出一個得以取消拮抗的處境脈絡，也就仍在受限狀態。因此體化的重點在於「新造」，而不是「發現」。

除了體會與體化的直接相關理論外，甘德林說明環境與人交涉的核心概念：蘊含中的行為序列（implied behavior sequence, IBS），提供了存在催眠治療思考體感意識時間性的線索，值得進一步闡明。甘德林指出，生物體的身體構成總是蘊含著一系列的行為組合，如咀嚼食物的活動蘊含了消化活動及其器官構成，再進一步蘊含排泄及其器官構成。而進食與排泄則是被環境條件所蘊含。此外，生物生存上的必要行為也呈現出 IBS 的特徵，如移動、攻擊以及獲取食物等等。IBS 因此標識出生物體與環境相互穿透（interpenetrate）共構之整體性的動態特徵。甘德林以此來說明情緒的普遍性面向，如憤怒情緒之頭臉發脹、咬牙切齒、拳頭緊握，甚至搥胸頓足的行為序列。

對存在催眠治療的理論構念來說，本書第九章讓體感意識的空間性得到明確的說明，而 IBS 補充了體感意識的時間性論述。IBS 指出體感意識總是在有所朝向的過程當中，因此具有非因果性的線性序列時間。這與本書第四章所描述的流轉時間性並不相同。感受層次的確有著接續流轉之非線性形態的時間過程，這是一種不涉及環境條件的經驗歷程。而考慮到在環境中的體感意識經驗，則 IBS 所建議的模式化線性序列時間就可說是屬於感覺運動身體的時間性。因此，意識三重構作模式中的存在時間樣態就有四種，體感意識的流轉時間性與線性序列時間性、圖像意識的綻放時間性以及語意意識的線性因果時間性。我們可以看到，線性序列時間性很容易被曲解為語意層次之自然線性因果觀的生物基礎。而另一方面，體感流轉透過綻放時間抵達線性時間生活則顯示了人之意義生成的存在紋理。

如此以存在的空間性與時間性來看，澄心法前半段的運作，從情緒的特定脈絡置身回到模糊無行動空間的收束點體會，是空間性的轉置。後半段包括釋放了整合的 IBS 以及賦予置身處境新意涵的言說之知，則是形構出具時間性的在世空間之活。這個包括空間性與時間性的設定過程就是經驗的再基模化。

存在催眠治療的體感意識技術

根據本章的理解，我們可以把澄心法做少許的修改，納為存在催眠治療的體感意識技術。先前已經描述過澄心法及其修改的步驟，現在以底下七步驟來完整呈現：

1. 清心：準備一個可以安靜不受打擾的時間與地點，花幾分鐘讓自己沉靜下來。
2. 入場：想像一個令你掛心的事件場景，讓自己進入這個場景狀態中，直到自己身體感上有所變化。注意不要讓評斷的反思來干擾過程中所有的感受經驗。
3. 體會的回返：注意自己身體上的顯著感受。亦即，在哪一個部位？有著如何的質地感受？像是緊、鬆、麻、刺、重、輕、快、慢、濃密、疏淡、顏色等。
4. 體會的指認：以上述單純的質地字詞來描述這個身體部位的經驗。
5. 尋名：從其中浮現出什麼字詞、片語或是圖像？讓浮現的語詞或圖像回到體會，反覆琢磨，看看是否發生體化？
6. 探問：以上一步驟所得進一步推衍、探問，以展開其完整的啟示。這可由經驗者自行書寫或以藝術媒材表達，也可在接續的治療晤談中進行。

7. 領受：以領受的姿態來接收給出的訊息，悅納其中的啟示，感謝其中的學習。

澄心法可以由一個人獨自進行，也可以由一人引導與陪伴另一人進行，如一對一的心理治療過程。熟練的澄心者自然可以自行以此做為自身覺察的方法，但甘德林認為，比起獨自一個人，在一個穩定的陪伴者引導與互動下，澄心法會有較深入的效果（Gendlin, 1991）。我同意甘德林的主張，並且進一步認為，具有現象學思考與態度的心理治療師將更能夠掌握澄心過程中的經驗細節與發展方向。

此外，如同在第八章所描述的圖像意識技術，澄心法的體感意識技術可單獨使用，也可以與存在催眠治療的其他治療技術組合使用。例如在獲得體化經驗的字詞或圖像後，可以採繪畫方式展開，然後再以積極想像的圖像意識技術接續進行。體會之後對置身處境的理解也可以做為隱喻故事催眠腳本的材料，進一步形構出如第五章的完整催眠腳本。

參考文獻

呂政達（編譯）（1987）：《澄靜的心靈──如何看待個人煩憂》。台北：張老師出版社。

李維倫（2004）：〈以「置身所在」做為心理學研究的目標現象及其相關之方法論〉。《應用心理研究》。22 期，157-200。

Davis-Manigaulte, J., Yorks, L., & Kasl, E. (2006). Expressive ways of knowing and transformative learning. *New Directions for*

Adult and Continuing Education, 19, 27-35.

Gendlin, E. T. (1964). A theory of personality change. In Worchel and Byrne (Eds.), *Personality Change*, New York: Wiley.

Gendlin, E. T. (1973a). A phenomenology of emotions: Anger. In D. Carr & E. S. Casey (Eds.), *Explorations in phenomenology. Papers of the Society for Phenomenology and Existential Philosophy*, pp. 367-398. The Hague: Martinus Nijhoff.

Gendlin, E. T. (1973b). Experiential phenomenology. In M. Natanson (Ed.), *Phenomenology and the Social Sciences. Vol. I*, pp. 281-319. Evanston: Northwestern University Press.

Gendlin, E. T. (1980). Imagery is more powerful with focusing: Theory and practice. In J. E. Shorr, G. E. Sobel, P. Robin, and J. A. Connella (Eds.), *Imagery–Its many dimensions and applications*. New York: Plenum Press.

Gendlin, E. T. (1981). Focusing. New York: Bantam Books.

Gendlin, E. T. (1991). On emotion in therapy. In J.D. Safran & L.S. Greenberg (Eds.), *Emotion, Psychotherapy and Change*, pp. 255-279. New York & London: Guilford.

Gendlin, E. T. (1996). *Focusing-Oriented Psychotherapy. A manual of the experiential method*. New York: Guilford.

Gendlin, E. T. (1997). *Experiencing and the Creation of Meaning: A philosophical and psychological approach to the subjective*. Evanston, IL.: Northwestern University Press.

Gendlin, E. T. & Olsen, L. (1970). The use of imagery in experiential focusing. *Psychotherapy: Theory, research, and practice*, 7(4), 221-223

【第十一章】

語意意識的運作特徵：禪境經驗的意識樣態

本書先前呈現了以幼兒鏡像經驗、圖像觀看經驗、澄心法經驗以及氣的身體經驗來試煉意識三重構作理論對於意識經驗現象的理解，於其中圖像意識與體感意識獲得了深入的刻畫。相對地，語意意識的特性在先前的章節中並不明顯，而且多是呈現為存在催眠治療所要避開的意識運作層次；個案的語意意識通常展現為治療改變的阻礙。然而出乎意料之外的是，我在一項關於禪修經驗的研究中，發現了語意意識的運作特徵，並且由之理解了如何說明治療師所需要準備的意識狀態，以回應榮格所提醒之治療師與受助者潛意識化合的危險（本書第八章）。如此一來，不但體感意識、圖像意識以及語意意識三者都獲得了完整的探索與釐清，而且受助者與治療者本身在心理治療中的意識狀態也得到了說明。

依循先前的形式，本章一方面藉由禪修過程中的經驗變異狀態（the altered states of experience）來探索意識三重構作與人的存在結構，另一方面對禪修經驗提出存在現象學的理解。

比起當前學術界關注焦慮減壓程度與大腦相關部位活躍程度的正念效益量化研究，禪修經驗研究的困難首先在於難以獲得禪修者在其中特殊經驗的報告。這是因為佛教修行教法告誡修習者勿執著於修行時的特殊經驗，也不要宣說，以免引發怪力亂神的誤解。其次則是，雖然進行禪修者眾，但到底何謂屬於禪修的特殊經驗，則難以在研究之前就事先定義。筆者幸有機緣得到珍貴的第一手禪修經驗描述，解除第一道難題。對於第二道難題，筆者則是以「禪修過程中的經驗變異狀態」為訪談與分析理解的目標現象。

「禪修過程」指的是親身踐行禪修方法的過程，「經驗變異狀態」則指向經驗者所直接經歷的，非一般日常會有的經驗狀態。這樣的設定是中性的，不涉及經驗內容的定義，也沒有預設禪修成果的判定。如此，「禪修過程中的經驗變異狀態」指陳的是，禪修方法踐行者在其踐行過程中所出現之異於尋常的經驗狀態。要特別說明的是，現象學研究雖然與訴諸腦神經科學的效益研究取徑不同，但也不能說是佛教教門學者必然同意的觀點。不過，筆者也期待，在種種關於禪修認識的觀點與成果並陳下，或許未來會有機會進行跨脈絡的學術與實務對話。

本章部分內容取自我所主持之「默照禪」禪法踐行過程中經驗變異狀態的現象學描述分析研究（李維倫、釋常持，已接受）[1]。接下來將首先介紹默照禪法與相關的禪修經驗敘述，我們可以看到語言作用（語意意識）的去除在這部分有重要的意涵。其次再呈現禪修經驗的現象學描述，這是來自三位禪修踐行者所提供之經驗描述的分析整合結果。最後則是以意識三重構作的視野來考慮默照禪法實踐的經驗結構，其中顯著的是語意意識的運作特徵顯化，以及圖像意識與體感意識之混成樣態。至於禪修過程所展現的意識經驗結構如何可以做為心理治療師在心理治療中面臨受助者時的準備，則留待下一章說明。

默照禪法與禪修經驗

依據本章的目的，本段落的介紹以當代文獻中對禪修經驗的

1. 該研究為聖嚴教育基金會支持之「禪修過程中的經驗變異狀態：一個現象學的探究」計畫部分成果。特此致謝。

敘述為主。讀者將發現，「忘言」或「離言」是禪法啟動的核心樞紐，這指向了語言在日常生活的深刻作用。

默照禪法：「默默忘言，昭昭現前」

「禪，起源於印度，原係一種定的修行與修行經驗。」（聖嚴法師，2018，頁 47）依佛教的觀念而言，人的心地本來清淨自然，但由於其與外在環境互動、相因相襲下產生了染著，佛教稱之為「煩惱」。不過，在佛教的觀點裡，心的染著不只是因為今生自身的作為，更有來自夙世煩惱業習的積累。因此要讓心再復原成清淨無染的狀態，必須藉助特別的修行歷程。

禪，正是佛教裡用來獲得清淨無染狀態的修行方法。所謂禪修，可說是一種漸進式鍛鍊的體驗過程：透過一定的方法，漸漸地將妄念減少，乃至到了「無心」的程度。十二世紀南宋時代曹洞宗的宏智正覺禪師（1091～1157）倡導的默照禪是一種默然坐定、攝心內觀、內息萬慮、外絕諸相，以至於悟道的禪修方法。後來道元禪師（1200～1253）在日本教導的「只管打坐」，便是承襲了曹洞宗默照禪的遺風。當代的聖嚴法師（1931～2009）同樣提倡默照禪，並給了簡要的說明：「照，是知道自己在做什麼、在想什麼，也清楚地知道心裡所產生的種種反應是怎樣……默的工夫，就是發現了這些心裡的狀況時，馬上切斷它……」（聖嚴法師，2004，頁 24）

正覺禪師的禪學理論認為，煩惱僅是「心地上妄想緣影」[2]，因此如何驅除虛幻不實的妄念，顯露出吾人清淨無染的「本地風光」，是正覺禪法的內涵。在他看來，吾人與生俱來即具有一個

2.《宏智禪師廣錄》卷五：「一切諸法。皆是心地上妄想緣影。譬如湛水因風成波。唯風滅故動相隨滅。非是水滅。爾心地上。存許多善惡等相。便是水上波浪。風休波滅。不是水滅。善惡相盡。不是心滅。」（CBETA, T48, no. 2001, p. 60, c5-9）

徹頂透底、廓爾靈然的清淨心，雖然我們尚未開悟成佛，但此「本地風光」在我們身上卻從不虧缺，不僅是吾人生命最基本的結構，也是最原始的狀態。「默照」修行法門便是針對心內心外的諸般「妄想緣影」加以處理。宏智正覺在〈默照銘〉中有「默默忘言，昭昭現前」[3] 之說，原意是說在靜默忘言的境界中，森羅萬象歷歷可辨。這裡的「照／昭」是在純一無雜的「默」當中，通透徹底地顯現出來，如聖嚴法師所示：

> 「默默忘言」就是既無語言，也無對象，乃至沒有心念的活動。先將自己跟環境孤立起來，再將自己的現在跟過去與未來孤立起來，最後要將自己的現前一念跟前念與後念也孤立起來。「昭昭現前」是在忘言之後，所得的明朗與清晰，首先知道有心的念起念滅，其次凡有念起立即發覺，最後唯有朗然獨照的明淨之心，像是一面纖塵不染的廣大明鏡。（聖嚴法師，2016b，頁 24）

這裡我們可以進一步看到，「默」是「將自已孤立起來」，也就是切斷向外的攀緣執取，而其中關鍵的是「忘言」的操作或現象。接著，「照」首先是清晰明白地覺察自身心念的起滅，而最後就是有如明鏡的明淨之心。這似乎意謂著有一種「向外攀緣的覺」轉化成「向內反身的覺」的覺識方向改變。

日本道元禪師在《普勸坐禪儀》中的一段話顯現了「只管打坐」與默照禪風的共同旨趣：「放捨諸緣，休息萬事，不思善惡，莫管是非。……停心、意、識之運轉，止念、想、觀之測

3.《宏智禪師廣錄》卷 8：「默默忘言。昭昭現前。」（CBETA, T48, no. 2001, p. 100, a26）

量。……念起即覺，覺之即失。久久忘緣，自成一片。……思量個不思量底，不思量底如何思量？非思量，此乃坐禪要術也。」其中「放捨諸緣，休息萬事，不思善惡，莫管是非」是「只管打坐」的特色，也是默照禪修的要領。「放捨諸緣，休息萬事」即是心無分別，不被種種因緣所影響。「不思善惡，莫管是非」是無攀緣之思，也不壓抑念頭；對一切內心浮現出來的善惡境界，都視如夢幻泡影一般。換句話說，這是由「不思善惡，莫管是非」的修行要領而達到「放捨諸緣，休息萬事」的境界。由於善惡是非的判斷是依賴語言的意義作用，「只管打坐」也就是同樣主張「忘言」，也就是「非思量」做為禪修的核心方法。

然而如此的「非思量」並非完全的空洞，並非枯寂昏昧的「無記」狀態。「『只管打坐』也不是『沒有事做』。初用此法，是專注於坐禪的身姿，然後專注於坐禪的心態，心中並非無事，而是如藥山惟儼所說：『思量個不思量底。』」（聖嚴法師，2016a，頁 326）「思量而不思量」及「不思量而思量」的狀態，指的是禪修時的「非思量」工夫，是一種「專注於坐禪的身姿，然後專注於坐禪的心態」的用功所在。聖嚴法師也指出：「其實默照的功用，就同《六祖壇經》中所說『即慧之時定在慧，即定之時慧在定』。默是定，照是慧。定慧不二，便是默照。」（聖嚴法師，2016a，頁 326-7）據此，默照禪兼俱定慧。所謂定，就是心不動；所謂慧，便是雖然心中無物，卻仍舊能對內外境界觀照得清清楚楚。

禪修經驗——忘言之後的顯露

默照禪強調「忘言」與「專注於坐禪的身姿，然後專注於坐禪的心態」的「非思量」方法，那麼接下來的經驗會是什麼？聖嚴法師以當代語言留下了不少關於默照禪修行中所產生之經驗的描述與評論，如：

> 許多人誤解，在打坐時所產生的身心反應，例如：輕安境、光明境、空靈境、感應境、神通境……就是開悟的悟境，其實那也只是生理現象、心理現象，最多是精神現象。有這些現象是很好的，那是已經放下了粗重的身心負擔，心志專注，凝神安住，故有異於一般的經驗出現，但它只是一種身心現象，不是開悟，未見本來面目。（聖嚴法師，2004，頁 20）

從這段文字中，我們可以看出禪修會產生某些「身心反應」或「身心現象」。雖然這些身心現象顯然不同於一般日常的經驗，但聖嚴法師指出這些被稱為「輕安境、光明境、空靈境、感應境、神通境」的經驗仍屬生理與心理現象。這些會是什麼呢？此外，這些身心現象雖非開悟，但卻是離開日常狀態而往明心見性的本來面目而去的。這往開悟而去的「放下了粗重的身心負擔」到底是指什麼樣的運作，以致如此的「身心現象」出現？

> 禪宗所講的本來面目，是指放下了自我中心的執著，心無所住、念無所繫，放捨諸相之後的大解脫、大涅槃。當你對於一切現象的執著心統統放下時，這是無法用語言文字來表達、來思索的如實境，所以叫做不立文字，也稱為不可思議的悟境了。（聖嚴法師，2004，頁 21）

這裡，「放下了自我中心的執著」可說是「放下了粗重的身心負擔」的另一種表達，也可表述為「對於一切現象的執著心」的放下。雖然我們尚未獲得「對於一切現象的執著心」是如何運作、如何放下的描述，但卻可以看到離開了如此「執著心」的經驗是沒有了語言文字作用的狀態：

「不可思議」與禪宗講的「不立文字」，這兩個名詞事實上是同樣的意思。只要用文字表達的，就是語言、符號；而思議則是用嘴巴講、用頭腦思考，這也是一些符號，所有的符號都稱之為「相」，都是現象。因此「不可思議」與「不立文字」講的都是同樣的東西，那就是放捨諸相之後，當下便能夠發現自己的本來面目。」（聖嚴法師，2004，頁20）

如此看來，要放捨的「相」，根本上是構成「文字表達」與「思議」的語言作用。也就是說，「粗重的身心負擔」、「自我中心的執著」以及「對於一切現象的執著心」等，是跟語言作用有密切的相關，而在禪修中是要被解除的，此即「忘言」之道。這就意謂著語言作用關連到我們的是負擔與執著。而讓語言作用止息後，獲得的則是「輕安境、光明境、空靈境、感應境、神通境」等異於一般日常之經驗。也就是說，雖然這些禪修經驗中的身心現象不是悟境，但它們也不是一般日常經驗，它們被描述為一種脫除語言作用後的身體與心理的體驗。圖11-1顯示，「不攀緣執著」與「放捨諸相」就是脫除語言作用，也就是進入不思議狀態的各種禪修經驗的身心現象。這是通往「本來面目」之顯露的過程。

日本學者湯淺泰雄在說明道元禪師的「坐禪儀」時，同樣有著放棄由語言作用構成之意識運作的看法。對湯淺泰雄來說，意識主體的世界內存在樣式就是語言作用，放棄語言作用就是日常對外在世界進行價值判斷之意識主體自我的否定與放棄，而這是一種「自己否定自己」的工作。這就是「放捨諸緣，休息萬事」的意涵。如此而來的是進入「冥想的非日常性的經驗的次元」。如下所述：

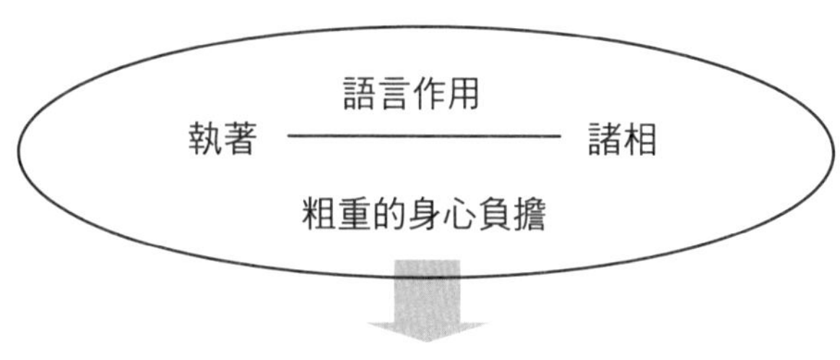

放下粗重的身心負擔

「輕安境、光明境、空靈境、感應境、神通境」

本來面目

圖 11-1　放下粗重的身心負擔

> 在打坐冥想的時候，人們必須要停止對於外在世界的一切的行為。必須要以人為的方式來切斷一切對世界的存在者的操心與行動的連關。……這是為了要停止身體的感覺器官受到外界的刺激而促使心靈朝向外在世界擺動的緣故。這個時候自己與世界的一切關係必須是「放捨諸緣，休息萬事」的。……為了要進入冥想的非日常性的經驗的次元，就必須要拒絕在世俗的次元中的所有的價值判斷。而與此同時，做為世界內存在的意識主體的存在判斷也被停止了。就這樣地，做為意識主體的自我，必須再進一步地否定做為意識主體的自我本身的存在樣式本身。（湯淺泰雄，2018，頁 178-9）

在禪坐經驗中，意識主體否定了自己的世界內存在樣式，也就是如圖 11-1 中從橢圓形向下的箭頭所示，進入「非日常性的經驗次元」。這樣的經驗意謂著什麼？湯淺泰雄認為，禪坐一開始就是以身體的工作來取代語言的工作，而禪坐經驗顯現的是人類本源性存在條件的身體與由語言作用支持的理性意識之間的關係，那就是：理性意識將身體視為客體而加以支配是非本然的狀態，本然的情況反而是身體支配意識自我。也就是說，日常是非本然，禪坐中的非日常經驗才是本然。如下所述：

> 道元所指示的「身心學道」的態度，命令我們逆轉上述建立在日常的經驗的基盤上的思考方式。他反過來主張身體必須支配心靈。（湯淺泰雄，2018，頁177）
>
> 一般地來說，冥想打坐首先是透過依照「形」，而讓身體來帶領心靈。這是一種手續，通過這樣的人為的狀況的設定，來讓我們自覺到關於做為世界內存在的自己自身的存在樣式的日常的了解是非本然性的。通過這樣的方式，做為人類的主體的存在制約的身體，它本來就不能是屬於理性的意識的支配的「客體」的，因而即使是在做為「世界內存在」而與世界的事物連關在一起的自我的日常的存在樣式當中，身體其實反而也是在支配精神的，而我們用身體所要體驗的，就只是我們遺忘了這個事實而已。
>
> 從理論的立場來看，這意味著停止一切在日常性經驗的場域中的作為意識主體的判斷。在這樣的實踐的停止判斷當中，在日常性的經驗次元的意識的經驗的底部中被遮蔽的人類的主體的基體的存在制約就會對自己開顯出來。這是人類的生命的根源的被動性。用西田的表現來說的話，這就是無的場所的入口。（湯淺泰雄，2018，頁 181-2）

綜合聖嚴法師的描述與湯淺泰雄的看法，禪坐是「專注於坐禪的身姿，然後專注於坐禪的心態」的忘言工夫，或說「透過依照『形』，而讓身體來帶領心靈」，而這將讓人進入「輕安境、光明境、空靈境、感應境、神通境」等異於一般日常之經驗，或說進入「非日常性的經驗次元」。這是逆轉了以語言作用為主的意識主體支配身體運作的狀態，回到，至少是接近，身體運作支配意識作用的本然。湯淺泰雄的「本然事實」與聖嚴法師的「本來面目」是指向同一件事嗎？聖嚴法師如是說：「禪，……可以稱它是『無』，亦可名其為『空』。既然是『無』，既然是『空』，就不該是通過見、聞、覺、知，來接觸感受的現象了。」（聖嚴法師，2018，頁 47）而湯淺泰雄也提及西田哲學的「無的場所」來表述禪坐所抵達的存在樣態。顯然，「空」跟「無」不是「頑空」，其所「空」者，根據上述討論，指向了人之意識主體自我所依恃的語言作用。而其所開顯者，則是讓身體回到本然的存在樣式。

小結

在本段落的討論中呈現出來的是，禪是對治「心的染著」的方法。不過，「心的染著」並非一種缺點、缺失或是「病」，而是人們的日常，也就是「正常」狀況下的生活。「心的染著」源自意識向外攀緣執取的作用，切斷如此的向外攀緣就是禪修的目的。這樣的「切斷」與「倒轉」要如何達成？又將產生什麼樣的經驗呢？首先是思議與判斷意識的停止，其次是進入一種「不立文字」或「無法立文字」的語言作用消解境地，再來是感受上出現種種的經驗變異狀態，或說非日常性的經驗次元。在這之中，語言的使用呈現為日常的意識向外攀緣執取的核心，與「心的染著」高度相關。如此一來，禪修工作就顯示為在意識中將語言脫除。另一方面，禪修過程中對於身形姿態的專注則是對反於語言作用的工夫，是通往「本來面目」或「本然事實」的工作。如此看來，語言與身體的對反關係在默照禪法中是顯而易見的。

禪修過程中經驗變異狀態的現象學描述

默照禪法中語言與身體的對反關係，在直接的經驗過程中是如何呈現？本段落將以禪修過程中經驗變異狀態的現象學描述來說明。此一描述由四個主題及其次主題所構成。這四個主題分別為：（1）在話語活動脫除下，出現了可稱之為「導引判斷意識」懸浮（the suspension of the consciousness of guiding judgement）的現象；（2）相對於話語活動的脫除下之種種身體感受上的經驗變異狀態；（3）雙重作為者（double agency）的存在樣態；（4）禪境狀態下與他人的關係轉換。由於研究結果顯示禪修過程中的經驗變異狀態不只出現於禪修趺坐時，也出現在離開禪修道場之後的一般生活之中，因此本研究接續將以「禪境經驗」來指稱此一經驗變異狀態。

「導引判斷意識」懸浮的現象

在話語活動脫除下，出現了可稱之為「導引判斷意識」懸浮的現象，其中涉及「一般的時空估算與判斷思維」與「構成記憶的串連登錄作用」之意識作用的暫止、經驗者向外「分別判斷」之理解的有無，以及「訝異分別」反思評想與「靜觀」反身觀照兩種與身相離之反思／反身意識模態等三項經驗。如圖 11-2 所示。

「一般的時空估算與判斷思維」與「構成記憶的串連登錄作用」之意識作用的暫止

當在語言作用脫除的狀態下進行一般的活動時，禪修者會經

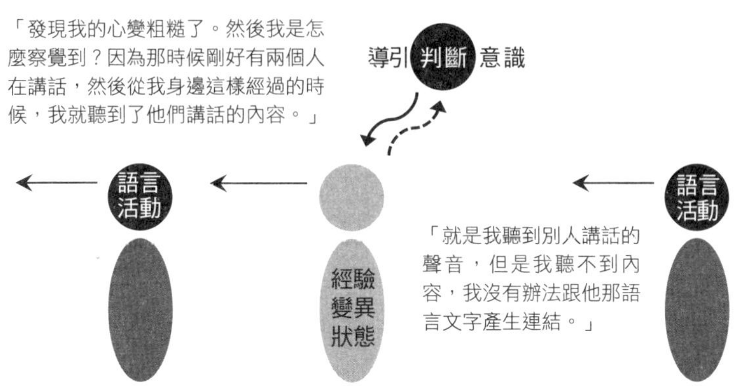

圖 11-2　語言活動的脫除及相關的意識經驗變化

驗到自己成為不在「一般時間空間定位估量」下的行動者。如一位禪修者在結束禪修活動後回家的第二天敘述：「第二天醒來我嚇了一跳！奇怪，我昨天怎麼回來的？我家很遠。再想一想，我是走路回來的。那紅綠燈的時候怎麼辦？奇怪我怎麼覺得沒有任何阻礙的感覺？」也就是說，如此的經驗呈現在反思判斷下是不合經驗者「一般時間空間定位估量」之常態，而且當時沒有「構成記憶的串連登錄作用」來讓稍後的回想如一般正常地運作。事後訝異的評想也顯示出當時經驗者是處於自然而然的過程感受。從另一個角度來說，此一經驗可描述為其行動是自然而然地切合於周遭，而感到訝異的評想則顯示出如此經驗不在合理思維與控制之涵蓋內。這就顯示出，此一行動歷程沒有伴隨著一般的估算與判斷思維以及構成記憶的串連登錄作用。

經驗者向外「分別判斷」之理解的有無

禪境經驗中之「話語活動」的留存與脫除關連到經驗者向外「分別判斷」之理解的有無。在禪境經驗中，禪修者注意到自己日常理所當然的語言活動變異狀態，出現可以聽見他人說話的聲音卻無法理解的現象。這顯示禪修者是可以接受外來的聲音，但卻沒有進行語言意義的理解作用，如同「聽到自己不會的外國語言一樣」；「那時候我聽到他跟我講話的時候，我只聽到那個聲音，他什麼文字內容，我完全沒有辦法知道他的意思……」此一語言作用的有無同時也連結到其他面向的禪境狀態經驗，如：「……發現我的心變粗糙了。然後我是怎麼察覺到？是因為剛好那時候有一輛摩托車，然後兩個人又在講話，然後從我身邊這樣經過的時候，我就聽到了他們講話的內容」、「……但看見文字、數字就沒辦法不分別，會在腦子裡唸出來」。這裡顯示，語言活動的脫除與否關涉到禪修經驗者是否在運作「分別判斷」的狀態中。能聽到話語意義或在心念中動用語言文字甚至數字理解，就出現了「有經驗且有分別」狀態，也就是所謂的「心變粗糙」了。而所謂的「心在細的狀態」與「不分別」就是「有經驗但無分別」的覺知模態。

「訝異分別」反思評想與「靜觀」反身觀照
兩種與身相離之反思／反身意識模態

相對於向著周遭之分別判斷的停止，經驗者會在向著自身感受變異的覺察中再度出現語言思議內容的「反思評想」，即有所訝異的分別，但同樣朝向自身的覺察中也有保持靜觀不分別的「反身觀照」樣態。其中「訝異」的反思評想如，「咦？為什麼念頭跟我沒有搭上？沾染不上關係的感覺？」以及「唉！怎麼會這樣！我自己還遲疑了一下」，顯示出一種「感受行動」逸出「反思評想」的可理解範圍，形成相離的兩種作為者狀態

（agency）。另一方面，此一反身朝向自身感受的意識也有可稱之為「觀靜」的樣態，如：「然後你跟這個身體好像是你看著這個身體在拜，對，這個身體好像是另外一個東西，然後你還是你，是看著這個身體在拜的那個狀態」，以及「下午戶外溪邊經行，返回的路上，走著走著感覺身體是自己在走，自己只是看著身體走」，此一樣態相應著前述「有經驗但無分別」的經驗。而與「反思評想」相同的是，「反身觀照」與「感受行動」是相離的，如同兩個各自作為的作為者（agent）。

綜合上述相關於語言活動脫除之下的經驗現象，我們可以看到一種可稱之為「導引判斷意識」懸浮的現象，其中涉及「一般的時空估算與判斷思維」與「構成記憶的串連登錄作用」之意識作用的暫止、經驗者向外「分別判斷」之理解的有無，以及「訝異分別」反思評想與「靜觀」反身觀照兩種與身相離之反思／反身意識模態等三項經驗。

種種身體感受上的經驗變異狀態

相對於話語活動的脫除，禪境經驗另包括了七種身體感受經驗變異狀態。

1．身體邊界位置感的變異

此一主題顯化的是身體邊界位置感，或稱本體知覺（proprioception）的變異。此一經驗主要指向的是經驗者感到自身感的消失，不再具有實體感與重量感；或感受到身體出現「形變」，從固定到柔軟。身體的「形態」也呈現在經驗到自己能「隨心所欲地」超出日常所認定的身體大小、形態。於此同時，若身體在行動中，其運動狀態仍會出現在感知之中。

如此的經驗描述像是：「心裡就繫著一個『只管打坐』這樣子的念頭，慢慢地身體的感覺沒有了。」、「感覺身體好像是透明的、空的，空氣似乎可以穿透。」、「在身體的極大伸展時，我的手一伸出去，我就覺得我的手好像變得好幾千倍長，嚇得我自己趕快收回來。我想說奇怪怎麼回事？就覺得我的手好像跟整個宇宙都連在一起了！等到另一個讓身體縮到極小的動作時，就是讓你的身體可以縮到最小的狀態，我覺得我簡直縮到不見了，我自己也嚇了一跳！」

2．輕鬆順暢且無慣性連續感的身體運動感受

相應於前述身體實在感消失的經驗主題，此一主題顯化的是，對於身體一般感受與理解，即運動慣性、重量感與運動時的心跳、呼吸條件的闕如經驗。同時，這也可以描述為一種心念與身體動態合一的經驗。在這樣的經驗中，經驗者經驗到自己「要快就快，要慢就慢，要停就停」。而如此的合一所變異的，是做為生物實體之身體在運動中所應有的物理慣性現象、重量現象以及呼吸、心跳等生理現象等，都不在經驗者的經驗中顯現。

如此的經驗描述像是：「當你要快的時候，身體自然就能夠快，當你要慢的時候，你就能夠停下來，而且是即刻就可以停下來，對，不會受到你那種什麼慣性作用的影響。」、「然後所以你因為那時候不是用你的身體那種蠻力去跑，而是你整個身體，等於說已經沒有負擔、沒有那種重量的感覺，所以你雖然是在跑，可是你的心是很平靜的，你不會好像會有那種血液很快那種喘的，那種不會，而且你的呼吸也是很順暢。」、「所以跑起來非常地輕鬆，非常地隨心自在，應該算是非常好的一個狀態。就整個人非常地輕，連腳的感覺都沒有了，甚至連跑的念頭也沒有，就是只有整個身體往前跑、往前走、快步地往前走。就像一隻飛躍的羚羊一樣，在快的時候就像一隻飛躍的羚羊。」

3・「所感即所是」的直接鏡映無分別經驗與空間感知的變異

在禪境狀態下對周遭事物的知覺也有著「所感即所是」的直接鏡映無分別經驗。這是一種覺知自身與周遭進入一種無分別的一體狀態，是一種「自身存在樣態變異」的感知。見月是月，見山是山，聽水即融入水聲之中。進一步來看，此一經驗包含著雙重樣態。一是「所感即所是」，另一則仍然是如常的「物是物，我是我」的認識。情況是，即便後者仍在經驗之中，但卻無作用於自身與周遭事物的分別。也就是「分別」與「無分別／一體感」共存的雙重樣態。這樣的經驗並非自身的消融（dissolve），而是「分別的認識」從感受經驗上撤出。相應地，空間的大小遠近也在經驗中呈現出「無分別」與「分別」的兩種樣態。前者指的是自身與環境、對象相融合的經驗，後者則是仍然有空間距離的認識。

如此的經驗描述像是：「當我看到那個月亮的時候，有短短的大概一、兩秒鐘的時間就覺得說，哇！我好像跟那個月亮是一體的。那種感覺還滿奇妙的！」、「我看到對面一整個山脈，我看到那個山脈的時候，第一個反應就是：我就是山！山就是我！那個舒暢跟那個寬闊的感覺，那個感覺非常難忘記。就在那短短的大概幾十秒的時間裡面，你就覺得這整個宇宙好像都是我，我就是這個宇宙的那個感覺。」、「甚至有一次是經驗到就是你跟環境是融合在那個環境裡面，環境裡面的東西都是你，然後等於說你跟外界環境是一體的……擴張到整個大環境的那個我，都變成是你跟環境是一體的，你就是環境，環境就是你。」、「我還是知道這個距離，但是這個距離不會阻礙我，不會變成是我跟它之間的一個隔閡，我跟它已經沒有那個——它是桌子、我是我的那個隔閡的念頭。」

4．跨越空間距離的精細化與銳利化感官覺受經驗

在禪境經驗中，禪修者經驗到自身感官知覺呈現出精細化與銳利化的狀態，能夠覺知日常中未能覺知的感受，遠方的聲音如同耳邊，暗夜無礙事物的清晰顯現，即便有近視也能清楚看到遠方的風景。此一視覺與聽覺的清晰度顯示了其中沒有空間的距離或深度所「應該」對知覺造成的影響。此外，經驗者在自己與所看到對象之間，除了跨越空間距離的清晰外，也可能出現一種自身與對象之間的「互相看見」、「有意義的互動」。這是一種經驗者感受到自己是覺知的主動者也是覺知的受動者的「相互性」。

如此的經驗描述像是：「我呼吸的時候鼻孔裡面的鼻毛在動我都知道，就是非常精細的那種感覺。」、「下午第二支香快結束時，彷彿聽到旁邊禪眾的呼吸聲（以為是幻覺），睜開眼睛想消除幻覺，但一直都能聽到，直到引磬下坐就沒有了。晚上打坐聽到西單禪眾咳嗽聲好像就在耳邊，很近。」、「看到廊道以及樹木特別清晰、顏色明亮，好像很高像素的風景照。（我的）眼睛視力有約 150-200 度近視，但那時覺得視力很好，能看很遠的地方。」、「那個黑暗在那樣的狀態下對我來說沒有任何影響，對我來說，我的眼睛都看得清清楚楚的，甚至路上那個石頭都看得見，所以也沒有什麼障礙。」、「我出來散散步，活動一下筋骨的時候，看到樹葉的枯枝上有水珠，停留在水珠上面的時候，我就透過那個水珠看到大殿。就是那個小水珠，就看到大殿……正好那樣的角度是直直地對去，就真的從那個水珠看到那個大殿反映回來……我發現那個東西映照回來了以後，你的眼睛其實是可以看得見的，看得見那個互動：是我在看，我跟那個大殿其實是透過水珠的過程，互相看見了。那個看見跟我們平常的看見不太一樣，那個看見有一點是，看對眼了的那種看見，有意義的互動。」

5．禪境內外時間感慢快擴增的知覺架構

相應於前述空間經驗變異，禪境狀態經驗者也經驗到時間快慢的改變。在禪境經驗中，經驗者覺察到自己的行動與周遭事物過程進入一種緩慢的時間狀態，像是人如同「進到慢速的電影」、「周圍的人速度變慢」以及「水流變慢」，其中對於事物狀態的覺知變得細緻。在此細緻且緩慢化的經驗過程，經驗者卻會以「不真實」、「虛幻」與「朦朧」來指稱此一異於日常的狀態，顯示出一種一方面對事物覺知細緻清楚，一方面與日常在世實在感相離的經驗樣態。而在禪境之外，經驗者則會用「時間過得很快」來表達當日常時間刻度，如時鐘或收坡的打板聲，對其顯現後所進行的時間判斷。此一「時間過得很快」的經驗意謂著沒有日常刻度時間感跟隨在經驗者的禪境經驗歷程之中。如此的禪境內外時間感慢快擴增的兩種知覺架構可以接續發生，此時經驗者會以「進到」與「回到」來指稱禪境狀態的進出。另外也可能是兩種狀態同時發生在經驗者身上，形成所謂的「活在兩個世界裡面」的樣態：一方面是獨自一人的自己的緩慢化但舒適的時間感經驗，另一方面則是與他人共在時生活安排的日常刻度時間框架經驗。當同時立足於這兩種時間樣態中，經驗者將感到一種難以取捨又兩地不著的不舒服狀態。

如此的經驗描述像是：「今天從一開始大概坐了將近三個小時，現在才知道原來三個小時是很快的。所以在定中，真的是沒有時間的感覺。」、「下午開始經行時感覺有些不真實，自己好像在一個虛幻的世界，看周圍的人速度好像都比較慢。」、「出現如在電影中虛幻世界的感覺，心不受外界影響，對速度感覺較慢。」、「（倒水的時候水會變慢嗎？）會，可是那個裡面的差別是什麼你知道嗎？差別是我這個人跟那個水在一起，它就變慢了，而且可以變得很慢很慢很慢。」、「那個不舒服，就是你要活在兩個世界裡面。我的那個世界其實就是緩慢的，然後很細微的。可是，這個現實生活世界裡面不允許你這樣慢慢攪！……所以我的世界是兩個。」

6．非悲傷難過的自發流淚經驗

禪境狀態中的另一個變異經驗是在沒有任何悲傷難過心情下的自發流淚。此時經驗者會對自身狀態發出反思評想，不理解自己自發流淚的來源。在如此經驗裡，即便大量流淚，經驗者也沒有陷於其中的感受，反而是與之相離，既沒有心情的影響，也沒有對其控制。經驗者接著在任其自然的情況下經驗到流淚的自行停止，而同樣持續處於平靜穩定的經驗變異禪境狀態之中。

如此的經驗描述像是：「慢慢地就一直到三皈依的時候，突然聽到三皈依，覺得心裡就有一種不曉得是動了慈悲心，還是就突然有一種悲喜交集的心情，然後就流下眼淚，突然地流下眼淚。」、「躺在那個地方的時候，我就開始掉眼淚，眼淚不停地掉！我心裡也覺得奇怪，我也沒什麼事難過，也沒什麼事激動，什麼事都沒有，為什麼就一直哭？不過心裡就想那好吧！也不管它，哭就哭吧！哭哭哭，哭到一個階段就停下來了。停下來了以後，身體還是很輕，腦子是非常清楚的。」、「我就開始哭，又是開始不停地狂掉眼淚。那個眼淚掉到簡直就像開了水龍頭一樣，沒有辦法止。我就一直擦一直擦，想辦法把它止住，但就是止不住。」

7．安定舒適的享受

對經驗者來說，禪境狀態是一種安定舒適的享受，一種沒有負擔感的輕盈經驗。其中對於自身的種種感受有清楚的覺察，也在一種整體和諧感的情況下覺受外境的種種聲音。也就是說，對經驗者來說，禪境狀態是一種不管自身與周遭世界都朗朗清晰與整體和諧的存在樣態。

如此的經驗描述像是：「然後慢慢地你的知覺反應不見了，身體的感受不見了。但是你還是知道自己在走。然後慢慢地連走這個念頭都不在、都沒有了。就是只有身體這樣走。然後你心裡清楚，清楚周圍的環境，然後你清楚你自己在走，但是你心裡沒有走的這樣一個念頭。只是這樣就是慢慢地、一點一點地往前走這樣子，那這是一慢步的經行。」、「今天對外境所有的聲音，不管是溪水聲、鳥聲、蟲鳴聲，甚至是汽車引擎聲，都能夠很清楚，但是沒有什麼分別，只是保持聲音知道，所以感覺起來整個心是非常地和諧，裡面的不管是聲音、人、物都是非常和諧的一種體驗。」、「聽到各種各樣的聲音很清楚，不管遠的、近的、大聲、小聲！水聲、車聲都非常清晰、平等、自然、和諧而美好，心也覺得非常自然、平靜，沒有任何衝突、矛盾。」

雙重作為者的存在樣態

前述兩項構成主題中的「導引判斷意識的懸浮」以及「種種身體感受上的經驗變異狀態」共同構成了禪境經驗的第三項主題：「雙重作為者（double agency）的存在樣態」。此一主題顯示的是禪境狀態經驗者的整體性存在特徵。首先，「導引判斷意識的懸浮」讓經驗者處於對周遭與自身「有經驗、有分別」，但撤出對身體狀態的作動，其相應的現象是禪境狀態下的經驗者能夠適宜地回應當下環境中的日常互動需求，以及以「常理」來對自身經驗反思評想，但其「有分別的認識」卻沒有支配身體自發的經驗變異過程。這是一種相離於身體感受的意識作為者（the conscious agent dissociated from bodily experience）樣態。其次，顯現禪境狀態的種種變異經驗構成了另一可稱之為液化身態作為者（liquefied bodily agent）樣態。這是因為在其經驗中，經驗者可以在一種無分別判斷作動下對外境事物有所經驗，甚至是精細的經驗，同時物我界線泯滅，感受到身體無負擔地變形，與物融合；身體顯現出一種液態化（liquefaction）的性質。此一液態化經驗給予經驗者不受限的覺知延展。如此的兩種作為者態可能交互或同時成為禪修者的經驗狀態，從而呈現出本主題所稱之雙重作為者的存在樣態。

時間與空間的經驗在此雙重作為者態中也有分別。與身相離的意識作為者態所相應的是日常的刻度時間與空間設定，並以此評想變異經驗中種種不同的時空感受。而在液化身態作為者狀態下，空間不以其固定之距離與深度被覺知，而是脫除了其「客觀性」，得以與身體相互交融。此兩種空間覺知雖然互異，但在此雙重作為者態中並置，並沒有呈現為衝突。另一方面，時間在液化身態作為者經驗中緩慢化，甚或停止了時間感在經驗上的伴隨。當日常刻度時間與變異狀態時間相參照時，前者就呈現為「過得很快」，後者則如同「進到慢速的電影」一般。時空經驗的差異相應著經驗者所稱之「活在兩個世界裡面」的樣態。

雙重作為者態包含著可稱之為雙重視象與雙重念頭的經驗之中。如經驗者描述其一次望向人群所見：「我的知覺上我知道他們穿的還是他們身上的衣服，可是視覺上的效果上，我覺得他們都穿了僧衣。」其中經驗者同時有著一般與異常的圖像知覺。此外，伴隨此一雙重視象經驗的還有一自發念頭：「哇！眾生還真是平等！」這是與其變異經驗相符的話語評想念頭，不同於發自判斷意識的反思評想。當發自經驗的評想念頭與發自判斷的評想念頭同時發生，如經驗者在不知所然的大量流淚過程中突然出現「我要出家！」的念頭，又對此有驚訝的念頭，就形成雙重作為者態中的雙重念頭現象。圖 11-3 表示的是此一雙重作為者的存在樣態。

此一雙重作為者態的其中一個樣貌是朝向液化身態作為者經驗的靜觀，此一「反身靜觀者——液化身態作為者」形成一雙重但整合的現象，在禪修者的經驗上則是安定舒適的享受。圖

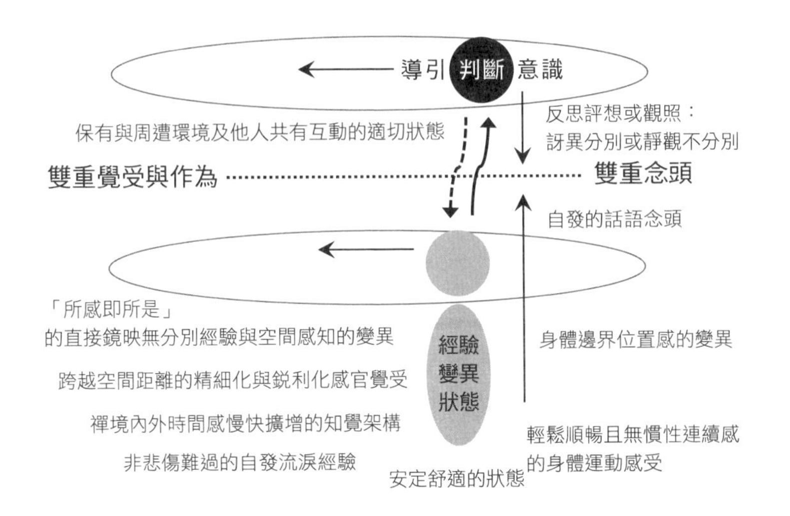

圖 11-3　雙重作為者的存在樣態

11-4 是「反身靜觀者——液化身態作為者」的圖示。

禪境狀態下與他人的關係轉換

對禪修者來說，相應於禪境經驗的顯化，在日常生活中非親緣關係的「師父」成為能熟悉、掌握其變異經驗而親近、依靠的對象。而另一方面，親緣的家人與一般的友朋，禪修者雖對其形成一種合於世俗關係的敬重與感謝，但在情感親近性上產生變化。如此形成「修行同道者」與「親緣家人」之關係的親疏遠近轉換現象。

相應於禪修者經驗到種種變異經驗構成的禪境狀態，即置身非日常的陌生地帶，「師父」顯現為修行道路的先行者，猶如嚮導一般，是其遭遇變異經驗時的參照樞紐。對禪修者來說，「師父」所提供的參照引導在於兩方面，一是在修行過程中自身所遇到的種種陌生與疑惑，二是當禪修者於過程中產生改變而遭受到他人，尤其是家人的訝異或憂心時。在第一種情況，禪修者接受到「師父」清楚地以教門知識回覆其疑惑，如稱其經驗的變異狀態是出家人所說的「深層的輕安」，並給予相應的指導或提醒。禪修者由此感到「師父」對其變異經驗的理解與掌握，從而獲得澄清與安頓。而在第二種情況，禪修者經驗到自己在他人眼中的異常，卻從「師父」處得到「合宜如是」的注視，同時給予合於其世俗處境的建議，化解其為難。對禪修者來說，「師父」成為能夠親近其經驗的依靠者，是禪修過程的觀照接引者。

相對於其滑入經驗變異世界的狀態，禪修經驗者同時也出現與生活中他人的關係情感的變異。對於其親緣家人，禪修經驗者有著對之敬重與感謝的清楚心意感受，但在情感依附上則有著淡化的轉變。而在禪境狀態下，對於周遭人群則有著「環境裡面的人事物樣樣都在，但是好像就是沒有我」的距離感。也就是說，在禪修歷程中，禪境狀態經驗者在人際關係感受上有著「修行同道者」與「親緣家人」之關係的親疏遠近轉換現象，對於一般人

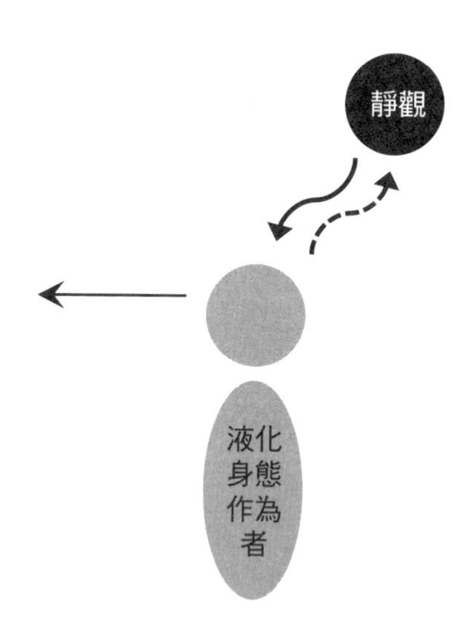

圖 11-4　「反身靜觀者——液化身態作為者」

群的生活行動也出現有距離的感受。

禪修過程經驗與意識三重構作的相互解明

先前在考察默照禪法時所獲得的語言與身體的對反關係，在直接經驗的現象學描述下顯現為包括了懸浮之導引判斷意識作為者與液化身態作為者兩層次的雙重作為者態。若以「放捨諸緣，休息萬事」之通往「本來面目」之顯露的默照禪修來看，其中最接近的樣態則是雙重作為者態中的「反身靜觀——液化身態」組合。這意謂著實徵研究結果是契合於文獻描述之默照禪法，同時進一步揭露了其中細部的經驗樣態。

另一方面，雙重作為者態也相應著本書之意識三重構作的存在結構。在本書第七章與第九章所提出之本體感身體、感覺運動身體以及意象身體等體感意識三層次運作，能夠做為液化身態作為者現象的說明。第九章氣的身體經驗結構中也有出現懸浮意識者現象。這意謂著禪修經驗的雙重作為者態並非獨樹一格，而是有著意識現象之同體異形系譜上的位置。不過在經驗發展形成上，禪修經驗不若氣經驗是由身體感的自發湧起所啟動，而是從語言作用的抑制為入口，這就得以讓語意意識的特徵逐項顯現出來。底下將先討論禪修過程中所包括的語意意識結構特徵，再以語意意識分離後的體感意識及圖像意識來說明液化身態作為者現象。

默照禪法經驗與語意意識的逐漸減損

實徵研究結果顯現，默照禪法之「忘言」關聯到「導引判斷意識之懸浮」的現象。以意識三重構作理論來看，「忘言」即是「組織起以意義為對象之人在脈絡中的活」之「語意意識」的止息。然而此意義活動的止息並非僅是進入靜默，而是讓判斷理解、對身體支配作動以及導引指向等三方面語言作用分離顯現，形成變異狀態。底下分別說明。

語言作用是語意意識的活躍，是一種以語意理解為主的覺察。從默照禪法中的語意意識減損過程來看，其特徵有三。首先是「判斷理解」的特性，指的是分別比較。當此一功能作用時，經驗者可理解他人話語、事物秩序的估算以及記憶的登錄；無作用時就會出現聽到他人說話聲音但卻無法理解，以及事件經歷沒有判斷估算與記憶登錄的變異狀態經驗。其次，「懸浮」現象指的是語意意識與身相離（dissociation），「不懸浮」則是此一意識處於對身體作動的狀態。也就是說語意意識作用具有與身體經驗連結與不連結的向度與可能性。第三，「導引」指出的是語意覺察作用的方向性，分為「向外」與「向內」。經驗者在禪境狀態下仍可合宜地理解、回應與他人的互動就凸顯了懸浮狀態下的語意意識有著讓經驗者活動於周遭世界的「向外導引」作用。「向內導引」則表現於語意意識反身地評想或靜觀自己的經驗。當我們在一般情況下依著理解判斷而採取行動，顯現的即是語意意識之「向外導引」、「分別判斷」以及「對身體作動」的日常狀態。

如此對語意意識的理解就可以反過來刻畫默照禪法中的種種非日常的經驗樣態。能夠合宜回應周遭的語意意識懸浮者就包含了「向外導引」、「分別判斷」以及「不對身體作動」等三特徵。對自身經驗的反思評想者呈現了「向內導引」、「分別判斷」以及「不對身體作動」的組合樣態。「向外導引」、「無分別判斷」以及「不對身體作動」樣態出現在「聽見他人說話但無法理解內容」與「與周遭自然切合但無判斷估算的自在漫遊」經驗中。最後，反身靜觀者指向了「向內導引」、「無分別判斷」以及「不對身體作動」等三項特徵。

以佛教語言來說，「心識之攀緣執取作用」相符於語意意識的分別判斷並作動於身體的日常狀態，其向外是在世間追求，向內是對己身之支配性的肯定或否定評斷。禪修從「向外攀緣的覺」轉化到「向內靜觀的覺」，就是停止語意作動判斷，而僅留存反身的意識覺察。表 11-1 是禪修經驗中的作為者樣態與語意意識特徵運作之間的關係整理。

表 11-1　經驗樣態與語言作用意識特徵運作

作為者樣態		語意意識特徵		
		對身體作動	分別判斷	導引方向
日常作為者狀態		有	有	外、內
禪境經驗狀態	合宜回應周遭者	無	有	外
	反思評想者	無	有	內
	自在漫遊者	無	無	外
	反身靜觀者	無	無	內

綜合來說，默照禪之「默」的工夫限制了語意意識的作動，將其「判斷分別」特性拘束於其自身，不覆蓋到身體歷程上，也就是停止其對身體的作動，從而讓體感意識自由展開。受拘束的語意意識在經驗上形成了懸浮的意識者，若其朝向自身，並且進一步停止「判斷分別」作用，則留存的就僅為反身靜觀者。當禪修者的體感意識發展出包括「精細化與銳利化感官覺受」之前述七項變異經驗，這樣形成的「反身靜觀者——液化身態作為者」狀態就接近了默照禪中「照」的經驗：「『昭昭現前』是在忘言之後，所得的明朗與清晰。」（聖嚴法師，2016b，頁 24）

上述語意意識的闡明相應著默照禪的運作結構。也因此，禪修過程中的變異經驗狀態也獲得了明確的起點描述，即在於語意意識的與身相離。這也是身體感變異經驗出現的起點。

液化身態作為者：與周遭世界交融的體感意識與圖像意識狀態

不論是文獻敘述或實徵研究結果都呈現出語言與身體的對反關係，或說語言作用的暫止是身體變異經驗的啟動。為何為如此？一般以符號意義的生產與表達來設定的語言觀以及以生理活動來認識的身體觀是難以回應這個現象的。不過本書以存在經驗的整體性為視野，已經累積了這樣的見解：語意意識的完整運作關聯到「線性因果時間性」的建立（第四、七章）以及「意象身體／他位空間」的構成（第七、九章）。這就讓禪修過程中的語言暫止與身態液化之間的關係獲得理解。

從實徵經驗看來，當語意意識不對身體支配作動，即是意象身體的掀除，其中「身位空間」與「他位空間」共構的複合空間感瓦解，兩者分離運作。經驗者在此經驗到身體界限的消融以及周遭空間的質感變化。此外，當時間的線性樣態不再處於支配地位，流轉成為感受性的主要時間經驗樣貌，經驗者的時間感也就產生變化。如此我們就獲得了語意意識的減損運作與身體感、空間感及時間感之間的關係。底下進一步說明禪修過程中身體界限感消融、空間性不顯的精細化知覺、時間緩慢化的覺知、所感即所是的鏡映、無由來的自發流淚、運動時無身體慣性感的隨心所欲，以及安定舒適享受等七項身體感變異經驗及其「液化身態作為者」綜合樣態。

身體界限感消融意指著「本體感身體」的變化。當身體界限感消失，其中的特徵就是身體與周遭世界之間的融合。此時日常中人與物之間的空間感也就不再理所當然。這樣的空間性「不顯」，也契合了在精細化與銳利化感官覺受經驗中，距離空間沒有成為知覺之關係項的狀態。此時見即如所見，聽即如所聽；沒有看不清楚、聽不到，也沒有音量大小與清晰與否的比較，接近於「昭昭現前」的經驗。也就是說，精細化與銳利化感官覺受與身體界限感的消融同樣有著客觀空間性質的不顯，也同樣指向了禪修經驗中空間知覺的改變。

意識三重構作模式也指出體感意識的流轉時間性不同於語意意識的線性時間性，符應著禪修經驗中的時間感變異。如此，禪修經驗與意識三重構作理論共同顯示，空間與時間如同客觀存在一樣穩定的經驗實是關連到我們日常知覺中一直存在之語意的「分別判斷」意識運作。這也是說，「分別判斷」意識是日常空間與時間經驗的構成基礎之一。若與精細化的知覺同時考慮，周遭事物的緩慢化就像運動球員在增加其知覺的精細度後，會感覺到運動中的球體變慢而變得容易掌握。如此我們可以看到，所謂的「昭昭現前」即是沒有了「分別判斷」下的純粹經驗，在其中空間與時間向度皆「不顯」。

當身體感進入一種失去日常經驗中邊界與形態感而空間知覺改變時，經驗者與周遭的互動又是如何？從「所感即所是」的鏡映現象，我們可以看到身體感被所見之景像所徵用的情況。因此「身體界限感消融」與「所見即所是的鏡映」可說是液化身態的一體兩面現象：如同液體離開原先容器所塑之形，再進入另外的容器就有了另外的形狀。在這個比喻中，語意意識的與身相離意謂著原先固定之模型的脫除作用，也就是意象身體的脫除。如此一來，禪境狀態經驗者在環境中遭遇到的「景像」與身體感之間就有著「徵用」的關係。

這裡我們看到了本書第五章所發現之意識與環境之間的「徵用」（requisition）關係。在意識三重構作模型中，圖像意識具有將體感意識狀態帶入與周遭事物的連結關係之中，進而在語意意識中形成意義的脈絡理解。圖像意識因此具有體感到語意的中介地位。然而在語意意識不對身體作動的禪境經驗中，圖像意識對身體感的帶動沒有空間與時間界限感的制約，「所感／所見即所是」的徵用現象也就凸顯出來。

液化身態與周遭視覺景像的「徵用」關係也可以用來思考禪修者所經驗到的無由來的自發流淚現象。此一經驗的「無由來」與「不可解」性質顯示了其尚未進入意義脈絡。如此的「尚未有意義」也就是尚未獲得當下經驗場景脈絡的徵用。而當某次自發流淚下經驗者突然冒出「我要出家！」的念頭，即顯示此一自發流淚獲得了「學佛脈絡」的徵用，也就獲得了某種意義，成為在世行動的一項基礎。

在禪修過程中的變異經驗狀態中最費解的屬無物理慣性感受的身體運動經驗。這要如何理解呢？難道物理性質在禪境經驗中可被推翻？當禪境狀態經驗者覺得自己快跑如「飛躍的羚羊」時，是否在他人眼中也是如此？這會是「意象身體」暫止，而只存「感覺運動身體」運作的經驗現象嗎？目前的資料無從得知。不過可以推論的是，如果我們讓自己想像進入這樣的經驗，其中身體與意念合一的「隨心所欲」，不能如一般狀況將之理解為身體能夠跟上意念的速度與範圍。這是因為在禪境經驗中，意念已不再對身體作動，不再帶動身體。因此我們應該反過來理解，禪修者所感到的「隨心所欲」應該是「隨身所欲」，即意念跟隨身體，且念不適身。當意念的產生與身體的狀態契合，沒有分別判斷，沒有間隙，那麼經驗者將不會感到身體有任何拘束。如此的無拘束感，連同清晰覺知，就構成了禪境經驗者所描述之安定舒適的享受狀態，一種不論自身與周遭世界都朗朗清晰與整體和諧的存在樣態。

如此，表面上相異的七項經驗現象在此得到了共同的連繫：當語意意識不再作動於身體，意象身體掀除，顯現出本體感身體、感覺運動身體以及直接連繫之觀看的混成作用。經驗者經驗到身體界限感消退，空間與空間向度不再制約知覺，圖像意識帶動體感意識進入與周遭世界的交融狀態。

結語

存在催眠治療主張意識狀態即存在狀態。意識三重構作是一描述人之存在結構的普遍理論，其獲得是基於本書第一章所提及的現象學方法，從種種經驗現象中還原出存在性的普遍與根本形式。本書第二部到目前為止的五章，採取的是一種「投石問路」的策略，將意識三重構作理論投入幼兒鏡像經驗、圖像觀看經驗、澄心法經驗、氣的身體經驗以及禪修過程的經驗變異狀態等所形成的人類經驗原野，讓這顆「石頭」滾動出可行走的概念論述道路，以抵達心理治療場域中的種種經驗。

本章的獨特之處在於獲得了語意意識之判斷理解、對身體支配作動以及導引指向等三方面作用及其分離顯現。禪修中的「忘言」一方面標示出語意意識向外攀緣執取的染著，另一方面也析顯出身境交融下的「靜觀自身」獨特意識狀態。此一獨特意識狀態可說是語意及身體的世間性落盡後的本然原初，但其清明又非嬰兒之素樸原初可比。這耐人尋味的本然原初似乎把我們帶到了一個新的起點。

從本書的第一部到第二部，意識三重構作理論得到了深化的內涵，而本章的結束也完成了圖像意識、體感意識以及語意意識各個側面的勾畫。雖然這個理解打開了更多問題與探究的可能性，但對存在催眠治療現階段的發展來說，已經足矣！

下一章將總結存在催眠治療一路探索以來所顯現的人之存在特徵與治療師的意識狀態。

參考文獻

李維倫、釋常持（2021）：〈禪修過程中的經驗變異狀態：以法鼓山默照禪法之踐行為對象的現象學探究〉。《本土心理學研究》。
湯淺泰雄（2018）：《身體論：東方心身論與現代》。（黃文宏譯）。新竹市：清大出版社。
聖嚴法師（2004）：《聖嚴法師教默照禪》。台北：法鼓文化。
聖嚴法師（2016a）：《禪的體驗・禪的開示》。台北：法鼓文化。
聖嚴法師（2016b）：《禪與悟》。台北：法鼓文化。
聖嚴法師（2018）：《禪的世界》。台北：法鼓文化。

【第十二章】

存在催眠治療師的鍛鍊：行動、理論、存有論視野與意識運作樣態

本章將從行動、理論、存有論視野與意識運作樣態等四方面來說明存在催眠治療師的養成與鍛練之道，同時做為存在催眠治療的總結。本書始於存在現象學的方法與路徑，陸續呈現了存在催眠治療的發展歷程與案例報告，也以種種另態意識經驗測試了核心理論。在這過程中所揭露的不只是心理療癒的行動與原理，也還原出種種意識經驗的存有論基礎（ontological foundation）。也就是說，存在催眠治療不僅是一心理療法，也具有做為存在哲學的潛能，對自我、世界、空間性、時間性以及互為主體性等存有論結構有其體會與論述。這也是本療法以「存在」為名的根據。

而依著其中的存有論視野，存在催眠治療師在治療室中的存在狀態就與一般的日常狀態不同，需要被勾勒出來，讓學習者得以通達。存在催眠治療師所面對的並非只是求助者的苦痛，所從事的並非只是問題解決，而是經驗生成與人類存在可能性的親身見證。這是一種「與存有同行」（being with Being）的意識運作樣態。「與存有同行」的存在狀態正是存在催眠治療師鍛鍊的結果與投入受苦療癒的力量來源。

治療行動

受苦總是倫理的受苦，因此做為治療師的我必須一開始就將眼光放到面前的求助者，尋求在治療現場的聯結，避免重蹈人與人隔絕的倫理之苦（圖 4-1）。這是存在催眠治療最根本的認識，也是最初始且必要的行動指引。接著我要自問：在我面前的是「誰」？這個問題的回答不是來自病歷資料或任何身分訊息，而是從求助者在我面前的展現，來聽到、看到與認識到他／她的存在樣態。一位成績優秀但苦惱於人際關係的大學生可能過著失去母親的七歲男孩生活，從而與周遭世界格格不入；一位時而憤怒時而冷漠的上班族可能如同一頭受傷的小獸，只能孤單絕望地舔舐自己的傷口。這些總是被眾人錯過的當下存在樣態與經驗，是做為治療師的我必須抵達與聯結的。

因此，能夠從求助者的話語與行為展現中看見其存在樣態，是存在催眠治療師必要的能力。認識到求助者是「誰」之後，治療師就得以貼近此一存在處境的感受，從而採取適當的聯結行動。舉例來說，小獸基於痛苦與害怕的攻擊也是治療師必須理解與忍受的；質疑與說理並非對受傷小獸的協助，輕柔地安撫與照料才能令其掀開疼痛的傷口。不過，雖然求助者總是在治療現場活出其存在樣態，但一般的治療師通常是視而不見，因其注意力大多被正面呈現的症狀或問題所吸引，並且估算著診斷標準與解決方案。也就是說，在治療現場有著顯在（overt）與隱在（covert）的顯現以及正面與反面的雙重結構（圖 4-4）。求助者的存在樣態是隱在的反面置身，它要求著治療師從顯在到隱在，從正面到反面的還原能力。

倫理療癒要求著解除孤獨之苦的立即聯結，但求助者的存在樣態展現需要時間。兩者形成的衝突就顯現出存在催眠治療眼光的獨特之處：反面置身是圖像意識與體感意識的作用領域；圖像與體感通道所抵達的即是反面置身（圖 4-5）。治療師透過圖像與體感就能夠立即與求助者的反面置身聯結。本書第六章的治療案例就呈現了此一理解的實踐。包含體感、圖像與語意的意識三重構作理論進一步指出從隱在到顯在、從反面到正面，正是經驗的生成歷程。存在催眠治療因此從存在樣態的內容性指引進階進入了存在經驗的過程性指引，讓治療師不只看得到在面前的是「誰」，也看得到治療現場的經驗歷程。

在治療師獲得現場的觀看能力後，意識三重構作理論就進一步成為經驗改變理論。經驗的改變在於退出語意意識的支配，進入體感意識的流動狀態，從而能夠透過自己或他人共同以圖像意識運作來重構身體感與置身場域的關聯，最後在語意意識中形成敘事表達。本書第五章細緻地描述了這個歷程（圖 5-4、5-5）。由於意識三重構作是一普遍性的形式理論，它讓所有涉及圖像經驗與體感經驗的活動都可以被利用（utilize）來進行經驗改變。舉例來說，一些文化親善的身體經驗活動，如台灣社會中盛行的氣練習與禪修靜坐練習，在本書細部的意識狀態變化描述之後，就得以讓治療師借助來納入治療之中。除此之外，意識三重構作也讓榮格的積極想像以及甘德林的澄心法成為存在催眠治療可以借鏡的心理療法，啟發了存在催眠治療的圖像意識技術與體感意識技術。下一章（第十三章）要介紹的阿德勒學派治療技術「早期記憶」（early recollections）也可以在存在催眠治療脈絡裡重新理解，搭配圖像與體感意識技術，成為存在催眠治療療法的一部分。

自我與意識的理論

存在催眠治療師的初心是與受苦者聯結的倫理行動，這就指向「所面對者是誰？」的理解。存在催眠治療師對人的認識奠基於其關於「自我」的理論。第三章提到余德慧以「場所／空間」與「流轉／時間」來重新設想「自我」。我們常說的「當局者」，就是在指在人情脈絡空間中處於某一位置的行為者。也就是說，所謂的「自我」經驗是置身於與行動相應之場所空間的經驗，因此可說「自我」即為「場所」。

存在催眠治療進一步將余德慧所描述的「自我」經驗發展為存在的意識三重構作。若讀者回到第三章，就會發現「場所／空間」與「流轉／時間」兩者再加上其間作用著的「擬象空間」，三者實相應於語意、圖像與體感的三重意識結構。如此一來，存在催眠治療關於自我與意識的理論就成為治療師面對受苦者是「誰」的基礎。從這個角度看來，本書實質上也是從心理學對「自我」的一般印象，一路開展出其做為空間性存在以及三重意識多樣態運作的現象學描述。存在催眠治療對自我與意識的理論性認識是存在催眠治療師的必要掌握。底下以倫理療癒的「自我」設定以及三重意識的多樣態運作兩主題來作進一步的凸顯。

倫理療癒的「自我」設定

受苦總是倫理的受苦，那麼療癒的目標就會在於倫理的調節。存在催眠治療發展的指引來自倫理療癒的信念，而種種療法無一不是實踐與求助者的聯結並協助其走向安身立命的倫理化道路。為了明確分辨倫理療癒與一般以求助者的「自我」或「功能」為對象的心理治療，我們可以用「倫理性自我」與「功能性自我（Lee, 2007；第四章）的概念比對來凸顯倫理療癒的特性。以「對比」的方式思考不見得是標舉兩種相異的實體或是兩種互斥的主張；對比的兩方也可以是同一現象的兩個側面。底下分四點描述「倫理性自我」與「功能性自我」在心理療法上的性質差異。

首先，治療視野的對比：人際間的倫理地形學（ethical

topology）或個體內在地形學（inner topology）。「功能性自我」強調的是個體在生活上各種功能性運作的健全。當心理治療的焦點放在「功能性自我」上，目標就在於排除或矯正不良的自我功能，自然就以個體為不良運作的所在地：不論是佛洛伊德的自我、本我、超我，或是認知行為治療注意的認知、情緒、行為，都是於個體內在畫分出不同部分來了解衝突或失功能的機制。這種於個體內在畫分區位機制的做法可稱為內在地形學。相對於此，「倫理性的自我」強調的是以人情倫理秩序為主要考量的作為者，其受苦的結構在於其與所處的人情形式關係，因此關注的是其置身的倫理地形學。倫理地形學不能被化約為個人的內在結構，但也不能被認識為如物理性質般的環境條件；它是個人生活於其中的經驗世界（the experienced world）。

其次，治療目標的對比：倫理的完整性（ethical completeness）或個體的完整性（individual completeness）。當「功能性自我」的內在地形學被認為是衝突或失功能機制的所在，心理治療的目標就會在於讓個體內在的隔絕或不相容的心理元素獲得融通，也就是原本相互排除的部分要相互接納，達成自我內各部位的完整。另一方面，就倫理地形學而言，所謂的完整倒非僅是人與人之間的和好或和解，而是在其倫理空間中重新獲得通路與秩序，使個人在其中是可操作、可作為、可有所通達的，這也就是再倫理化的過程。

第三，受苦持續之病理的對比：人情戲碼的重演（repetition of interpersonal scenario）或是內在結構的固著（fixation of inner structure）。由於「功能性自我」以內在地形學為衝突或失功能的來源，個人受苦狀況的持續便被認為是內在結構的固著。「內在固著」的概念也符合了日常的因果觀：受苦狀態的持續存在必然預設著一個在時間中持續不變的設施來做為原因的所在。但「倫理性自我」的思考上，阻絕的人情形式與對立行動不必涉及不變的內在結構，而是可以更簡潔地了解為相似的人情戲碼（scenario）的演出，因為「我」的不同面向是在與他人互動中共構出來，相同的「我」的樣子並非不變的心理設施所致，而僅僅只是相同的互動共構。以人情戲碼的重演來了解受苦的維持更進一步指向兩個認識：第一，固定的並非內在結構，而是演員的演出行動，包括台詞與台步、身段等動作的再次發生；第二，雖然戲碼是舊的，但每一次的重演都是新的發生，而非僅是延續。這個「新發生」對心理治療有重要的意涵。如下一點的討論。

第四，治療互動與關係的對比：「倫理性自我的契入與疏通」或「功能性自我的培養與矯正」。以「功能性自我」的不足或內在衝突的延續狀態為心理治療的對象，心理治療師也就會將「功能性自我」的發揮設為治療的目標。因此，治療師的工作在於了解衝突或不足的機制，並對症下藥，揭除阻礙或矯正與培養。而在以「倫理性自我」為焦點的心理治療上，治療師不是要協助求助者的自我功能，而是與求助者一起進入一個新的倫理關係，一個新的戲碼，使得兩人在其中獲得可言談、可操作的行動，讓原本遭受阻絕的狀態獲得疏通而消解。根據上一點的討論，治療師除了了解舊戲碼中的台詞與台步、身段，以防陷入其中外（移情，如圖 8-5），更重要的是尋求新的溝通行動，而重點也就在於發展出新的戲碼，即新的台詞與台步、身段，以獲得新的操作秩序。

倫理療癒是存在催眠治療的出發與抵達之處，上述的指引整理如表 12-1。很顯然地，「倫理性自我」與「功能性自我」雖同樣是從心理治療現象中得到的理解，但卻植基於不同的存有論，也就是不同的人與世界的設定。功能性自我的心理治療可說是依循哲學的笛卡兒主義（Cartesianism）、功利主義（utilitarianism）與達爾文主義（Darwinism）的觀點。而倫理療癒則是座落於存在哲學的存有論風景之中。稍後在下一節「存有

表 12-1　「功能性自我」與「倫理性自我」比較下的倫理療癒指引

	功能性自我	倫理性自我
治療視野	內在地形學	倫理地形學
治療目標	個體完整性	倫理完整性
受苦持續之病理	內在結構的固著	人際場景的重演
治療互動與關係	功能性自我的培養與矯正	倫理性自我的契入與疏通

論視野素描」對存在催眠治療的存有論視野有進一步說明。

三重意識的多樣態運作

在本書第三部對於意識三重構作理論進行了不同面向的分析與觀察，獲得了各個細部運作特徵以及組合運作樣態。在第十一章語意意識呈現出對身體作動、判斷分別以及導引方向等三項運作特徵；在第七章圖像意識呈現出觀看位置、觀看焦點以及相應之身體空間感等特性；同樣在第七章也獲得了本體感身體、感覺運動身體以及意象身體等三層次的體感意識運作。第九與第十一章中出現了不同於日常意識運作的「懸浮意識者態」與「反身靜觀者態」等兩種特別的作為者樣態。綜合表 7-1 以及表 11-1，再加上三層次的體感意識運作，我們可以得到如表 12-2 的整理。如此的整理顯示，當語意意識與圖像意識放在一起考慮時，前者的導引方向特徵就與後者的觀看位置與觀看焦點特性無法分別，顯示語意意識的導引方向特徵實是圖像意識運作的一個特性。

表 12-2 除了呈現三重意識及其細項運作特徵外，也以三種樣態來凸顯意識運作組合的特性。首先，「日常生活樣態」包含了所有的意識運作項目，形成以語意意識為主導並充滿感受與圖像經驗的日常社會生活狀態，這就是一般人使用「自我」一詞指

表 12-2　三重意識的多樣態運作

<table>
<tr><th>意識動作</th><th>日常生活樣態</th><th>懸浮意識者態</th><th>反身靜觀者態</th></tr>
<tr><td rowspan="2">語意意識</td><td>對身體作動</td><td></td><td rowspan="3"></td></tr>
<tr><td colspan="2">判斷分別</td></tr>
<tr><td rowspan="3">圖像意識</td><td colspan="2">他位綜觀</td></tr>
<tr><td colspan="3">他位反身靜觀</td></tr>
<tr><td colspan="3">身位投向直觀</td></tr>
<tr><td rowspan="3">體感意識</td><td colspan="2">意象身體／他位空間覺構</td><td></td></tr>
<tr><td colspan="3">感覺運動身體／身位空間覺構</td></tr>
<tr><td colspan="3">本體感身體／身內空間覺構</td></tr>
</table>

稱的意識運作樣態。其次，「懸浮意識者態」則是脫除了語意意識對身體作動的功能，但仍保持判斷分別的運作。在這樣的情況下，經驗者能與外界合宜互動，也能反身觀照與評估，但體感意識層次就有了自發自主的活躍狀態出現。在氣練習者的經驗中，身體感的自發與空間感的變異是顯著的現象。最後，「反身靜觀者態」是停止了語意意識對身體作動與判斷分別運作，相應於禪修中的「離言」實踐。在此同時，圖像意識中的他位綜觀以及體感意識中的意象身體運作也失去依憑而暫止。留下的是身體與環境交融之無界限感的液化身態，以及進行單純覺知的反身靜觀。

表 12-2 的三種意識運作樣態排比顯示出語意意識逐漸減除的系列結果。那麼，如果是因為病理因素導致的語意意識功能受損，是否會有類似的經驗者狀態出現？這值得進一步的觀察與探討。除此之外，意識運作組合顯然不會只有這三種樣貌，第九章就曾舉「神經傳入阻滯」的個案來說明體感意識的變異運作現象，其顯現的是感覺運動身體與本體感身體的損傷，徒留可由語意意識對身體作動之意象身體。治療師在治療室中所經驗到的種種以及採取行動的過程也是一特定意識運作組合，將於「治療師的意識運作樣態」一節中說明。

存有論視野素描

存在催眠治療從台灣本土的心理療癒現象出發，必然帶有文化特性。不過在現象學思考的引導下，種種文化的、個別的殊異現象成為窺見人類意識經驗根本結構的窗口，從而貢獻出關於人類存在的普遍性理論。除了關於自我與意識的心理治療學層次的理論外，本節將從存有論的層次來將存在催眠治療所觸及的人存在結構做一素描。稱之為「素描」的原因在於這裡進行的並非嚴密的論述，而是就已經顯現的主題進行勾勒。事實上，每一心理治療學派都有自己的人觀與世界觀設定，只是一般習而不察。揭露存在催眠治療所顯化的存有論風景不但有助於其普遍性的建構，也會讓治療師對自己的人觀與世界觀有所覺察與分辨。

人與世間主客倒轉的 RBA 現象

第五章我們發現了簡稱為 RBA（requisition by atmosphere）的「氛圍界域徵用」現象。雖然它看起來是一個不起眼的經驗，也就是經驗者從「眼睛閉著但眼前很亮」到「強烈陽光照射下的金黃色大草原」畫面，但卻顯現出自然的生理運作與意識經驗之間的本質性關係：「金黃色大草原」經驗的發生來自生理條件與周遭氛圍之間的徵用關係。RBA 之所以具存有論上的重要性，在於第一，「金黃色大草原」的經驗是直接呈現在經驗者的意識之中，不是來自間接的推論。RBA 則是從這直接給予的意識經驗所還原出來的運作結構。「直接給予」就是胡塞爾所堅持的超越論現象學（transcendental phenomenology）的基礎。第二，RBA 是先於意識經驗的過程，是意識經驗的產出來源而非結果。也就是說，RBA 運作並非人所經驗到的，但它構成了人的經驗。

進一步來看，將生理的自然過程徵用而構成意識經驗的「氛圍界域」是什麼呢？「氛圍界域」並非自然物，而是眾多自然物集合下所出現的盈餘（surplus）。那麼，自然物集合下多出來的是什麼？那是物與物的「之間」，或可稱之為「間性」（the in-between）。我們可以用「世間」來指稱物與間性共同組成，具徵用作用的周遭氛圍界域。如此我們就得到一個理解，世間對人之生理運作的徵用，給出了經驗的生產。這裡所顯現的人、世間與意識經驗的關係，就頗有《金剛經》所稱「法不孤起，仗境方生」的意味了。

RBA 與一般「外境影響內心」見解的不同在於主從之別。在後者的理解裡，人是主，內心是主，而外境是從，是刺激物或刺激的來源。這是一般以人為主體的看法；人以外的周遭都是客體。而在 RBA 中，世間是主，獲得經驗的人是從；人是世間徵用的對象。因此，以 RBA 運作之存有論視野的存在催眠治療，就完全不同於以人為中心的主體主義。雖然一般將意識歸諸於人的屬性，因此視人為中心主體，但 RBA 顯示的是，意識出自於世間的徵用。意識之人在遭逢周遭對象時雖不可避免地將以自身經驗為中心，但這是有意識之後的經驗。在意識經驗中給出但卻洩露出先於意識構成的 RBA 作用，卻顯現了主客倒轉之更根本的人與世間關係。

以經驗共構體為基礎的意識鏈世間

如果 RBA 是具存有論意涵的現象，那是否有更一般性的顯露？回到第五章描述的 RBA 現象來看，其實包含著第六章圖 6-1 所表現的「經驗共構體」結構。經驗共構體是兩個人之間的意識三重構作交織迴圈。此兩人若是幼兒與照顧者，經驗共構體就顯現為以幼兒為對象之世間徵用的作用點：被稱為文化的運作，透過照顧者養成（cultivate）幼兒的意識經驗。相應於此，第七章的自我三位一體結構（圖 7-4d）所表明的，照顧者的觀看在幼兒之「自我」的形成上有關鍵作用，就可以進一步陳述為，這樣的「觀看」正意謂著照顧者做為幼兒的環境，做為包圍著幼兒的世間，對幼兒的徵用，從而使其成為具某種文化特徵之人。如此，幼兒的「自我意識」是 RBA 的結果；如此，幼兒得以進入「世間」。

意識經驗生成的最小單元因此不會是單一個體，而是至少兩人所形成的經驗共構體。這也是說，意識三重構作的本質並非個體的，而是個體間的（inter-individual）。三重意識交織所形成之如無限符號「∞」的結構就會是互為主體性（intersubjectivity）的適當表達。進一步來說，考慮照顧者做為「∞」結構的一端也是有著其他他人聯結的經驗共構體，意識作用就不是一人或兩人為界，而是浮現出無限多個「∞」結構所聯結形成的「意識鏈」（chain of consciousness）形態。

圖 12-1a 是以「∞」來簡化圖 6-1 的經驗共構體結構，箭頭表示從求助者到治療師的「語意──圖像──體感」以及從治療師到求助者的「語意──體感──圖像」的交織共構順序。在存在催眠治療的存有論視野中，經驗共構體是一般自我與他人分離（圖 12-1b）的先行狀態，而非相反。若將自我的三位一體結構加入「∞」的圖示當中，則形成圖 12-1c，其中以多個三位一體結構疊加來表現的是第八章提出的多重脈絡疊加的置身所在結構（圖 8-3）。「自我」，即以「主格我自稱者」，其實是多重脈絡疊加置身中的同一者（the identity）。如此就完整地呈現了經驗共構體與「自我」的內涵。

當更進一步以「▷◁」（圖 12-1d）來簡化「∞」的意識交織結構，先前提出的「意識鏈」將可擴展顯示為如圖 12-2 以不規則三角形所形成的「世間」結構。這裡，世間不只是自然物與間性的組合，還有著個體與意識鏈聯結。圖 12-2 另包含一個以粗線凸顯的「▷◁」圖形，代表位於世間的經驗共構體。事實上，

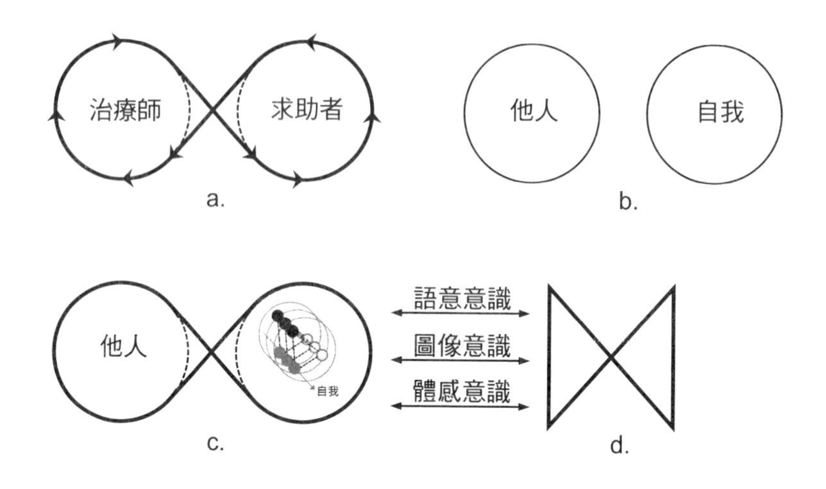

圖 12-1　以無限符號「∞」表示的經驗共構體結構

頂點相連的兩個三角形即為一經驗共構體結構，因此每一個三角形都參與了多個經驗共構體結構。這就表現出每一位經驗者都置身於多重經驗脈絡疊加狀態的特性。多重經驗脈絡置身進一步表明，在個體身上作用著的世間徵用是多重的，來自不同方向與角度。相異的徵用會不會在同一生理運作上同時發生？如此的差異徵用會不會是造就意識經驗的重要環節？這些問題值得未來持續探究。不論如何，圖 12-1 與圖 12-2 共同表現了人、意識與世間的存有論結構。

治療室裡的空間與時間

存在催眠治療的存有論基礎不同於一般的實在論，也不直接認定空間與時間的客觀性。在心理治療中，空間與時間有其獨特的顯現方式。

在第九章氣經驗的探討中，我們看到，進入另態意識後空間的性質經驗產生變化。這些現象顯示了一般經驗中的客觀空間實是「身位空間」與「他位空間」的複合。進一步來說，身位空間

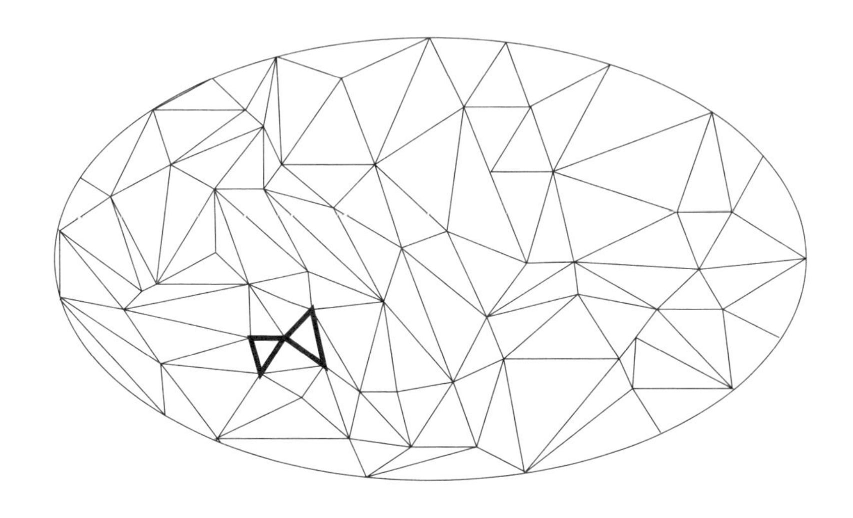

圖 12-2　以「▷◁」的意識交織圖示形成的意識鏈「世間」結構

來自感覺運動身體的構成，他位空間則是意象身體的構成。這兩層次的身體又是世間徵用與經驗共構體的結果。在時間方面，其變異形態在第三章臨終過程與第十一章禪修經驗的描述中出現。意識三重構作理論中的線性因果時間性、綻放時間性與流轉時間性，以及甘德林指出之感覺運動身體層次的行為序列的線性序列時間性，則是提供了另態意識中時間變異樣態的說明。即使在第六章呈現之沒有「催眠」的存在催眠治療室內，空間與時間也具有收合與開展的樣態。

由於存在催眠治療奠基於不同於一般的時空觀，讓心理治療運作與經驗的改變獲得寬廣的時空路徑。根本上而言，心理治療室的現場可說是「時間堆疊的空間」。如第十章澄心法的討論所示，每一經驗都是具空間性的脈絡動態置身；經驗的累積不是貯存於人腦中的記憶體，而是堆疊在人與人互動的現場。心理治療現場空間因此是時間堆疊起來的，具能動性的動態構成。

多重脈絡疊加的當下就是過去種種經驗之可能性，以參與到當下置身的形式在場，因此心理治療的現場當下就有完整的時間性。在澄心法中形成「體化」經驗的字詞不是指向過去的經驗，而是讓堆疊的經驗脈絡進入新的線性開展組合，是「新造」出讓種種生命經驗重新銜接、開展的線性時間性。如此就是「空間開展的時間」，讓經驗者在世間籌畫出未來的行動。

以「時間堆疊的空間」與「空間開展的時間」來看，佛洛伊德的幼年創傷理論與宣洩修通治療其實來自將治療現場當下的動態構成實在化為固定的線性歷史結果。這讓治療師與一般大眾誤以為，受苦是過去經驗的捆綁，而治療之道就在於從當下顯現的症狀去回溯過去的事實。然而有經驗的精神分析師都知道，過去的創傷經驗要透過當下的移情顯現才得以進行治療，顯示出真正的治療工作還是要回到時間堆疊之治療現場。這一來一回反而需要訴諸額外的理論設置，即潛意識以及其無時間性的特徵，才可以進行如此的時空轉換。

存在催眠治療對治療室內的時間與空間認識得自於對療癒經驗的現象學描述，屬於療癒存有論風景的一部分。要從素樸地生活在客觀時間與空間中、以自我為主體的一般人成為存在催眠治療師，有必要轉換存有論視野。否則存在催眠治療將被誤解為只是提供催眠技術，而學習者也將難以獲得存在催眠治療的觀看能力。

治療師的意識運作樣態

存在催眠治療師既非一般的技術工作人員，也非依循社會日常規範行動者，其所依循的存有論視野與多數的心理治療不同。在治療室內，存在催眠治療師是處於一種特別的存在樣態，有其特定的意識運作樣態。要成為存在催眠治療師就是要鍛煉自己的意識運作。從本書的內容來看，這樣的鍛煉包括了底下四方面：

存有論視野的轉換

一般人素樸地在客觀時間與空間中，以自我為主體地生活著，同時視外在為實在，自己與對象完全區隔。即使是受科學訓練，包括心理學訓練，也沒有跨出如此的實在論信念。然而，如同本章所述，存在催眠治療在深入療癒經驗的過程中獲得了以「意識鏈世間」為主的存有論。存在催眠治療的學習者若無法分辨自己未曾明言的存有論信念，在理解存在催眠治療的思考上將遭遇困難。

雖然認知上掌握本章所顯示的內容對存有論視野的轉換是有幫助的，但更關鍵的是在個人行事、觀察與理解上有所改變。存在催眠治療的督導必須在這方面協助學習者發現自己的存有論預設，比較不同存有論的行動選擇，並以實踐的經驗來確認新的存有論指引。

現象學還原能力的獲得

存在催眠治療師要有能力看到求助者隱在的存在狀態。這是從話語說出的內容還原到讓話語如此說出之存在經驗歷程的現象學能力。以三重意識的運作樣態來看，存在催眠治療師必須先離開語意意識支配的狀態，而以圖像意識來承接求助者的話語，想像說話之人的置身場景，隨之讓體感意識活躍，獲得該場景中的置身感受。依此感受再尋得適當的話語說出，恢復語意意識的參與。這其實就是進入圖 6-1 的經驗共構體結構。

如此的意識運作樣態不同於以語意意識為先、為主導的日常樣態，因此也可說是存在催眠治療師要進入一種專屬的另態意識。在我多年的治療師訓練經驗中，學習者除了以個案督導的方式來學習此意識狀態的運作外，也能夠經由操作現象學經驗分析步驟來得到這樣的能力。（李維倫，2004；李維倫、賴憶嫻，2009）因此，存在催眠治療的訓練可以提供經驗分析課程以協助學習者獲得現象學還原能力。

移情與反移情觀看結構的檢視

第八章圖 8-5 呈現了心理治療中的移情與反移情結構。移情實是求助者之「觀看者事物關係整體」的展現。若治療師能行使現象學還原「觀看」的意識運作，則能夠進入此「移情整體」中的觀看者位置，理解求助者的存在樣態。但如果治療師進入的是其中被觀看之對象的位置，即承接了求助者的移情，就產生了投射性認同現象。

這是如何在治療師的意識過程中產生的呢？首先，求助者之「觀看者事物關係整體」籠罩著治療師，觸動其體感意識。在這一環節近似治療師將自身感受性「借給」求助者話語的現象學觀看步驟，但不同的是，此時治療師不是以求助者的位置做為感受來源，反而進入其話語行動之對象的感受，說出相應的話語，治療師的意識狀態於焉遭到置換。

反移情的結構則是相反，是求助者進入治療師固定的「觀看者事物關係整體」，成為其對象。因此，治療師行使疾病分類診斷時也相同於反移情的意識運作樣態。這其實是常人以自我視野為中心的習慣，是治療師陷落於自己的常人樣態。以存在催眠治療的角度來看，只把心理治療做為專門技術的行使，實是常人意識樣態的運作，稱不上心理治療的進行。

與移情／投射性認同以及反移情的意識運作樣態相比較，現象學還原觀看就顯得可做為存在催眠治療師專屬的意識狀態。移情是治療師成為觀看對象，反移情是求助者成為觀看對象。而在現象學還原觀看中，治療師與求助者同為觀看者，形成第六章所強調之兩者「一起看」的經驗共構體意識狀態。

身先意後觀：治療師的鍛煉之道

存在催眠治療在一開始的發展就把注意力放在治療師的行動，而不是心理病理理論。心理治療是治療師面對著另一個人所採取的行動，而非面對疾病、病體或失功能的心理機制。治療師因此是將自己曝露在人與人相互影響的互動之中。本書第六章提出經驗共構體時，就點明接近求助者的痛苦，從而能夠承擔見證、涵容與轉化，實是治療師的一大挑戰，也令人卻步。本書第八章也借榮格的論述提醒治療師，與求助者的潛意識「化合」的治療工作極有可能對治療師的身心健康造成危害。另一方面，上述以意識運作說明移情、反移情、投射性認同以及現象學還原觀看的差異時，其實也提供了治療師在進入治療經驗共構歷程時，如何不受負向影響的治療師鍛煉之道。底下進一步說明。

治療師行使現象學的還原觀看時，其中的語意意識被動化，圖像意識的他位綜觀（參見表 12-2）成為主要的意識作為，體感意識開放給求助者的話語及姿態顯現，形成一種語意、圖像與體感三者相離但以他位綜觀為樞紐的意識運作，我們可稱此樣態為「身先意後觀」樣態。在這樣的運作下，首先，語意意識的被動化讓治療師日常的判斷慣習解除，也就脫離了反移情的位置。接著，雖然治療師的體感意識與求助者的話語姿態相連而有承受移情的感受，但不會被捕捉到投射性認同的位置。這是因為各意識層次相離而不直接連動。然後，圖像意識的他位綜觀掌握到求助者的「觀看者事物關係整體」而翻轉置身於求助者的存在處境位置，從而與求助者靠近，理解其周遭世界。最後治療師重回語意意識的運作，並依此發為治療性的言說。

我們因此可以看到，現象學的觀看正是治療師避過自身固著模式與不陷入求助者支配的意識運作，其中的關鍵在於三重意識相離而有餘裕讓圖像意識的「觀」綜覽全局。如此的意識相離運作也見於氣經驗的懸浮意識者態以及禪境經驗的反身靜觀者態。因此氣練習或禪修都可提供意識相離運作的鍛煉。有所不同的是，「身先意後觀」的治療師意識樣態並非追求自發湧現身體感的駕馭，也不走向離世存有，而是瞄準求助者的存在狀態，是以與求助者共在的原初倫理為目標。

與存有同行的自由

本章綜合地呈現了存在催眠治療師的行動、理論、存有論視野風景以及意識運作樣態，同時讓存在催眠治療的理路得到整體的勾勒。其中特別的是以存在催眠治療自身的理論來細緻地描述治療師知識裝備與意識運作樣態。走筆至此，令我訝異的是，在第四章所描繪的倫理療癒發展之初，就有這樣的問題提出：「在圖 4-1 的動向指引裡，治療者要從 A 位置移動到 D 位置，並且與 B 位置的求助者連結，其中所涉及的空間結構在一對一的心理治療現場是如何展現？」而這裡說明的治療師「身先意後觀」意識運作樣態正是這個問題的回答！這樣的結果顯示的是，二十多年來，我被一個先後名為「倫理療癒」與「存在催眠治療」的氛圍界域所徵用，為其尋路發聲，終究勾畫出治療者之道。此一徵用無聲無息地作用在我眾多的治療經驗、督導經驗、師生友朋間的研討以及閱讀與寫作之中，而我也總是在此徵用給出的理路當中。

如此令人驚訝的結果一方面因一路走來獲得了豐富的生命滋養而讓我充滿感激，但另一方面我卻必須面對這樣的問題：我是自由的嗎？人是自由的嗎？在存在催眠治療中，人有自由嗎？

或許有人會問：如果我們的意識是受世間徵用，我們不是主而是從，那麼人能夠有自由意志的選擇嗎？一位治療師選擇存在催眠治療與否難道不是訴諸個人的選擇？存在催眠治療師決定這樣、那樣的療法，難道不是一種自己作主的決定？存在催眠治療難道不是要讓求助者脫困，獲得生命發展的自由？的確，以存在催眠治療的存有論視野來看，世間人沒有那種完全不受他人拘束、獨我的自由。我們的選擇是在種種不同方向的世間徵用下做出反應，朝向這個、放棄那個，或者領受其整體，創新地回應，從而在人間世獲得舒展通透的行動。因此，存在催眠治療關於自由問題的回答會是，就個人層面來說，自由是倫理性自我的契入與疏通；就存有論層面來說，自由是依循世間人之意識生成的緣起，與存有同行的自由。而這就是治療者之道。

參考文獻

李維倫（2004）：〈以「置身所在」做為心理學研究的目標現象及其相關之方法論〉。《應用心理研究》。22 期，157-200。

李維倫、賴憶嫻（2009）：〈現象學方法論：存在行動的投入〉。《中華輔導與諮商學報》。25 期，275-321。

Lee, W. L. (2007). Contacting and enacting "self for being ethical": A model for psychotherapy practiced in Taiwan. In C. F. Cheung and C. C. Yu (Eds.) *Phenomenology 2005, Vol. I, Selected Essays from Asia*. Bucharest: Zeta Books. 477-495.

第四部

對話

存在催眠治療從本土療癒現象出發，同時也具備理論與治療方法上的原創性，但並不是無法與整個心理治療事業溝通或否定其他學派見解的我族文化中心孤傲理論。實情是，我做為存在催眠治療的言說者，藉由現象學取徑抵達人類受苦與療癒現場，加入眾多心理治療探索者的行列，領受到相同之療癒現象的教導，再尋求以己身之所出的文化語言說出。因此，與各個心理治療學派的對話將顯示出存在催眠治療在心理治療理論與實踐行列中的相同與相異之處。先前的章節已展示了存在催眠治療與榮格分析心理學以及甘德林澄心法的對話。心裡明白的讀者或許還能看到佛洛伊德精神分析、客體關係學派以及羅傑斯以人為中心學派的蹤跡。本書第四部將加上阿德勒心理治療、存在取向心理治療以及艾瑞克森催眠治療。這些對話的深意是向過往成一家之言的心理治療探索者致敬，因為他們也是構成存在催眠治療發展力量的一部分。

【第十三章】

阿德勒學派的倫理療癒

從存在催眠治療的角度來看，阿德勒學派心理治療（Adlerian psychotherapy）同樣是以倫理視野來面對受困者的受困狀態與治療，也就是同樣以人在世界之中的存在方式為探究的指引，並以治療師與受困者的聯結為基本目標。存在催眠治療與阿德勒學派的並列討論因此可以顯現出倫理療癒的另一番樣貌。除此之外，阿德勒學派心理治療用以評估受困者狀態的理解架構與核心技術，如出生序（birth order）、早期回憶（early recollections），就呈現為人之存在處境倫理位置的顯影方式，可以為存在催眠治療採用。

阿德勒（Alfred Adler, 1870-1937）是一位奧地利的醫師，於 1902 年受到佛洛伊德的邀請加入每週三晚於佛洛伊德家中的精神分析討論會。這個討論會在 1908 年改名為維也納精神分析學會（The Vienna Psychoanalytic Society），由佛洛伊德擔任主席。1910 年阿德勒接任該學會主席，但於 1911 年就與佛洛伊德決裂。之後他就以個體心理學（英文：individual psychology，德文：Individualpsychologie）為名來指稱自己所提倡的心理治療。

阿德勒離開佛洛伊德的原因可從「個體心理學」一詞來窺見端倪。在中文裡以「個體」一詞來翻譯英文的 individual，給人此一心理治療學派專注「個人」的印象。但同一字在德文中的意涵包括了不可分割的、整體的，也就是英文 indivisible 的意涵。這是來自其拉丁字源 *individuum* 的原義。因此阿德勒心理治療必須理解為整體不可分割的心理學。這「不可分割」有兩重意義。一是個人與環境是不可分割的，心理治療不能將心理症狀視為僅僅是個體內部心理機制的問題。另一則是對「個體」的理解也必須採用整體的、不可分割的視野。相對地，佛洛伊德的本我、自我與超我以及意識與潛意識理論就可說是一種分割個體的視野。顯而易見地，阿德勒對心理症狀與治療理論的主張與佛洛依德並不相契。

阿德勒的「個體——整體」觀實際上是指從經驗者的經驗世界出發來理解外界所見的心理症狀。一般以「現象學轉向」稱阿德勒離開精神分析的心理機制觀點，走向受困者的主觀經驗觀點。不過這裡的「現象學」指的不是胡塞爾探究意識意向性構成作用或海德格對在世存有結構描述的現象學，而是指關注個人主觀觀點的淺略版現象學。即便如此，阿德勒心理治療也就大大不同於以內在心理機制為核心的心理治療理論，而是把眼光放到人際的存在處境位置上，也就是具有倫理視野的心理治療。

生活風格（lifestyle）是阿德勒學派的專有名詞，用來指稱一個人的生活整體型態與指向。阿德勒學派掌握生活風格主要使用兩種評估管道：一是出生序，一是早期回憶。本章接續將先摘述阿德勒心理學治療理論，顯示其倫理療癒的特性，再介紹早期回憶技術的操作與分析方法，最後提出早期回憶被納入存在催眠治療脈絡中的操作步驟。

阿德勒心理治療

結構性摘述

本段落將以圖 13-1 為參照來摘述阿德勒學派的理論結構。首先從圖的下方右側開始。阿德勒認為，任何個人的發展目標都可以這樣陳述：成為一個在當前社會的共同期待中（common sense；常識）能夠與他人有適當聯結（social interest；社會興趣）之人。不論一個人想學習什麼樣的專長，選擇什麼樣的職

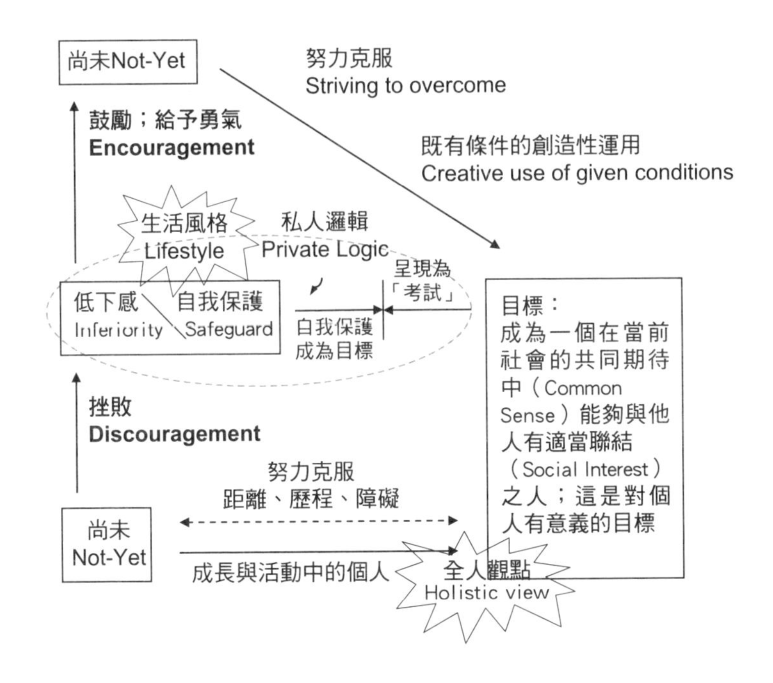

圖 13-1　阿德勒學派理論結構

業，都會期待著自己能夠獲得周遭他人認可，並成為他人建立適當互動關係的對象。這就顯示了阿德勒以「社會興趣」而不是生物性的驅力做為個人行動的根本動機。

然而個體面對目標的同時是處於尚未（not-yet）抵達的位置，需要努力奮鬥（striving）去經歷與克服各式各樣的空間距離與時間歷程上的差距或障礙，如圖 13-1 下方左側所示。像是，一名孩童想要像哥哥、姊姊一樣跟朋友騎自行車出遊，但他還不會駕馭自行車。這名孩童就需要經歷無法控制自行車的困難並努力克服，以達成目標。朝向社會興趣目標的奮鬥是阿德勒對成長與活動中之個人的行動本質描繪。如此觀照個人在其周遭世界中奮鬥的視野，就稱之為全人或整體觀（holistic view）。

如果個人在奮鬥的過程中遭遇到挫敗（discouragement）或失去勇氣（dis-couraged），將經驗到低下感（inferiority），如圖 13-1 左側從「尚未」到「低下感」的箭頭所示。要注意的是，僅僅朝向目標的障礙並不會造成挫敗與低下感。例如身材矮小或力氣弱小不會直接讓一個孩童在籃球活動上挫敗；將球投進籃框是要奮鬥的目標，即使需要不斷地嘗試。阿德勒學派的挫敗指的是被他人壓制、貶抑或否定，從而產生低下感與無能感，例如父母對子女「總是不夠好」的評論或是受到他人嘲笑。在阿德勒學派的定義中，失去勇氣就是失去朝向社會興趣的目標。我們可以看到，阿德勒定義的挫敗也是社會人際屬性的。

低下感情結（inferiority complex）是阿德勒學派的一個核心概念。一旦個人有了低下感，他的行為目標就會從社會興趣取向轉變成自我保護（safeguard），以隱藏自認為的低下。此時原先的社會興趣目標，或者說任何的社會成就或要求，都會讓低下者感到像是在面對「考試」，具有曝露其比人低下或落後於人的危險，也就會讓低下者感到不安或怨恨。在自我保護的目標下，個人將會形成各式各樣的應付手段來面對要求，形成外界不易覺察的私人邏輯（private logic）。蘊含著私人邏輯的個人與周遭環境之互動行為整體型態，就稱為生活風格。

阿德勒心理治療的核心原則就在於鼓勵（encouragement）或給予勇氣（en-courage）。在阿德勒學派的概念中，鼓勵並不是讚美，不是膨脹對方的自我或讓對方感自己比別人優秀，而是讓一個人回到社會興趣的發展目標，感到自己能夠且願意行動，並對他人的福祉做出貢獻。鼓勵因此是喚起社群感與社會興趣的人際溝通，並在社會興趣目標上讓一個人改變對自己的負面看法與負面預期。

鼓勵／給予勇氣因此可說是治療師與受困者靠近並建立關係的方式，這與個人中心學派的「無條件正向關懷」有異曲同工之妙。回到圖 13-1 來看，鼓勵做為一項治療師的行動，不能被受困者經驗成一種要求，否則將成為其基於私人邏輯的應付對象。鼓勵首先要接納而非否定受困者的低下感經驗，如此才能靠近並建立關係。接下來則是喚起受困者的社會興趣目標，並且確認其「尚未」但非「低下」的置身，圖 13-1 上方所示。事實上，「低下」與「尚未」是面對目標的同一狀態，只是前者以自我的弱項為關注焦點，後者以障礙之克服為努力所在。從「低下」到「尚未」實是個人與目標之間關係的轉化。

當治療師陪同受困者轉化到「尚未者」的位置並重燃社會興趣，後者就進入可以投注心力、克服障礙的奮鬥狀態。此時的「尚未者」位置不同於圖 13-1 下方的第一次「尚未」位置，因此實現社會興趣的成就選擇也會不同。這個新的成就選擇來自對生活中既有條件的創造性運用，而這創造性運用來自治療師提供的洞察。舉例來說，一名熱愛籃球但因身材矮小無法獲選成為籃球隊員的學生可以因其觀察能力與細密的心思發展成為籃球戰術專家，或是利用自己已經具有的籃球訓練經驗，進修成為運動防護員，而成為球隊的一員。籃球戰術專家或運動防護員雖不是上場打球的籃球隊員，但仍是籃球運動世界中的一員，即社會共同期待價值中的一項成就，也能夠實現與他人有適當聯結的目標。阿德勒學派因此是一未來與目標導向之創造性介入的心理治療。

人際場域的倫理療癒

回到本書的脈絡，如果把本章圖 13-1 與第四章顯示心理治療中之倫理療癒結構的圖 4-1 並列來看，我們將會發現令人驚訝的相似之處。首先，受困者與其周遭世界的阻絕狀態在兩者中都有呈現，都是從社會人際的聯結到斷裂，也都被視為受困與受苦的核心條件。其次，圖 4-1 刻畫的受苦者心思空間有著「本心之我／個化之我」的雙重樣態，圖 13-1 也有著相應的「低下感／

自我保護」的私人邏輯。第三，心理治療之道不是順從個化之我或自我保護的邏輯去攻擊或對抗社會要求，而是與受苦受困者靠近、聯結，從而讓治療師得以引領受苦受困者離開阻絕的位置。這在倫理療癒動向過程中是與本心之我之有所抒發的交往，在阿德勒學派則是接納其低下感經驗，並再次喚起與人聯結的社會興趣與勇氣。最後，兩者的治療方向皆是回到與周遭之人際社會的聯結，也同樣訴諸於關係的重構與創造性過程。

存在催眠治療強調倫理性自我而非功能性自我，阿德勒學派著重社會興趣而非生物性慾望或適應，反映了兩者共同關注人與人關係的倫理視野，是兩者理論結構高度相似的基礎。「受苦總是倫理的受苦」也就同樣可以用於說明阿德勒學派對於低下感情結的觀點。挫敗是失去追求社會興趣的勇氣，形成倫理的阻絕；鼓勵就是獲得社會聯結的勇氣，重回社會興趣的生活，抵達倫理的安置。因此，阿德勒學派核心的鼓勵或給予勇氣治療行動也可被描述為突破失去社會興趣的阻絕，與受困的低下感者聯結，從而引領其進行關係重構的倫理行動。

如此看來，存在催眠治療以體感意識與圖像意識管道所進行的治療關係聯結，就可以補充阿德勒學派的鼓勵。以口頭形式表達鼓勵容易陷入僅是讚美或是打氣，甚而造成自我膨脹的優越感。而以體感或圖像經驗來與受阻絕之苦者靠近，給了解除孤獨的通透以及重獲聯結的經驗，將具有改寫受困者自我保護私人邏輯之效。此外，本書第八章借助榮格理論顯示，創造性的洞察與整合有賴於圖像意識的運作，因此訴諸圖像將增加鼓勵／給予勇氣的治療運作深度。

另一方面，阿德勒學派評估生活風格的出生序與早期回憶方法，就具有呈現受困者倫理處境位置的功用，可以提供給存在催眠治療做為理解受困者狀態的管道。以出生序來理解一個人的性格傾向已經是常識心理學的一部分，相較起來早期回憶更能夠顯示個人的獨特性。早期回憶可說是不需要任何測驗工具的評估方式，同時容易取得受困者的合作，因此更值得採用。下一節將對早期回憶進行完整的介紹，並說明存在催眠治療的運用之道。

早期回憶

實施步驟

為了讓接下來的討論有具體的參考，在此先呈現早期回憶的實施步驟。當治療師邀請回憶者進行早期回憶時，提供的指導語內容包括：「現在請你回顧十歲以前的童年，你第一個想起的事件回憶是什麼？愈早愈好！告訴我那件發生在你身上的事。確定這件事是在某一個時間點發生，一件特別的事，一件你現在仍可以看到場景的事件。當時你幾歲？這個回憶中最印象深刻、最栩栩如生的部分是什麼？你當時的感受是什麼？請你也說說你對這個回憶的其他想法與感受。」（修改自 Mosak & Di Pietro，2006）

早期回憶需要的是回憶者提供一個獨特的童年事件，而不是像「每個星期天上午我們都到公園去」這樣的例行事件。當回憶者者以「哦，我們以前總是……」、「我們習慣……」、「我經常……」等說法開始，就顯示他所表達的不是一次特別的經驗，而是重複發生的日常行事。這時，治療師可以邀請他進一步選擇其中一個在特定時間點，比其他相同事件都更突出的例子，描述當時所發生的事件過程。如果回憶者表示沒有任何這種特別突出的時刻，那就請他選擇另外的、只發生一次的早期事件來描述。

回憶者也可能陷入猶豫與考慮之中，因此治療師可以補充說明：「你所回憶到的可以是任何事情，不論好壞與重要性。這件事必須要是一次你可以描述出來的事件，它是你內心中仍可以看到當時場景的記憶。請閉上你的眼睛來『看看』你所記起的事情。現在，告訴我那件發生在你身上的事，一件你現在仍可以看到場景的事件。」

回憶者所報告出的早期回憶將成為阿德勒學派治療師評估其生活風格的材料。

早期回憶的性質

早期回憶容易讓人聯想到佛洛伊德的早期創傷理論，在其中壓抑（repression）的心理機制讓事件的回憶進入潛意識，也形成心理治療中治療師所遭遇到的阻抗（resistance）現象。不過相反的是，阿德勒認為早期回憶有所表達（express），而不是有所壓抑（repress）。他視早期回憶為一個人之「我生命的故事」，從中我們可以看到一個人的生活風格：即一個人獨特的思考、感受、行動與道德信念等。阿德勒如是說：

> 當我們試圖去了解一個人的努力奮鬥或掙扎的方向時，早期回憶提供了最有價值的線索。它有助於顯示一個人所要追求的價值以及所要避免的危險。它幫助我們看到一個人所經驗到的，他活進去的世界，還有他找到的，面對這個世界的方式。（Adler, 1937, p. 287）

進一步來看，阿德勒並不認為回憶呈現了過去的經驗；它是回憶者當下選擇出來的，是反映了當前的生活狀態。因此，阿德勒學派並不追究回憶事件真實與否，因為回憶是根基於回憶者當下的處境與視角。在不同的治療階段，回憶者會回憶起來的事件有所不同，甚至同一事件會有不同的內容被回憶起來。因此，早期回憶的時間性是現在而不是過去。

阿德勒學派理解早期回憶的方式

雖然從圖 13-1 看到，生活風格的核心是個人的私人邏輯，涵蓋了受困狀態與症狀行為，但阿德勒並不認為生活風格是病態的標示。幾乎每一個人不可避免地會有自己對世界的理解與互動模式，因此生活風格沒有必然的好壞或適當不適當。每一個類型的生活風格皆有其限制之處，也有其可肯定之處。當一個人受到鼓勵，再度喚起社會興趣的目標，原本的生活風格也會是其創造性運用以獲得成就的資源。生活風格不是一個人生活受困的來源，僵化與固著才是身陷困局的最大因素。因此，在描述早期回憶所顯現之生活風格時，治療師最好能夠以肯定的面向描述出其優點，再看出其可能的受限條件。

阿德勒學派學者莫撒克和狄・佩卓（Mosak & Di Pietro, 2006）提供了三種方式來解讀早期回憶：生活風格信念取向（the lifestyle conviction approach）、新聞標題法（the headline method）以及類型化（the typological approach）。底下分別說明。

首先，生活風格信念取向藉著考慮早期回憶中所呈現的自我概念（the self-concept）、自我期待（the self-ideal）、世界圖像（the picture of the world）與道德信念（the ethical conviction）來解讀。在自我概念面向上，治療師可以問：其中的「我」是什麼？「我」是誰？什麼事情最容易影響這樣的「我」？在自我期待面向上，治療師可以問：其中的「我」要成為什麼樣的人，才能在世界上有一個地位？才能成為重要的人？才能有所歸屬？在世界圖像面向上，治療師可以問：早期回憶中所顯現的是怎麼樣的世界？對回憶者來說，這個世界給出什麼樣的挑戰或威脅？在道德信念面向上，治療師可以問：其中顯現的回憶者個人道德標準是什麼？什麼是自己與他人應該有的適切行為？行為合於道德倫理與違反道德倫理的各自結果為何？透過這些問題，治療師可以打開對早期回憶的理解空間。

其次，新聞標題法是提綱挈領地給予標題，以提取早期回憶的主軸。這個方法讓我們可以用整體性的眼光來看待一個早期回憶的事件。當要下標題時，治療師可以試著提出主題，並且加上一點屬於這個事件的情緒，從而獲得適當的命名來顯化主題。若早期回憶的內容很多、很長，治療師可以用像電影摘要的方式來簡單陳述它。

最後是類型化的方法。這個方法以早期回憶中主角的經驗位置區分出不同的類型，以顯示阿德勒的「生活風格」概念。莫撒克與狄．佩卓（2006）建議了十五種類型，舉其中四例如下。「討好者型」（the pleaser type），這種早期回憶的顯著點在於依賴別人的讚許；其中的主角在別人的讚許中盛開，而在無法獲得讚許或被別人否定時枯萎。如：「小學二年級時，我幫老師倒茶，老師很稱讚我，我覺得很高興」以及「小學三年級時，我拿成績單回家，有些成績不是很好。爸爸很生氣，我覺得自己很糟」等等。「受害者型」（the victim type）則是在回憶事件中主角處於莫名的不公平或遭殃的位置，例如：「我那時小學一年級，在球場旁看五年級的學生打球，結果球飛過來，打到我的頭，我倒在地上，發現我的鼻子流血了」以及「有人打破了窗戶，結果老師以為是我，不但處罰我，還叫我賠」等等。「尋求刺激者型」（the excitement seeker type）的早期回憶中顯著呈現的，不是尋求興奮刺激，就是感到不好玩、無聊或是悶悶鈍鈍的感受。例如：「我記得小時候在鄉下阿公家，有一次我跟弟弟走進旁邊的樹林裡，發現裡面有許多不一樣的昆蟲，我把一隻瓢蟲抓在手心裡。後來看到一條小溪，我跟弟弟都跳下去玩水。我們一直到吃晚飯時才回家。」最後如「社會興趣者型」（the social interest type），這類型的回憶事件中出現的是給出貢獻、合作、熱情、關心，以及歸屬感，如：「我記得小學一年級班上有一位同學，老是忘了帶鉛筆與橡皮擦，經常被老師罵。有一天上學時，我就多帶了一枝鉛筆跟一個橡皮擦，然後給了這位同學。我記得他跟我說謝謝。」

從上面的四例子可以看出，這些類型沒有一定的理論性必然，端看分析者的命名與理解。事實上，某一類型不是必然存在，而再多的類型也無法窮盡所有的可能性。不過，以類型來思考早期回憶是可以幫助治療師發現早期回憶中人、事、物間的關連。但如果以為有限的類型清單就是阿德勒學派分析早期回憶的範疇，從而拿來套用在各式各樣的早期回憶上，則是本末倒置的做法。

綜合上述三種方法來看，阿德勒學派的早期回憶解析的重點在於生活風格的勾畫，而這個勾畫有賴於對回憶事件中主角與其所處周遭世界之間的關係位置與型態的顯化。類型化的方法其實也可以看作是新聞標題法的運作形式，兩者主要都是在於跳出事件內容，而以精簡的方式提取出關係型態的架構。也就是說，理解的目標在於獲得回憶事件中主角在其周遭世界中的存在處境與位置，顯現出其行動的方向與目的。這樣的理解可以用來與回憶者討論，並理解其與目前所處困局的關係，使其照見自己。

我們可以用榮格的原型概念來與阿德勒的早期回憶比較。榮格的原型是生命的能量流動組織方式；有多少種人類性格際遇就有多少種原型。在分析心理學中，原型是用於與個人之情結的交互對比理解，以產生對個人存在處境的洞察，形成新的心理能量流動模式。阿德勒學派所描述的早期回憶也可視為反映了受困者當下生活中心理能量流向與集中的模式，透過早期回憶事件的討論，可以讓受困者產生對自己當下生活困局的洞察，並且喚起朝向社會興趣目標的勇氣與努力。

納入存在催眠治療脈絡的早期回憶

存在催眠治療的理解步驟

由於阿德勒學派心理治療將人與世界的互動關係整體納為基本視野，使得它具備了與存在催眠治療相同的倫理療癒特性。在關於早期回憶的性質解說上，阿德勒學派接近存在思考的傾向愈發顯著。例如，回憶顯露的不僅是彼時彼地，更是此時此地；同一個事件在不同狀態下被回憶起來會有不同的內容，顯現了彼時彼地與此時此地的多重疊加脈絡現場。這些理解顯示了阿德勒學派不同於實在論的存有學基礎。雖然筆者先前提到一般人理解的阿德勒學派現象學特性是淺略版的，但在這裡我們可以看到其中蘊含的實是深刻的存在現象學特徵。

因此，存在催眠治療認同阿德勒學派對早期回憶的理解，也認為它反映了回憶者目前置身所在的生命腳本，可以做為抵達其當下存在處境的管道，從而掌握回憶者在世界中與他人的關係型態，包括回憶者與治療師之間的關係型態。不過，存在催眠治療會進一步認為，早期回憶與回憶者當下存在處境之間有著如本書第八章所描述的鏡映關係。因此不需訴諸投射或其他心理機制，就可以說明其間的關聯，以及在治療上的運用。同時，存在催眠治療也不會拘泥於自我概念、自我期待、世界圖像與道德信念等概念的理解，而是以「當局者」的整體描繪為方向。

因此，存在催眠治療對早期回憶的分析可以呈現為底下六項步驟原則：

1. 設想回憶事件當時的場景，設想其中主角對周遭的知覺。注意主角當時的年紀、心理發展階段等。
2. 設想主角當時的置身感受（situated felt sense），這是「回到經驗者的經驗」的現象學原則，具體方法可參考本書第一章解析

「孔融讓梨」事件的過程。

3. 接著去看到早期回憶中的「局」，即主角所置身的周遭世界及其質感，以此來了解「當局者」。
4. 把回憶所呈現出來的「局」以隱喻或故事取代，演繹思考這個「局」的其他面向。
5. 跟回憶者對話，調整治療師所理解之經驗上的焦距。
6. 將早期回憶中的「當局者」與「局」放到回憶者當前的生活來進一步陳顯其目前的處境；從「早期回憶中的當局者」與「當前生活的當局者」之間的對比去獲得對當前處境之新的看見。

存在催眠治療的早期回憶步驟

接著要呈現的是修改後的早期回憶實施步驟。要提醒的是，所有阿德勒學派所提供的步驟都仍可納入參考；此步驟修改版的主要不同在於加入了形構隱喻故事的準備，以及結合積極想像與澄心法的運作。這些步驟是相應於上述的理解方式並可銜接存在催眠治療的運作模式。

1. 邀請回憶者回顧十歲以前的童年，並說出第一個想起的事件回憶。這應是回憶者能夠想到的最早回憶，同時是還能夠「看見」其場景過程的回憶。
2. 問問回憶者，如果這是一個童話故事，要下什麼標題？
3. 問問回憶者，除了標題外，有多少角色在故事中？主角是誰？故事線是什麼？挑戰／任務／困難是什麼？如何克服？關鍵是什麼？
4. 邀請回憶者採用積極想像的方法，把故事視覺化，畫出來。這裡並不是要展現繪畫能力，而是關於關係空間布置的現形。接著運用本書第八章的圖像意識技術來理解。
5. 另一種將關係空間布置現形的方式是邀請回憶者以小物件或小

人偶將回憶事件中涉及的人事物排列出來，然後運用本書第八章的圖像意識技術來理解。

6. 邀請回憶者進入回憶事件與場景中，再接續進行澄心法步驟，運作體感意識。在獲得稱名後，再重新審視事件的意涵，並重新為此一事件故事命名。
7. 與回憶者討論，透過這個早期回憶，他／她理解了自己什麼？

做為催眠故事腳本寫作材料

在動用了語意意識（故事命名）、圖像意識（積極想像）以及體感意識（澄心法）的經驗管道後，回憶者與治療師將對早期回憶所鏡映的回憶者當下存在樣態有整體的掌握。這也形成了本書第六章所提出的「一起看」治療關係與治療操作。在早期回憶轉化為一個隱喻或童話故事之後，本書第五章的隱喻故事催眠的腳本寫作與實施就可上場。如同阿德勒學派所指出的，早期回憶所顯現的生活風格有弱項之處也有強項之處。弱項可做為故事催眠腳本中編寫相應隱喻的來源，強項可做為編寫資源隱喻的一部分。

要注意的是，將早期回憶轉化成隱喻或童話故事也就是將事件主角從回憶者本人轉換成童話角色，可讓催眠故事保留「當局者」結構，並擺脫事實條件的限制，有助於回憶者的經驗改寫與轉化。如果沒有改寫而直接將早期回憶做為催眠腳本內容，可能遭遇的困難是受催眠者的語意判斷會持續進行故事與「事實」的比對，或與原有的情緒感受太過靠近無法脫離，不利於治療的進行。

參考文獻

Adler, A. (1937). Significance of early recollections. *International*

Journal of Individual Psychology, 3, 283-287.

Mosak, H. & Di Pietro, R. (2006). *Early Recollections: Interpretative method and application*. New York, NY: Routledge.

【第十四章】

「存在取向」與亞隆的存在心理治療

存在催眠治療以「存在」（existence）為名，自是在思路上與諸多存在取向心理治療結伴為伍。存在取向指的是對人之活（existing），即「活在世界上」的根本狀態進行探究與認識，這牽涉到每一個人都會遭遇到的生死議題。西方的存在哲學源遠流長，而在當代進入心理治療領域後，觸發了精神分析與行為治療之外心理學第三勢力（the third force）的發展。從文化的角度視之，雖然生死是人類的共同存在條件，但對存在議題的思考與反應卻會因社會文化的不同而不同。存在催眠治療出身於台灣的本土心理學運動，自有其源自於台灣本土心理療癒的「存在取向」。

本章的目的在於讓讀者獲得關於「存在取向的存在取向」視野，亦即知悉存在取向中也有著種種不同的面貌，從而了解存在催眠治療在存在取向心理治療隊伍中的位置。為了這個目的，本章首先提供西方存在取向心理治療的簡單系譜，再以在台灣最廣泛為人所知的亞隆存在心理治療為對話對象，接著以余德慧的生死學思考來回應亞隆的終極掛慮（ultimate concerns）[1]問題。最後說明意義、關係與世界等存在主題在存在催眠治療中的呈現。

---

1. ultimate concerns，中文版譯為「終極關懷」，然而在亞隆書中指是引起人們存在焦慮的四大覺察，並無關心、在意之義，因此筆者將之譯為「終極掛慮」。

西方存在取向心理治療系譜簡述

在說明亞隆的存在心理治療之前，本段落將先簡單呈現西方存在取向心理治療的發展來做為「存在取向」的背景。亞隆在他的《存在心理治療》的第一章有以「既陌生又熟悉的存在取向」（The Existential Orientation: Strange But Oddly Familiar）為名的一節來介紹存在取向相關的種種治療，值得有興趣的讀者一讀。本段落主要以相關學者及他們之間的關聯來呈現存在取向的發展圖像。每位學者皆附上生卒年，以顯現各人所處的年代，也讓讀者可以對他們之間的傳承有些許的掌握。

回到生命經驗思考的哲學家齊克果（Søren Kierkegaard, 1813-1855）與尼采（Friedrich Nietzsche, 1844-1900）可說是近代歐洲存在哲學的源頭。雖然從精神醫學轉向哲學的雅斯培斯（Karl Jaspers, 1883-1969）可說是初期結合精神病理學與存在哲學發展的重要學者，但對「經驗」深入探究，從而開展出現象學哲學的胡塞爾（Edmund Husserl, 1859-1938）與海德格（Martin Heidegger, 1889-1976）則是對當代存在取向心理治療有直接的啟發。

一般認為最早將現象學導入心理治療的心理治療學家是曾與榮格（Carl Jung, 1875-1961）一起到維也納造訪佛洛伊德（Sigmund Freud, 1856-1939）的精神科醫師賓斯旺格（Ludwig Binswanger, 1881-1966），而他受到的是海德格的存在現象學的影響（Binswanger, 1963）。同樣與佛洛伊德相識並受其訓練，但後來經由賓斯旺格接觸到海德格現象學的伯斯（Medard Boss, 1903-1990）不但將海德格哲學應用到心理治療而提出此在分析（Dasein analysis）（Boss, 1963），也進一步邀請海德格與精神科醫師共同研討並出版內容（Boss, 2001）。現象學心理學在歐陸發展的另一分支與重鎮是荷蘭學派（the Dutch school）

（Kockelmans, 1987），擁有多名重要的心理學家，主要是以海德格與梅洛—龐蒂的哲學為其思考源頭。後來在北美洲發展出現象學心理學的范卡姆（Adrian van Kaam, 1920-2007）與范梅南（Max van Manen, 1942-）皆為荷蘭裔，前者於美國杜肯大學（Duquesne University）的心理學系發展出現象學臨床心理學，後者於加拿大阿爾伯塔大學（University of Alberta）發展出現象學教育心理學。

現象學影響北美臨床心理學與心理治療學界的重要作品是由羅洛梅（Rollo May, 1909-1994）領銜主編的《Existence》（May, Angel & Ellenberger, 1958）。其中收錄了賓斯旺格、荷蘭學派與美洲本地學者的文章，觸發了心理學第三勢力擴大發展，其中包括現象學心理學（phenomenological psychology）、存在心理學（existential psychology）、人文心理學（humanistic psychology）以及詮釋學心理學（hermeneutic psychology）等等。而涉入的知名心理學家與心理治療學家除了羅洛．梅外，還有弗洛姆（Eric Fromm, 1900-1980）、馬斯洛（Abraham Malsow, 1908-1970）、羅傑斯（Carl Rogers, 1902-1987）等人。

存在思考進入台灣的心理學界主要在於余德慧（1951-2012）所展開的本土心理療癒探究。他最早是受到海德格與呂格爾的詮釋現象學影響，繼而從當代眾多歐陸哲學家中汲取靈感，結合其經驗研究，提出其心理學理論與行動策略。余德慧及其影響所及的學友、學生是存在取向心理療癒在台灣發展的主要成員。

存在取向心理學治療雖然成一個隊伍，但其中成員並非只有單一風貌。例如，曾親近阿德勒學派又遠離，自陳受雅斯培斯影響的法蘭可（Viktor Frankl, 1905-1997）將尋求意義的意志（will to meaning）視為人存在的核心，提出意義治療（logotherapy）（Frankl, 1992）。亞隆（Irvin Yalom, 1931-）的存在心理治療則聚焦於存在焦慮，討論死亡（death）、自由（freedom）、孤獨（isolation）與無意義（meaninglessness）等四項終極掛慮在心理治療中的作用（Yalom, 1992）。晚近的范德爾岑（Emmy van Deurzen, 1951-）與斯皮內利（Ernesto Spinelli）各自提出的存在心理治療則是以存在世界（existential world）的特徵來發展相應的心理治療步驟（Spinelli, 2007; van Deurzen, 1997）。余德慧則是提出以人與人之間照顧行動為核心的倫理療癒與柔適照顧。也就是說，各個存在取向心理治療中的「存在取向」各有不同。

最後要點出的是，除了受到存在哲學與現象學的啟發外，不可諱言地，早期在歐洲與北美的存在取向心理治療學家都有受到精神分析的影響，只是各自以其方式脫離或融合產出不同的路線。這就形成存在取向心理治療發展過程中與精神分析之間既緊張又溝通的關係。不管在台灣或西方，此二者相互對話的現象仍在持續進行之中。

亞隆存在心理治療的「存在取向」

《存在心理治療》一書的開頭，亞隆說了一個小故事。有一次他跟隨一位亞美尼亞老師學烹飪，不論如何盡力依照老師的教法，做出的菜餚味道總是跟老師的有所差距。他後來觀察到，老師在將備好的材料處理好放進烤箱前，會隨手灑入一些調味料。亞隆相信正是這些神祕的調味料（throw-ins）使得老師的菜餚與眾不同。

亞隆就以這神祕的調味料為喻，說明存在思考在心理治療中的作用。他認為存在心理治療不是一組技巧或根本沒有特定技巧，而是一種思考方式或態度。就他的著作來看，他不排斥用其他學派發展的療法，不過會以存在思考架構做為選擇視野與工作指引。因此，要掌握亞隆存在心理治療的精神，就在於理解他所提出與使用的思考架構。

這個思考結構是什麼呢？亞隆以存在心理動力學（existential psychodynamics）（Yalom，1992，頁 36）來稱呼自己的心理治療，因為他認為存在心理治療就是心理動力治療，但它的內在基本衝突是關於死亡、自由、孤獨與無意義等四項存在事實，而非來自本能驅力。底下就以「心理動力架構」與「四項存在的既定事實」兩小節來陳述，最後再指出其「存在取向」的「存在問題」。

心理動力架構

雖然亞隆以死亡、自由、孤獨與無意義四者為心理治療推進的主要議題，但他卻採用「焦慮——因應」的精神分析心理動力模式來做為存在心理治療的基本架構：

> 我在本章所要描述的典範，就像大部分精神病理學的典範一樣，都是假定精神病理是以不良、無效的模式來處理焦慮而造成的。存在典範假定焦慮是源於個體面對存在的終極關懷時所產生的，本章提出的精神病理學模式是以個體對抗死亡焦慮為起點，本書後面的章節所提出的模式則是應用於和其他終極關懷（自由、孤獨、無意義）有關的焦慮病人。（Yalom，1992，頁 169）

所謂的精神分析心理動力模式指的是生物性的本能（instincts）因為與個人信仰的價值不相容而產生內在衝突，接著在個體的經驗上產生了焦慮。這樣的焦慮觸發了個體的防衛機制運作以降低焦慮的干擾。而當內在衝突被遺忘或隱而未顯，過度的防衛機制運作就呈現出被指認為症狀的行為。因此，亞隆的存在心理治療典範與精神分析的心理動力模式的比對就可表示如下。如此就可清楚地看到，四大終極掛慮在心理症狀形成的作用上，等同於精神分析中本能的地位。

本能→衝突→焦慮→防衛機制→症狀
終極掛慮的覺察→衝突→焦慮→防衛機制→症狀

根據這個心理動力模式，精神分析的心理治療策略就在於將症狀詮釋為防衛機制，將防衛機制詮釋為對焦慮的因應，將焦慮詮釋為源自內在衝突，最後讓本能進入理解，而得到宣洩釋放。亞隆所建議的治療策略也是如此，治療師的逐步詮釋最後要抵達的是存在的終極掛慮。

另一方面，亞隆以「深度心理學」（depth psychology）的「深度」來說明它與精神分析的不同。精神分析之所以也被稱為深度心理學，那是因為它認為致病因素被埋藏在記憶的深處，甚至被掩蓋或壓制。治療的工作就在於對過去事件的考古學式挖掘。存在心理治療不把引發焦慮的事件視為發生於過去，而是就在當下。這是因為終極掛慮並非一個事件，而是一個人存在狀態的顯現。因此，所謂的「深度」是對當下隱而未顯之存在處境的回歸。亞隆也說明了他以現象學做為抵達存在的方法：「……直接去看現象本身，不以『標準化』的工具和假設的前提來與他人相會，這樣才可能『限制住』（bracket）自己的世界觀，而進入他人的經驗世界。」（Yalom，1992，頁 58）

也就是說，雖然亞隆的存在取向採用了精神分析的心理動力模式，但兩者的差別重點在於，前者是留在當下，後者是回到過去。兩者在時間性的型態上是不同的。以治療當下的經驗現場為回歸所在幾乎是所有存在取向心理治療的印記。

四項存在的既定事實

亞隆認為四大終極掛慮提供了一個完整的心理治療體系，「死亡幫助我們了解焦慮，提供了一個心理動力的架構。……自由幫助我們了解承擔責任、承諾要改變、決定和行動；孤獨則闡明關係的角色；而缺乏意義則使我們轉而注意參與生活的原則。」（Yalom，1992，頁 292）先說死亡。亞隆認為一個人如果能夠適當地面對死亡，不但不會對生命產生挫敗或絕望感，反而能夠投入生活之中。但一般人卻剛好相反，懼怕談論或思考死亡，而這樣的傾向在童年時期就可能發生。對亞隆來說，死亡的恐懼會在一生中不斷產生焦慮，造成個人的痛苦。即使是治療師也可能迴避死亡的問題，不知如何處理也難以面對自己的死亡焦慮。「死亡焦慮因為潛抑而無法得見，這無疑是許多治療師忽略死亡焦慮的原因。」（頁 264）亞隆的存在心理治療的策略就是告訴治療師如何在心理治療中處理死亡議題。

不過，由於人人會死，而死亡又一直帶來焦慮，這樣說來不就無人可以逃脫死亡焦慮所帶來之必然影響？然而我們又知道不是每一個人都會被死亡焦慮干擾到產生心理症狀，這又要怎麼說呢？亞隆以心理動力學的思考來回答：「由於一連串不尋常的人生經驗，人會受到死亡焦慮的過度傷害，無法豎起『正常』的防衛來對抗存在性焦慮，治療師遇到的是無法自我調節的死亡焦慮。」（Yalom，1992，頁 285）也就是說，存在性焦慮仍需要「正常」的防衛機制，而妨礙一個人的是無法自我調節的死亡焦慮。

再來關於自由。存在的自由來自生命的無規定性。我們每一個人來到世界並沒有被事先規定要成為什麼樣的存在，因此是全然自由的。不過，這樣的自由也意謂著每一個人要負擔起自己生命的責任，自己要創造出，也必然正在創造出自己的樣子。而在人經驗到自己全然自由的同時，會因為全然的自我責任而感到焦慮。因此亞隆認為，「治療師必須不斷在這個參考架構中運作，讓病人知道是他創造了自己的不幸；並不是出於偶然，也不是運氣不好或基因不良，才造成病人寂寞、孤獨、長期成癮或失眠。」（Yalom，1992，頁 330）也就是說，面對病人逃避存在性自由所帶來的責任，治療師必須訴諸病人的理智認識，將他自己的逃避狀態帶到他的眼前。如此病人就要面臨自己的選擇：是要逃避還是要面對？這也正是病人面對自由的時刻，並且知道自己負擔了選擇之後果的責任。

第三是關於孤獨。雖然一般以孤獨來翻譯亞隆使用的 isolation，但其實不是很精確，因為中文的孤獨有孤單之義，比較接近英文的 loneliness。Isolation 在此較好的翻譯是阻隔。存在阻隔不同於人際阻隔（interpersonal isolation）與內在阻隔（intrapersonal isolation）。人際阻隔形成的是一般的孤單，內在阻隔則是一種病態的防衛機制，指的是一個人將自己的部分經驗排除在覺察之外。存在阻隔是一種根本性的，感覺到與世界的分離（separation from the world）。即便在熱鬧的派對上，一個人也可能突然意識到自己跟周遭他人遙遠的距離；不管自己或他人如何努力，終究無法達到兩個人的完全融合。存在阻隔的源頭其實就是死亡，因為每一個人都是必死的，也總是獨自面對自己的死亡，無人能代勞。在死亡之前，整個世界將失去意義。

雖然亞隆認為「對抗存在孤獨的恐懼，主要的力量就是關係」（Yalom，1992，頁 495），但他仍相信「關係無法消除孤獨」（頁 496）。他熟知布伯（Martin Buber）認為關係是存在之基本模式的主張，但卻不認同。在亞隆的看法裡，一個人要決然地承擔起自己的根本孤獨感，才能夠與他人建立真摯的關係。這是因為，若一個人懼怕承認根本性的存在阻隔，與人交往就會成為迴避存在阻隔之焦慮的防衛機制。不過若照亞隆這樣說，真摯關係的產生是克服阻隔焦慮之後的結果，而非力量。這裡似乎有著矛盾。

這個矛盾至少可以在亞隆建議的，面對存在阻隔的心理治療方法中獲得解答。治療師在心理治療中與病人討論其如何對待他人以及與他人形成的關係，將引導病人面對自己的存在阻隔狀態，從而發現困住自己的防衛性人際作為。在這個過程中，治療師與病人之間所形成的治療關係就是能夠直接突破阻隔感的經驗。因此除了「關係無法消除孤獨」外，我們也應該說，阻隔或孤獨無法消除關係。

最後是關於無意義。亞隆認同法蘭可的主張，意義是人之存在根本，並指出「生命的意義」與「我的生命意義」是兩個不同的問題。前者是關於宇宙整體、超個人的意義，許多宗教都提出了看法；後者是個人生活的目的。在對宇宙意義有所回答的社會裡，或信仰宗教所提供的宇宙意義下，個人意義也會獲得答案。不過，在當前的社會，宇宙意義已經失去做為理所當然之生活背景的地位，那麼：「最根本的問題在於，需要意義的人如何在全然沒有意義的宇宙尋找意義呢？」（Yalom，1992，頁 571）

亞隆建議，當病人感到生活缺乏意義時，治療師首先要分析問題。因為在許多情況下，病人並非真的遭遇到存在的無意義感，而是生活上的受挫，甚至是關於死亡、自由或孤獨等其他終極掛慮。然而有一種無意義感來自病人採用了一種疏離的旁觀者之眼，所見的所有事物不再重要。亞隆稱這種眼光為銀河或星雲之眼（the “galactic” or the “nebula’s-eye” view），取其遙遠疏離之義。在這種情況下，是很難協助病人思考其無意義的存在焦慮，因為病人甚至處於一種與治療師阻隔的狀態。亞隆認為：

> 「純粹」的缺乏意義，特別是採取疏離的銀河觀點而產生的無意義感，則最好以拐彎抹角的方式處理，透過參與來減輕銀河觀點的影響。這種治療取向

> 與我先前描述其他終極關懷的處理大不相同。死亡、自由、孤獨都必須直接處理，可是遇到無意義時，有效的治療師必須幫助病人遠離問題——欣然接受參與的解決之道，而不是沉浸在缺乏意義的問題。（Yalom，1992，頁 647）

亞隆提倡投入生活才有意義，這就是上述引文中的「參與的解決之道」。他認為「跳脫生活太遠的過程，本身就有某種有害的東西。」（Yalom，1992，頁 642）除此之外，先前提到的宗教宇宙意義對個人意義的回答也可以做為消除無意義感的資源：「相信付出是好的、對別人有益、使世界變得更好，這是強而有力的意義來源。這在猶太教——基督教傳統中有很深的根源，即使是部分反對神學的人，也接受這是不需驗證的真理。」（頁 586）

綜合來看，亞隆的四大終極掛慮強調的是存在的空無（nothingness）及相關的焦慮，而其核心就是死亡。人之出生是無所由而來，是「被拋擲的存在」（thrown being）。死亡不但取消了人在世的任何意義，更是不知所終地無所往而去。因此人在世的本質即是空無（Heidegger, 1962）。這無所規定的性質，是人注定的自由（condemned to be free）（Sartre, 2007）。因此人必須獨自面對空無，在死亡來臨前承擔建造自己生命意義的任務。自由、孤獨與無意義都源自於死亡的空無。

亞隆之「存在取向」的「存在問題」

簡而言之，呈顯在亞隆之「存在取向」的問題正是源於其中「存在」內涵與「心理動力」架構之間的矛盾，而將存在的最核心事實——死亡——定義為引發焦慮的基本衝突則是此一矛盾的源頭。底下進一步說明。

要勾勒出亞隆存在心理治療的存在取向可以從分析其關於死亡的論述著手。就心理治療來說，亞隆的一項成就是將死亡議題引入治療之中。如同亞隆自己所說的，他的存在心理治療與其他心理治療不同之處在於把死亡放入治療師的視野之中。對亞隆來說，死亡之無法被忽視但又經常被掩蓋的事實，正顯示了死亡是一會引起巨大焦慮的終極掛慮。因此，亞隆的死亡是一種終結，是一種自我可能性的完全取消：我的計畫與構想都結束了，我再也不能有任何經驗了。

然而，將死亡視為引發焦慮的生命終結卻讓亞隆的存在心理治療被裝進精神分析的心理動力模式之中，這就使得亞隆存在心理治療的「存在取向」只表現在其治療理論論述而非其治療行動架構。在亞隆的存在心理治療中，除了「死亡、自由、孤獨、無意義」這一組存在思維關鍵詞外，也還有「焦慮、衝突、防衛機制、心理動力」的另一組心理動力思維關鍵詞，而且後者比前者在他的心理治療上更具有「終極」地位。舉例來說，把「存在焦慮」視為產生「病理症狀」的基礎，就間接把「存在焦慮」與「精神官能焦慮」等同起來。然而如此一來，四大終極掛慮的終極性就被遺忘了，反而被視為致病因素。

在心理動力學的架構下，亞隆的存在心理治療也就會進一步強調以理智認識來處理終極掛慮的治療策略，並做為治療的目標。在這個理智認識的過程中，存在心理治療師的任務在於焦慮與防衛的辨認，也就是「使潛意識者進入意識」（making the unconscious conscious）」（Freud, 1963）。如此，亞隆的存在心理治療也像佛洛伊德精神分析一般，呈現出對理性自我的信任與依賴。將心理治療設定在理性自我的功能上，顯示的是西方個體主義（individualism）強調個人理性的價值。相對地，如果一個人無法擺脫存在焦慮的干擾，那就是失去「自我調節」的理性能力，問題也就轉移成「自我功能不彰」。對理性自我的依賴也讓亞隆的存在取向在眾多的存在取向心理治療中顯得相當不同。

持平地說，亞隆也有對西方文化思想進行反思。他整理出美國社會大眾面對死亡焦慮的兩個機制，個人獨特性（specialness），即「我是特別的，我不會這樣就死了」，以及終極拯救者（the ultimate rescuer），即「上帝一定會來拯救我」，反映的正是美國個體主義的基督新教倫理信仰。只是他無法放棄以焦慮來思考死亡，不但讓他的存在心理治療走入強調內在衝突的心理動力模式，也忽略了死亡焦慮關連到的是文化對生命的想像。當人類生命與大自然分離之後（即人與自然二元分立），死亡確實是令人焦慮之事。然而在人與自然生命一體大通的文化信念下，死亡卻可以是神聖與返家的。

另一種存在思維：余德慧的死亡思考

存在催眠治療的思想源頭之一是余德慧的心理療癒及其生死學研究。本書第三章已經呈現了余德慧對臨終過程的理解，本段落將進一步說明其對死亡的思考，並用以對比於亞隆的存在焦慮論述。透過這裡的討論，我們可以看到，理智自我或心智自我（intellectual ego）與死亡的關係顯現為區別亞隆與余德慧所代表之不同存在取向的關鍵。

照見死亡：「通往澈念的擺渡」

投入臨終研究的余德慧對死亡的經驗不是來自心理治療室內的存在焦慮，而是在臨終病房直逼而來、沒有餘裕隱藏或逃避的臨終照顧死亡現場。也就是說，余德慧是以死亡處境而非死亡焦慮，來理解人面對死亡的種種。余德慧指出，在死亡處境中，我們需要一種「觀」的方式，這種「觀」不涉入心智自我的纏繞，但也不是銀河之眼。不只是看破，而是目擊（bearing witness）。於此我們可以區別出面對死亡的兩種狀態，一是認識（knowing），一是瀕臨（proximity）。認識，是運作理性的理解與判斷，以做為掌控死亡事件的依據。在醫學脈絡是各種生理數據與醫療決策，在家庭脈絡是人情義理行事的規範。然而瀕臨卻是一種不同的看見，不是看入事務的處置，而是看入死亡，看入裂解，從而進入生命的處境。

對余德慧來說，走進死亡的存在性，使得他提出臨終啟悟的主張：

> 我從心存有意識者（無論病人或家屬）那裡，學習他們開啟的過程，也從禁錮者那裡，學習心存有意識無法開啟的過程。綜合這兩個過程，我才將生死學界定為「通往澈念的擺渡」，也就是說，我們要有個過程，將自己從禁錮的心智自我逐漸放開，朝向以寬廣的醒覺意識為基礎的活著。（余德慧、石佳儀，2003，頁 7）

這是說，人在死亡切近時，有兩個「過程」，一是禁錮，一是轉化（transformation）。禁錮是拒絕死亡，拒絕自我消失的可能，從而固著於既有的執念。轉化是一個不連續而斷離的過程，是對心智自我的離棄。在此經驗中，人還活在世上，但卻是以死亡為存在的活。這就是「通往澈念的擺渡」。

> 生死學有雙重目的：生死學的第一重目的就是讓我們了解自身的活著是如何被分析、被觀看、被了解，我們用什麼方式活著；第二個目的是試圖引導我們了解另一種活著的方式，而使得生命獲得更大的觀念，讓「我的死亡」變成一種存在。也就是打破以自

我為中心的「我的存在」，使得人能夠包含於一個更大的存在體裡，此時「存在」本身並不限制在個人的自我上。（余德慧、石佳儀，2003，頁 26）

因此，余德慧指出了面臨死亡的兩個階段。一是面臨生活的極限。這是死亡做為生命的取消而令人進退失據的階段，也就是亞隆所談的，存在焦慮的階段。然而死亡從來不是一個概念或物體，而是一種瀕臨。因此人們必然從第一階段走向第二階段，即進入必死性中反觀自身的活，經驗到比「我的存在」還寬廣的生命經驗。這從死返生，把死亡視為己身之常，就挑戰了心智自我的執念與限制。這兩個階段也就是「依靠心智自我的活」以及「離棄心智自我的活」，了解與經驗這兩種活（existing; existence）的差異與可能性，是余德慧對死亡思考的核心。

與亞隆的比較

如此我們就可以來比較亞隆與余德慧在死亡與存在議題上的論述差異。亞隆把死亡、自由、孤獨與無意義等四大終極掛慮置入精神分析的動力模型，建立了「終極掛慮——焦慮——防衛機制」理解脈絡，這樣的視角是從存在的盡頭覺察，往回到日常生活處境的視野。而余德慧卻把生死瀕臨視為「通往澈念的擺渡」，如此的「觀」是直視看向死亡從而照見「緣死而覺」的存在。前者朝向「生」而看，後者朝向「死」而看。

從存在哲學的角度來看，余德慧跟亞隆對死亡看法的不同在於線性時間的依戀與否，如圖 14-1 所示。人在世界上是活在遺忘朝死而生（being-toward-death）之本質的線性時間裡（Heidegger, 1962）。在照見死亡的時刻，心智自我將感到終結來臨的焦慮而尋求回到如常生活的策略。這是亞隆以存在焦慮為核心的死亡經驗。然而死亡的照見卻也是「澈念」的契機，讓

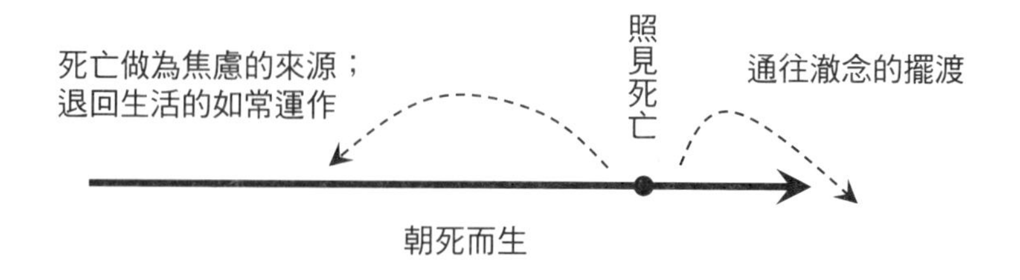

圖 14-1　照見死亡的兩種思路

人明白依賴心智自我的日常生活的有限，從而躍向另一種存在之道。「通往澈念的擺渡」就不同於把存在掛慮視為焦慮來源，或視為防衛機制的原點。因此，亞隆提到的，讓生活進入無意義狀態的「銀河之眼」觀看，就不是治療師要病人迴避的經驗，而是要看得更進去、更深入，以致越過無意義的漠然，脫離執念心智自我的禁錮。從死亡的澈念回觀日常生活，就可看到心智自我的根本是植基於線性時間。

在亞隆的存在心理治療中，倚靠心智自我的運作來認識死亡，從而讚賞採取「正常防衛」的理性運作。但對余德慧來說，心智自我不識線性時間的虛假，從而視死亡為畏途，因此面對死亡就是脫離線性時間捆綁的契機。相應地，亞隆採取的是讓心智自我延伸的連續模式來面對死亡，而余德慧則是以斷階模式為策略，陪伴病人面對死亡而自我裂解轉化的過程。

就余德慧來說，臨終轉化所轉化者，是日常的存在時間。當個人自我的一致性消解，不再是世間的一個獨立個體，線性時間也就失去作用。余德慧指出此時：「……沒有人格的存在，人會經驗到很大的自在與輕鬆。」（余德慧、石佳儀，2003，頁171）這呼應庫布勒—羅斯（E. Kubler-Ross）對於死亡來臨時的描述：「像蝴蝶一樣。」相反地，亞隆認為庫布勒—羅斯告訴小孩子在死亡的時候，人會「像蝴蝶一樣」轉化，或自由地走入令人欣慰的未來的說法，是一種「否認」，是對死亡的防衛機制。

（Yalom，1992，頁 64）

存在催眠治療裡的意義、關係與世界

本書論述至此其實已經完全展現了存在催眠治療的存在取向思考，第十二章也整理了相關的存在理論論述。不過在此仍可以由比較的角度來呈現其對存在取向之共同主題的回應。除了死亡以外，存在取向心理治療的共同關心還包括了意義、關係與世界等主題。前一段落已經藉由余德慧的論述說明了存在催眠治療認同的死亡思考，本段落將顯示存在催眠治療所理解的意義、關係與世界。

意義

「意義」、「沒有意義」、「有意義的人生」、「追尋意義」等話語普遍可見於現今社會大眾的言談之中。因此一般人也把存在哲學中的意義視為如一個物件的名稱或是一種屬性的形容，例如這件事很有意義。事實上在存在取向中，意義指的是去經驗、去創造；人永遠總是在經驗與創造之中。即便在極端的痛苦中，如法蘭可身陷納粹集中營，人仍然是經驗與創造的主體。因此，感覺到自己受限、受困，無能於經驗，無能於創造，就是一種誤識。那麼，追尋意義指的就會是一個人恢復自己的經驗與創造之道。

如此，意義之道也即是經驗生成之道。意識三重構作理論描述的就是存在催眠治療對經驗與意義生成的理解。從體感意識、圖像意識到語意意識，一個人由經驗獲得言說，就是進入了意義創造的運作。意義的崩解現象發生在三重意識之間的阻絕，可能是體感意識無法聯結到語意意識，也可能是話語僅是文字的漂流，無法促發體感意識的活動。在存在催眠治療中，去追尋意義或去經驗意義不會是抽象的鼓勵或倡議，而是意識三重構作所指引的具體步驟。而不帶語意意識運作的體感與圖像意識活躍狀態也表明，人們可以有一種沒有可說之意義但滋味豐富的生活。

關係

關係做為存在的本質，表明的是人總是在與他人、他物的關聯之中。關係不是萬物一體的融合，而是分離的聯結；阻隔與關係是一體兩面。當一個人猛然發現自己孑然一身或是陷入疏離感，並不是存在阻隔的證據，而是朝向關係之意志（will to relatedness）的時刻。此外，關係必然是關係鏈或關係網，就像沒有一個孤零零的人，也不會有一段孤零零的關係。因此，關係做為存在向度，也意謂著個人無法掌握的相互影響整體及其不確定性。

存在催眠治療其實是存在之關係面向的凸顯。首先，以倫理療癒為定錨，存在催眠治療打從一開始就關注人與人的聯結，並視關係狀態為受苦的核心與治療的指向。若仿效尼采的尋求權力的意志（will to power）以及法蘭可尋求意義的意志（will to meaning）的說法，倫理療癒所著眼的倫理性自我（self-for-being ethical）也可表達為尋求倫理生活的意志（will to being ethical）。其次，經驗共構體顯示了經驗與意義的生成本身就源自於人與人的共在關係。意識三重構作所說明的經驗與意義生成意識作用也因此具備了倫理性的內涵。第三，自我的三位一體結構顯示了自我的生成也植基於關係之中，更抵達了「關係先於自我」的存在根本性。在存在催眠治療的體系當中，關係既是說明受苦與療癒的理論，也是治療行動的指引。

世界

存在哲學中的世界不是指集合所有事物的自然界，而是指關係的整體，而且這個關係整體總是在變化當中。世界因此並非靜止，而總是在成為世界（worlding）。在世界成為世界的同時，事物在其中為人所遭逢而成為這或那，人也在如此遭逢中成為自己。相對於世界的存在思考，存在取向心理治療就將自我視為世界的產物；自我的性質依賴於其所置身的世界，也就是關係整體。因此，人與人以及人與物之間的遭逢是形成關係的時刻，是人事物成其自身的時刻，也是世界開展的運作時刻。

存在催眠治療以「當局者」呼應了世界與自我的關係，也將世界的存在性與中文的「局」連繫起來，凸顯了「局」的形構作用意涵。當意識三重構作理論指出意識狀態即存在狀態，意識就不是個人內在的機制作用，而是人與周遭之間的關聯組織。第十二章中筆者以「世間」來取代「世界」一詞，強調的就是「之間」的「關係」。出現於催眠過程中的「氛圍界域徵用」RBA意識形成現象進一步深化了世界與人的主從關係。世間對人的構成作用呼應了「關係先於自我」的存在取向主張。也就是說，存在催眠治療理解的世間是構成作用本身，人與萬物在其中成其自身。

綜合來說，存在催眠治療從台灣本土現象出發，以自己的版本回應存在取向心理治療的共同主題。這讓存在催眠治療具備了獨特性與文化契合性，但也沒有失去人類存在的普遍性特徵。

參考文獻

余德慧、石佳儀（2003）：《生死學十四講》。台北：心靈工坊。

Binswanger, L. (1963). *Being-in-the-world: selected papers of Ludwig Binswanger*. New York: Basic Books.

Boss, M. (1963). *Psychoanalysis and Daseinsanalysis*. New York:

Basic Books.

Boss, M. (Ed.) (2001). Zollikon seminars: Protocols, conversations, letters. (F. K. Mayr and R. Askay, Trans.) Evanston, IL: Northwestern Universities Press,.

Frankl, V. E. (1992). Man's search for meaning: An introduction to logotherapy (4th ed.) (I. Lasch, Trans.). Beacon Press.

Freud, S. (1963). *Therapy and Technique*. New York: Collier Book.

Heidegger, M. (1962). *Being and Time*. Translated by John Macquarrie & Edward Robinson. London: SCM Press.

Kockelmans, J. J. (Ed.) (1987). *Phenomenological Psychology: The Dutch School*. Martinus Nijhoff Publishing.

May, R., Angel, E., & Ellenberger, H. F. (Eds.). (1958). *Existence: A new dimension in psychiatry and psychology*. Basic Books/ Hachette Book Group.

Sartre, Jean-Paul (2007). *Existentialism Is a Humanism*. New Haven: Yale University Press.

Spinelli, E. (2007). *Practising Existential Psychotherapy: The relational world*. Sage

van Deurzen, E. (1997). *Everyday Mysteries: A handbook of existential psychotherapy*. Routledge.

Yalom, I. (1980). *Existential Psychotherapy*. Basic Books.（歐文・亞隆〔2003〕：《存在心理治療（上）（下）》，易之新譯。台北：張老師文化。）

【第十五章】

重探艾瑞克森催眠治療

美國精神科醫師艾瑞克森（Milton Erickson, 1901-1980）是現代催眠治療的主要代表人物。然而他獨樹一幟又不拘一格的治療手法既引起心理治療學圈的興趣，但又難以捉摸。即便是艾瑞克森本人也沒有給予完整的理論性說明。曾向艾瑞克森學習過的治療師，如羅森（Sidney Rosen, 1926-）、海利（Jay Haley, 1923-2007）、羅西（Ernest Rossi, 1933-2020）、藍克頓（Stephen Lankton, 1947-）、薩德（Jeffrey Zeig, 1947-）等人都提出了自己的理論見解（Erickson & Rossi, 1979; Haley, 1993; Lankton, 2004; Rosen, 1982; Zeig, 2014）。不過學者們也公認，目前還沒有一個說法可以指出艾瑞克森催眠治療的真正核心。（Parke, 2000; Yapko, 2001）羅森觀察到並稱之為「艾瑞克森矛盾」（Ericksonian paradox）的現象：「這位操弄大師（催化者）允許並激發巨大的自由。」（The master manipulator [facilitator] allows and stimulates the greatest freedom.）（Rosen, 1979, p. xiii）到底這個矛盾是怎麼一回事呢？它如何呈現於艾瑞克森的治療操作中？又該如何理解？

二十餘年前筆者於杜肯大學攻讀博士學位期間就接觸與學習了艾瑞克森催眠治療（Ericksonian hypnotherapy）。雖然當時也曾對其進行現象學的探討，但沒有具體的結果，只認定催眠必然涉及言說與身體的關聯。由於言說與身體不論在現象學或心理學都是龐大複雜的議題，一時難以掌握，筆者對催眠治療的探究也就擱置下來。不過，這麼多年來這個現象議題從來沒有離開過我的視野，而今存在催眠治療成形，我就有了足夠的準備來重探艾瑞克森催眠治療。

在眾多關於艾瑞克森催眠治療的說明裡，筆者認為最值得注意的是帕克（John Parke）所建議的，以口語文化脈絡來認識艾瑞克森催眠治療的內涵。（Parke, 2000）帕克藉由昂恩（Walter Ong）的著作指出，口語文化（orality）與書寫文化（literacy）有所不同；前者的話語不只傳達詞語意義，還有透過音聲展現表情與傳達情感。（Ong, 2002）我們可以說，口語是身體性的溝通（bodily communication）。其次，口語文化注重的是溝通互動時的人際經驗而非內容，「動人」的言說比「精確」的言說更重要。還有，口語言說使用「故事」（narrative）來聚合人類行動的種種面向，而不是用分析性的概念範疇來掌握事物的邏輯。傳統上的吟唱詩人、說書人與巫師是口語文化的代表。如果艾瑞克森的催眠手法是口語文化的展現，那麼一般學者要以書寫文化的思維來掌握就會差之毫釐，失之千里。事實上，不管是哪一個學派，心理治療基本上就是依賴口說進行的工作，著重於談話情境與當下感受。因此區分口語文化思維與書寫文化思維的差異對理解艾瑞克催眠治療乃至所有心理治療來說，都相當有啟發性。

本書第四章已有關於意識三重構作理論與艾瑞克森催眠治療的簡短討論。而在完整刻畫了存在催眠治療的內涵後，就有了更細緻的視野來探究艾瑞克森催眠治療。由於坊間有不少艾瑞克森本人敘述他自己治療過程的文本，筆者得以先擱置前人種種理論性解釋，直接從案例中觀察其治療操作，提出存在催眠治療角度的見解。如此一來，存在催眠治療就可以加入論述艾瑞克森催眠治療的廣大空間之中，與其他解說論述對話。

艾瑞克森催眠治療過程案例分析：存在催眠治療觀點

接下來的三個治療案例來自《不尋常的治療》（Haley, 2012）一書。為了準確掌握艾瑞克森的原意，除了摘述該書呈現的案例內容外，筆者也參考英文版（Haley, 1985; 1993）來修整其中譯。這三個治療案例的討論皆是由海利做為訪談者，提問或回應艾瑞克森的陳述。透過這三個案例解析，筆者要呈現的是存在催眠治療是可以做為一個掌握艾瑞克森催眠治療的視野。

案例 1

案例一是由海利提出，關於一位從十四歲開始就有嚴重經痛問題的二十八歲女性，並詢問艾瑞克森如何協助她解決經痛問題。海利先說明了這位女性於十二歲時開始初經，十三歲時遭逢變故，不久後月經中斷，十四歲時再度出現月經並開始伴隨嚴重的經痛。在海利提供的訊息基礎上，艾瑞克森認為這位女性的經痛是合理的。不過，艾瑞克森建議的治療方式並沒有直接相關於他對個案生活史與經痛之間關係的論述。底下文本內容主要是艾瑞克森陳述他會採取的治療步驟。

艾瑞克森：……我會問她這樣的問題：「妳的月經週期如何？」、「妳一天用幾塊衛生棉？」、「每次月經都規律嗎？」、「是在早晨、下午，還是晚上？」、「或是隨機出現的？」

訪談者：她的月經是規律的，一般都在早晨來。

艾瑞克森：我會拋出這樣的問題：「妳一天用幾塊衛生棉？」因為這確實是一個令人尷尬的私密問題。「妳會讓衛生棉濕透嗎？」、「或者只要濕了就馬上更換？」她已經說了，她的月經是規律的，通常是在早晨來。我會繼續問：「如果恰好比妳預期的早一天來，妳會覺得如何？或者不在早晨，而是在晚上來了呢，妳會有什麼感覺？」我想做的第一件事是轉移疼痛出現的時間。

訪談者：你的意思是轉移月經出現的時間，然後就可以針對疼痛做些處理？

艾瑞克森：如果我能轉移月經出現的時間，那麼它就不是那個被預期的月經了，那個被預期的月經是疼痛的月經。無法預期的月經不會疼痛，因為它是在無預警的情況下來的。（If I can displace the time, then it's not the expected period, and the expected period is a painful period. The unexpected period is not painful, because it happened unexpectedly.）你把這些植入她的心中。她太專注於「妳一天用幾塊衛生棉？」、「妳會讓衛生棉濕透嗎？」這樣的問題，以至於根本沒有在意識上注意到（isn't paying too much attention consciously）這種轉移的暗示。

訪談者：如果她比較少在意識層面上付出注意的話，會更有效嗎？

艾瑞克森：她和你保持在可以聽得到的距離——你說的一切她聽得清清楚楚；她就是來跟你談話的——她將以她的意識心靈與潛意識心靈來聆聽。（listen with both her conscious mind and her unconscious mind）而你只要記住這個事實就可以了。你可以問：「如果月經無預期地發生，比如在晚上，妳會感覺如何？」你看，我用「感覺」（feel）這個詞，而它的內涵跟「疼痛」（pain）不同。

訪談者：哦，我明白了。

艾瑞克森：所以我實際上將月經的感受從疼痛轉換到另一種感覺了。

（Haley，2012，頁 129-130）

本案例一開始，艾瑞克森陳述他會提出突兀的介入方法：詢問這位女性月經來潮時的私密經驗。這些問題與這位女性個案的過往生活事件並無關係。艾瑞克森自承這些是「令人尷尬的私密問題」，但他一連串的問題似乎顯示「令人尷尬」就是他的目的。艾瑞克森解釋，正因為個案會「專注」於「妳一天用幾塊衛生棉？」、「妳會讓衛生棉濕透嗎？」這樣的問題，所以他可以進行轉移疼痛到來之時間與感受的暗示。這是怎麼回事？

從存在催眠治療來看，「妳會讓衛生棉濕透嗎？」、「或者只要濕了就馬上更換？」等問題不只是令人產生尷尬的感受，還會引導個案喚起自己的身體感來尋找回答的線索。因此，在這簡短的提問過程中，個案的體感意識就會高度活躍起來，進入意識的變異狀態。也就是說，以看起來突兀但卻極為快速的方式，艾瑞克森已經讓這位女性進入催眠狀態，並建立了他的言說與個案身體感的連繫關係（rapport）。

所謂的轉移時間與感受的暗示指的是艾瑞克森接下來的提問：「如果恰好比妳預期的早一天來，妳會覺得如何？或者不在早晨，而是在晚上來了呢，妳會有什麼感覺？」由於個案已經在催眠意識狀態中，她的身體經驗會「黏著」於治療師的話語，如本書第五章所描述的「黏著度」現象。那麼，這位女性將會毫無阻抗與懷疑地跟隨治療師的話語而思忖，月經如不在預期的時間來會有什麼樣的感覺。這樣的思忖也必然包括身體感的運作，因為她同樣需要身體感來提供答案。那麼在這個過程中，個案就在催眠狀態中經驗到一個「月經來臨但有不同感受」的經驗，這就形成第五章所述之「經驗覆寫」的現象。這也就是艾瑞克森的結論：「所以我實際上將月經的感受從疼痛轉換到另一種感覺了。」

在本案例中有兩次艾瑞克森回應海利的詢問值得進一步說明。第一次是海利關於時間轉移的提問。艾瑞克森回答中提到的「被預期的月經」與「無法預期的月經」，以中文來看無法顯現其中的同意異義效果。若以英文來看，艾瑞克森使用 period 一詞，既可指月經也可以指某段時間。因此，如果暗示的提問是：「How would you feel if it happened in different period?」那麼就給予個案「不同的月經／期間」的聯想。不同期間就是不同月經。Period 一詞的同音異義性質加強了經驗覆寫與改寫的可能性。

第二次是艾瑞克森關於意識心靈與潛意識心靈的說明。艾瑞克森經常用意識心靈與潛意識心靈這兩個詞彙來說明他的溝通對象，也用在他的催眠指導語中。從本案例來看，潛意識心靈表現在受到言說中觸發體感之表達的部分，意識心靈則是接收與分析言說內容的部分。當潛意識心靈的傾聽活躍起來，相應的是意識心靈的注意力弱化。這就相通於口語的身體溝通特性以及意識三重構作理論。以此來看，艾瑞克森要海利記住的正是，個案並不只有語意的聆聽，還有體感的聆聽；而意識三重構作則會再提醒，還有圖像的聆聽。我們可以說，艾瑞克森深知治療師的說話與個案的聆聽包含不同意識層次的作用。他以意識心靈與潛意識心靈的詞彙來表明的，在存在催眠治療就是指語意、圖像與體感三重意識作用。

我們因此可以看到，原本被認為突兀失禮的提問其實是為了觸發身體經驗的溝通；「突兀失禮」正是會打斷語意聆聽且同時促發體感活動的介入方式。以話語內容邏輯來分析艾瑞克森的催眠治療經常讓分析者碰壁，但以朝向現場的語意、圖像與體感意識的溝通以及三重意識組合型態的調動來觀察的話，就可以看到艾瑞克森巧妙地行使經驗與行為的改變技術。

案例 2

案例二是由艾瑞克森提出的一個簡短的治療展示，關於一位對自己身體有著固著刺激行為之女性個案以及艾瑞克森的介入方式。

艾瑞克森：……一個三十多歲的婦女吸吮自己的拇指，摳自己的乳頭直到它們結痂。她摳自己的肚臍直到它們結痂。她從孩童時期就這樣了，因此來尋求治療。我告訴她不，我不會為這給她治療（give her therapy for it），我只會簡單地治癒（cure）它——在不到三十秒的時間裡。她知道那不可能，但她想知道我要如何在三十秒內治癒它們。我告訴她，她所需要做的事情，就是回答「好的」。她知道這樣並不能改變任何事情。「說好而且就是好。」「下次當妳想抓妳的乳頭時，我要妳這樣做，妳來這個辦公室，暴露妳的乳頭，然後抓它。妳能做到嗎？」她說：「好的。」然後又說：「你知道我不會這麼做的，絕對不會！」她說的是「我絕不會做」。她的意思是絕不會來我的辦公室。

訪談者：是的。

艾瑞克森：「這就對了！妳絕不會這麼做。」她的潛意識知道，她的潛意識承受了所有的張力強度並轉移給她。

（Haley，2012，頁 131-132）

透過案例一的解析，我們已經知道艾瑞克森的溝通具有言語內容與身體經驗觸動兩方面的傳達，而且後者才是關鍵。在案例二中我們看到了同樣的過程。艾瑞克森先對這位個案的治療請求說「不」，接著說「我不會為這給妳治療」，再說「我只會簡單地在三十秒內治癒它」。在這過程中，個案會經驗到什麼呢？

我們先假設，艾瑞克森說的是「好的，我幫妳治療」，這時個案會經驗到什麼？這位個案會經驗到請求獲得接受而感到放心嗎？不會，因為她對於這個她從小開始的行為知之甚詳：它是頑強而難以改變的，而且過去的嘗試都失敗了。因此，她將會對「好的，我幫妳治療」這句話感到懷疑，而這樣的懷疑判斷將妨礙治療的進行。

當個案聽到「不，我不會為這給妳治療」時，她的請求被拒絕，但同時被阻止下來的是她對於自己的行為是否能夠被改變的懷疑。而在聽到「我只會簡單地在三十秒內治癒它」時，個案不只是不再停留於懷疑，更是完全地確定，這是不可能做到的！只是這時的不可能不是指她的行為，而是艾瑞克森的宣稱。於是，個案一直以來認為自己的行為「不可能」改變的想法一下子就被艾瑞克森「不可能」做到的想法所取代。此時改變已經發生：個案的專注點從自己的行為轉變到艾瑞克森的行為。在專注於艾瑞克森的行為並準備證明它是錯的情況下，個案仔細聆聽艾瑞克森接下來的指示：不論聽到什麼樣的建議或指令都要說「好的」。這時艾瑞克森的話語已經對個案的經驗產生「黏著度」現象；個案的經驗會隨著艾瑞克森的話語而產生圖像與體感經驗。

艾瑞克森接著說出了如案例一中令人尷尬又無禮的要求，當然也就同樣會在個案身上產生相當強度的感受經驗。而當個案如先前承諾，說出「好的」一語時，她的身體感受張力達到頂點，繼而衝口而出：「你知道我不會這麼做的，絕對不會！」在話語內容邏輯上，這句話自然是說自己不會如艾瑞克森所指示的那樣做。但重要且關鍵的不在於話語內容，而在於其所觸動的身體經驗歷程：個案在想像她於艾瑞克森辦公室裸露並摳自己乳頭時感到強烈的張力，並且以同樣的強度拒絕。個案在證明艾瑞克森的方法無用以及強力拒絕他的建議的同時，也改寫了摳自己乳頭的感受經驗。

如此我們在這個案例中就看到，艾瑞克森首先突兀且直接地拒絕了個案的既有模式，令其進入一種思考無以為繼的狀態。其次讓個案在這樣的思考裂隙狀態下轉移焦點到艾瑞克森的行為，並準備證明它的無用，然而這裡真正的治療作用在於讓個案的聆聽「黏附」到即將出現的指導語上。接著對「尷尬且無禮」的要求說出「好的」一語，讓個案「浸透」在「宛若來到艾瑞克森辦公室裸露自己並摳乳頭」的巨大張力中，此時個案已進入圖像與體感意識支配的催眠意識狀態。接下來個案的經驗歷程正是艾瑞克森指出的，她在圖像與體感意識上（潛意識心靈）出現了強大的張力，然後「轉移」給她自己，即在語意意識上言說表達出來「絕對不會！」，這就在個案身上產生出一個關於摳乳頭的新經驗，改寫了其既有經驗。

案例 3

案例三是由艾瑞克森提出以回應海利的提問。海利的問題是，當艾瑞克森覺察個案的問題涉及身體形象（body image）缺陷時，他會如何改變個案對自己的身體形象。艾瑞克森以案例三來回答海利。

訪談者：我們回到身體形象的層面來看看這個女孩，當你想到那是關於身體形象的缺陷時，你會做什麼來修改它呢？

艾瑞克森：我會怎麼做？一位女孩因為總是緊張而來見我。她很恐懼，不安地瑟瑟發抖，無法肯定。她不喜歡人們，人們也不喜歡她。她是那麼虛弱，連行走都很困難。她怕人，就算在餐館吃飯，也會買張報紙把自己藏在後面。她走小路回家以免被別人看見。她總去最便宜的餐館，這樣人們就可以鄙視她。她覺得自己根本就不配被人正眼看待。我讓她畫自己的肖像，她嘗試了一下。這是她畫的，你看了嗎？

訪談者：很奇怪，似乎只是一些不相關的身體部位 。

艾瑞克森：最後她畫了這張像日曆照片的自己的裸體像。一開始她的畫只有頭而沒有身體，而最後則是一張裸體的全身像。

訪談者：從第一張到最後一張，你跟她是怎麼做呢？怎樣才能克服這種有缺陷的身體形象？

艾瑞克森：首先我會問她是否真的想接受並配合治療。她說自己別無選擇，我表示同意。她是真的別無選擇，除了可以選擇不同的治療師。但由於她已經邁出困難的第一步來找我了，若再去找另一個治療師，她就要再經歷一次這樣艱難的第一步，這可不是她想要的事。這樣就確保了她會待在我這了。

訪談者：我明白了。

艾瑞克森：她沒有意識到我設下了讓她不去找其他治療師的障礙，但那的確在。我還告訴她，治療會關聯到她做為一個人的全部功能，不僅包括她工作的方式、在街上行走的方式，還與吃飯、睡覺、娛樂等這類事情有關。吃意味著什麼？撒尿、排便又意味著什麼？只是盡量地去吃但不撒尿、排便，行嗎？完全不行！連小孩子都學到，你吃了東西，遲早就會排泄。這是基本的常識之一，而你總是保有這個了解。我以吃為例告訴她，她做為一個人的所有功能。不是一種人格，而是一個人。人會吃飯、睡覺、工作、參加娛樂。因此治療包括了每一件事。我必須知道所有她能告訴我的事情，以及所有我能想到的事情。

訪談者：這裡有一個巧妙的語彙，不是嗎？你必須知道所有的事情——她所能告訴你的所有事情。這是先是帶有危險的陳述，但隨即又把危險除去。

艾瑞克森：所有我能想到的事情——而且我是敢想很多事情的。這事實上向她暗示了：沒有任何事情不會被包括進來；每件事情都會被包括進來——所有她能談論的事情，所有我能想到的事情。我是個醫生，我能想很多事情，而且真的知道很多事情。雖然我並沒有說得這麼直接，但所有她能提供給她的醫生的訊息已經如在現前。

而我首先想知道的事情是：身為一個人，她是怎樣看待自己？回答我的最好方式可能就是，她覺得自己看起來如何？她說：「嗯，我是一個金髮女人。」「妳還有兩隻眼睛、兩隻耳朵、兩個鼻孔、兩片嘴唇和一個下巴。妳對這些怎麼想呢？妳說自己是金髮女人，那麼是哪種金髮女人呢？」「是那種骯髒洗碗水顏色的金髮女人。」話已至此，一切都已經清楚了。「我的牙齒太歪，耳朵太大，鼻子太小。我是一個非常普通的女孩。」「非常普通」又意味著什麼？從臉部到「非常普通的女孩」，她描述了她自己。她身體的其他部分也都被涵蓋在這句「非常普通的女孩」當中了。

接著，我要她告訴我她通常是泡澡還是淋浴？我要求她仔細地描述她是如何進入淋浴間，仔細地描述她在淋浴時所做的一切，仔細地描述她關了蓮蓬頭後所做的一切。她不得不在心裡呈現自己的影像（to visualize herself）——我讓她「赤裸著」站在我的面前，不是嗎？一旦她在我面前裸體，我接下來繼續問：「現在，如果妳看見自己赤裸的身體，卻看不見頭，妳能認出自己的身體嗎？」你知道，要在錄音帶上認出自己的聲音是極為困難的。

訪談者：她怎麼回答妳？她能夠認出來嗎？

艾瑞克森：她開始去想像自己赤裸的身體以及如何辨認自己的身體，她又再一次在我面前赤身裸體。

訪談者：是的，我可以了解。我從未聽過這樣的問題，這太有趣了！

艾瑞克森：「我從沒看過妳的身體，但我現在要告訴妳，妳所不知道的，妳身體的事。毫無疑問，妳肯定覺得妳知道自己陰毛的顏色。我從未看過它們，也從未想過要去看它們。但我想妳並不知道它們的顏色。」現在，她有了一件她肯定知道的事了。

訪談者：這不僅使她去想這個問題，還讓她回家後去檢查驗證。

艾瑞克森：她馬上回答說：「自然是和頭髮一樣的顏色，洗碗水般的金色。」然而我知道，根據身體自然正常的色素沉澱規律，陰毛要比頭髮的顏色深。所以我告訴她：「妳說陰毛跟頭髮的顏色一樣？妳錯了。」她會去驗證，然後發現我是對的。我實際上已經展示了我的知識——我給她一個向我提出異議的機會，就是去質疑她對自己身體的了解。

但她會怎麼看我失禮（impolite）談論她的陰毛呢？其實問題根本不在這。真正的問題在於我挑戰了她的認識。這樣一來，她會去證明我的無知（ignorant）而不是我的冒犯（intrusvie）。所以她會抗爭，不過卻是一場錯誤的戰役。如果不去想到陰毛，她就無法回答我是對還是錯。「那麼妳的乳頭是什麼顏色？我懷疑妳真的知道。」她絕對不會放掉這個對她理智認識的挑戰——我懷疑妳真的知道。「當然是與我皮膚的顏色一致。」「不是這樣。妳去看了就會發現，它們與妳皮膚的顏色不同。」於是她進入了爭論，進入了對抗，一個純粹理智的爭論對抗。她將會作戰，不過卻是在我的地盤作戰。

訪談者：的確如此。關於陰毛顏色的爭論，你是正確的，而這使一切更加清晰，她曾在你面前赤身裸體。

艾瑞克森：噢，是的。而且事實上對於她乳頭的顏色，我也是正確的。所以當她告訴我，她的臀部太大時，我可以沒禮貌地說：「對妳而言，它們唯一的用處不過是用來坐在上面。」在爭辯這件事的時候，你怎麼可能不陷入混亂的論點？臀部由肌肉和脂肪組成，這是個尷尬難言的話題；不過，臀部在爬樓梯時是很有用的……

訪談者：而且對吸引男人很有用吧？

艾瑞克森：這是我後面會提到的。接下來我就可以指出，看事情的方式人人不同。那叫什麼來著？在非洲那種有著鴨嘴般的女人？我記不起名字了。你知道，有著鴨嘴般的女人，把像圓盤的東西塞進嘴唇撐開，讓嘴唇突出。「妳知道，那個部落的男人認為那是很美麗的。而他們會很驚訝美國男人竟然認為妳所擁有的嘴唇是漂亮的。」我剛才說了些什麼？

訪談者：你不露痕跡地讚美了她。

艾瑞克森：我提出了男人的觀點，無關個人。

訪談者：是的。你把它說得像是一般的看法而不是你個人的。

艾瑞克森：我談到她的嘴唇不是嗎？

訪談者：是的。

艾瑞克森：這也是短期心理治療中要做的事情。

訪談者：嗯，在我看來，短期心理治療中的問題之一，就是如何讓病人覺得那不是你個人的意見，而是其他人的共有看法，至少是其他男人的看法。

艾瑞克森：雖然不是每個男人都有一樣的觀點，但男人有男性的觀點，女人有女性的觀點。男人一般不會親吻鬍鬚，但女人通常會。

訪談者：不過這裡有個好的轉折；如果你讚美她誘人的雙唇，她也許會否認，認為你錯了，或者會接受，但認為那是你個人的意見，而不是男人的普遍意見。

艾瑞克森：沒錯。我教她身體的功能。「妳吃東西，而妳有哪一種腸胃方面的困擾？」、「妳有哪一種便祕？」、「妳的飲食有多健康？」、「妳尊重妳自己的胃嗎？妳是吃好的食物，還是把隨手可及的東西塞進去來羞辱妳的胃？」在這種她無法反對的正面攻擊下，讓我可以質問，她對自己的胸部、生殖器、屁股、雙腿、腳踝、膝蓋和腹部，應該有什麼態度？她的牙齒太歪了？真的嗎？一個男人會怎麼看著她的笑容？他會如此沒眼光，只注意那兩顆歪的牙齒，還是會看她的雙唇？他會看她的下巴？他會喜歡她的笑容嗎？他有看自己想看部位的權利嗎？他會喜歡看什麼？她有權利說「我在微笑，請看我歪掉的牙齒」嗎？可能他寧願注意她嘴唇的形狀和厚度。

訪談者：你試圖讓她注意到她可能是有吸引力的，是嗎？

艾瑞克森：不。我是想讓她承認，任何男人自己會選擇；如果他們注視她，就是在注視著他們覺得漂亮的東西。而每個男人的口味不同。

（Haley，2012，頁 132-138）

要了解艾瑞克森在案例三中展現的手法，需要先了解他的治療行動布局，要了解他的治療行動布局，就要了解其中所展現的他對身體形象的理解。首先，從案例中得知，艾瑞克森明白，身體形象源自「觀看」，而一個人對自己身體的觀看則是源自他人的觀看。這在本書第七章提出的「自我的三位一體結構」中有根本性的解說。因此，第二，要改善案例中個案的身體形象，就要在「觀看」這件事上下工夫，更動她的觀看。艾瑞克森的目標放在導入「男人（他人）有不同於妳的觀點」，而這樣的導入需要以治療師，即艾瑞克森本人的觀看為中介。第三，更動自我觀看即是更動存在空間，這不僅僅是認知判斷的合理與否，更重要的是涉及意識狀態的轉換，因此需要進入意識狀態轉換的程序。最後第四，意識狀態轉換的程序在於言說觸發的經驗歷程，而不在於認知內容。這四點構成了此案例的策略步驟。

從先前兩個案例，我們可以看到艾瑞克森擅長使用突兀、失禮、令人尷尬的話語將個案置入意識轉換程序。在本案例中，艾瑞克森在發動此一程序前進行了兩項前置作業。第一，艾瑞克森讓個案畫自己，並問她如何看待自己，所得到的結果顯示個案的確對自己有著極為負面與破壞性的「觀看」：支離的自畫像與「覺得自己根本就不配被人正眼看待」。這就確認了個案受困於否定性的自我觀看。第二，藉由讓個案說出「別無選擇」來準備個案面對接下來即將遭遇到的突兀、失禮、令人尷尬的治療提問。在這項工作中，艾瑞克森利用了個案所受到的痛苦，讓她願意進入「別無選擇」的治療，同時也讓她買單這樣的說法：她必須將自己所有的一切攤開在治療師面前。不過，這個痛苦與弱勢的位置只是準備性的，因為治療工作的重點並不在於面對個案的脆弱，而是在於面對個案頑強僵固的自我觀看模式。

值得注意的是，艾瑞克森在解說「做為一個人的全部功能」時，以吃東西為例，並指出連小孩都知道吃東西與排泄相連的經驗，這就會讓個案進入幼年狀態。這個狀態也與個案當時的弱勢者位置一致。考量先前個案已經說出「別無選擇」，並依循治療師的指示畫出自己的圖像，這樣的狀態轉移是有很高機會發生的。事實上，艾瑞克森經常使用兒歌來獲得個案的共鳴，目的也是將個案轉換至幼年狀態。這樣的操作相符於存在催眠治療的「意識狀態即存在狀態」的理解。

接著艾瑞克森果然提出突兀、失禮、令人尷尬的要求：他要個案描述她洗澡的過程細節。我們現在已經知道，這樣的提問會觸發個案的體感經驗，令其進入另態意識。而在這裡，個案不只體感意識活躍起來，圖像意識也受到激發，如艾瑞克森所言：「她不得不在心裡呈現自己的影像——我讓她赤裸著站在我的面前。」這是說，當個案在治療室內想像自己的裸體時，就如同在治療師面前裸露。這作何解？一般人以為個案的想像是內心的一部分，是不可見的，也不會改變個案當下的處境。持這種看法就無法理解艾瑞克森的思維。然而如果以「存在狀態」的變化來理解一個人在不同經驗歷程中的種種樣態，就可以接受個案的意識經驗變動會牽動其所置身的處境狀態。顯然，艾瑞克森專注於洞悉個案的經驗狀態歷程，並且以「狀態」視野來掌握個案的當下存在。

當艾瑞克森評論他與個案的爭論時，他說：「她進入了爭論，進入了對抗，一個純粹理智的爭論對抗。她將會作戰，不過卻是在我的地盤作戰。」這意謂著什麼？這段爭論過程的起點在於艾瑞克森詢問個案身體私密部位的顏色並否定她的答案，但又聲明他從未看過這些部位，並且無意去看。這樣的話語不但同樣失禮與令人尷尬（因此也同樣會觸發個案的身體感受），還會激發個案的反駁。我們要注意到，在此之前個案在治療中處於相對弱勢的位置，聽憑治療師的指示，同時充滿圖像與體感經驗。當能夠向艾瑞克森提出異議時，個案迫不及待地進入爭論的位置，似乎可藉此扳回一城。不過這「純粹理智的爭論對抗」顯然是艾瑞克森刻意為之，並且讓個案「在我的地盤作戰」。艾瑞克森的「地盤」是什麼？

以意識三重構作理論來看就相當清楚了。在這個爭論中，個案的語意意識活躍起來，朝向艾瑞克森的話語內容作反應。而在圖像意識所形成的關係上，個案卻是與艾瑞克森「一起看」著她的私密部位的顏色：「如果不去想到陰毛，她就無法回答我是對還是錯。」建立如此「一起看」的關係來改變個案的經驗在本書的第六章有詳細的說明，艾瑞克森顯然也知之甚詳。因此我們可以同意，艾瑞克森的溝通不在於以話語內容改變個案，而是以改變個案的經驗過程為指向，這正是口語文化的特性。即使個案的回答不是「跟頭髮的顏色一樣」，而是「比頭髮顏色還深」，治療師也沒有失敗。他接續的反應可以是：「我不否認，不過妳可以再精確一點嗎？」或是：「那麼另外的部位呢？妳也知道嗎？」同樣能夠維持「一起看」的結構。來自催眠現象的意識三重構作理論顯示語意、圖像與體感意識可以分別運作，在艾瑞克森的語彙中則是意識溝通與潛意識溝通的分別。

事實上，本案例中的艾瑞克森早就在引動個案的圖像意識上下工夫，同時也一直在建立「一起看」的關係形式。在這整個架構下，艾瑞克森的醫學知識就可以發揮作用，修改個案對自己的看法，以調換僵化之自我觀看所產生的負面身體形象。我們可以想像，若沒有先前的鋪陳，治療師直接跟個案爭論她的身體部位的顏色並且獲勝，頂多只是讓後者在語意意識上承認前者的意見，無助於更動她「覺得自己根本就不配被人正眼看待」的「觀看」及相應的存在狀態。因此就如先前所說的，更動自我觀看即是更動存在空間，這不僅僅是認知判斷的合理與否，更重要的是涉及意識狀態的轉換，因此需要進入意識狀態轉換的程序。

在與個案有了「一起看」的關係後，艾瑞克森開始導入「一般男人（他人）的觀點」，進一步調動她所認為的自己的樣子。我們可以注意到，相對於爭論個案身體部位顏色時的肆意，艾瑞克森在導入這個觀點時是相當謹慎的。他的著眼點是不讓個案的否定判斷升起，因此陳述的是無從反駁的一般男人觀點，而非個案可以輕易貶損的治療師個人觀點。這樣的謹慎在艾瑞克森催眠治療是不觸動意識心靈的判斷作用，在存在催眠治療則是避免語意意識的活躍。

在海利的另一本書中同樣有本案例的記載，但文字有所出入。（Haley, 1985）其中最大的差別是該書中有一段陳述是關於艾瑞克森指示個案去買香水與化妝粉並要求她使用。個案一開始感到可笑，但卻在執行過程中經歷了極大的衝擊。回到治療室後，個案向治療師說：「我知道我自己有許多錯誤。」（I know, there's lots wrong with me.）（頁 23）此一遺落的內容顯示出個案已經從「我很醜陋」或「不配被人正眼看待」到承認「我對待／看待自己的方式是錯誤的」。這是以現實生活中的實作教練（coaching）來進一步測試或轉化個案的圖像意識與體感意識的運作模式，是艾瑞克森治療手法的一部分。艾瑞克森的實作教練乃是針對性地給予個案所需要的歷程經驗，而不是一般的行為學習或完成目標。

存在催眠治療觀點

綜合前述三個案例的解析，我們可以看到艾瑞克森催眠治療的口語文化特徵：言說作用於圖像與感受經驗優先於其意義內容呈現。這是因為口語文化著重於以言說來促發經驗的生成，如同呈現在案例一與二中的經驗改寫與覆寫現象。若是以書寫文化的邏輯分析角度來看，艾瑞克森的治療言說就充滿矛盾，也經常逸出人際互動的常規，呈現出失禮與令人尷尬、不安的性質，令人不知為何如此的話語可以達到心理治療的效果。而區分口語文化與書寫文化的不同，就可說明艾瑞克森催眠治療的作用之處以及其難以捉摸的理由。

如同口語文化對經驗歷程的關注，意識三重構作理論讓治療師將注意力朝向個案在治療現場的意識經驗變化，而非其訴說的問題與事件內容。不僅如此，意識三重構作理論表明，觸發體感與圖像經驗就會導致意識狀態的轉化，產生催眠現象。因此，艾瑞克森溝通的口語文化特徵就演變成為其獨特的催眠手法。艾瑞克森是以潛意識心靈來指稱圖像與體感意識經驗，這也是其心理治療的工作主軸。口語溝通的經驗歷程面向、圖像與體感意識經驗以及潛意識心靈運作，三者在上述三個案例中指向同樣的經驗現象。

艾瑞克森催眠治療也具備了「存在狀態」視野，即以個案當下的經驗狀態來把握個案的存在樣態，並據以規畫治療策略。因此眼前的個案可以是三十多歲的不安者，或是經驗到吃東西與排泄關係的年幼者，或是裸露自身的尷尬者，抑或是準備挑戰治療師的爭論者。根據不同存在狀態的經驗與行為特性，艾瑞克森就可以與之為伍並順勢而為，利用（utilize）其動能，並採取不會遭遇阻抗的治療步驟。

當艾瑞克森以個案當下存在狀態的經驗歷程為溝通指向時，就形成了存在催眠治療中的倫理聯結。雖然突兀、無禮與令人尷尬的言談似乎難以稱之為具治療效用的倫理聯結，但艾瑞克森卻是以此手法帶動個案進入一般來說難以做到的轉化程序。這說明了其中治療師與個案之間是聯結而不是對立分離。羅森所指的「艾瑞克森矛盾」印象就是來自於此：明明看似治療師強勢主導，但卻又是讓個案得以解放成長的介入。這呈現出艾瑞克森既是操弄者（manipulator），也是解放者（emancipator）。然而這個矛盾在三重意識分離運作的模式上就可以得到清楚說明。案例三中的「一起看」關係結構即是很好的例證。雖然表面上艾瑞克森與個案處於爭執之中，但其核心卻是兩者共同面對著個案身體形象的圖像化經驗。這就具備了倫理聯結的內涵，從而得以讓艾瑞克森轉化個案投注於自己身體上的否定眼光，讓個案感到在治療師的注視下有著不被貶抑的開放經驗。

口語文化的經驗生成歷程、意識三重構作、存在狀態以及倫理聯結等面向說明了「艾瑞克森矛盾」實是來自推論理解（understanding by reasoning）與經驗理解（understanding by experiencing）之間的分別。這四個面向也是艾瑞克森催眠治療顯現在存在催眠治療脈絡中的圖像。

「艾瑞克森矛盾」的催眠治療方法：論述對話

從本書一路以來與各治療學派的對話中可以看到，雖然有著種種不同的理論論述，但若回歸到治療現場與經驗歷程，呈現出來的是各學派以不同的話語在對共同的現象進行言說。這個現象也出現在關於艾瑞克森催眠治療的論述領域。舉例來說，有學者將看起來南轅北轍的艾瑞克森與羅傑斯進行比較，認為兩人的心理治療方式有著獨特的相似之處，都是利用個案本身的成長方向引發有機體（潛意識）的智慧，提供他們最大的自由。（Gunnison, 1985）強調個人成長傾向的阿德勒學派學者也認為催眠治療進入阿德勒治療學圈需歸功於艾瑞克森，因為這兩位治療學家的觀點有相似之處：認為人是現象學的、社會的與積極主動的（phenomenological, social, and proactive）（Bliss & Klein，1990，頁 473）。不過，這些類比和語彙似乎與一般人對艾瑞克森催眠治療的印象大大不同，反映著羅森所說的「艾瑞克森矛盾」。雖然如此，本書對催眠現象的論述連同本章對三個案例的解析，已經可以對這個矛盾提供一個說明。

接下來我們將進一步以艾瑞克森催眠治療學者所提供的兩組解說論述來與前述案例解析所得對話。一是艾瑞克森催眠治療的四個「正字標記」（hallmarks）原則（Matthews, Lankton & Lankton, 1993），另一則是艾瑞克森催眠引導與催眠暗示的五階段論（Erickson & Rossi, 1979）。筆者將以經驗歷程理解來轉譯這兩組解說論述，一方面呈現這兩組論述中的「艾瑞克森矛盾」印記，另一方面也顯示其契合於存在催眠治療的見解。

首先是馬修等人（Matthews, Lankton & Lankton, 1993）提出的艾瑞克森催眠治療四原則：

1. 潛意識不必然要被意識所認識。潛意識過程可以保持在意識覺知之外但卻被用來解決問題。
2. 心理機制與人格特質不見得要被分析而讓個案知道。它們可以被用來貢獻在邁向治療目標的過程當中。
3. 暗示（suggestion）不需要直接明白。間接的暗示（indirect suggestion）讓（1）個案的個別性、早先的生活經驗，以及獨特的潛能得以出現；（2）古典心理動力之過程學習，如連結、串接、相似與對比，都出現於潛意識中，使得（3）個案意識的限制與判斷可以被跳過，因此增加心理治療的效果。
4. 催眠暗示並不是強加治療者的觀點於個案身上，而是創造可以促發新行為的意義、態度或信念。（p. 190-193）

根據本章的討論，我們需要將這四項原則從內容的推論理解轉譯為經驗的過程理解，以掌握艾瑞克森催眠治療。第 1 項原則中的「意識／潛意識」可轉譯為「語意意識／圖像與體感意識」。第二項原則中的「心理機制與人格特質」可轉譯為治療師所掌握的個案存在狀態，也是其三重意識運作的組合狀態。因此，這兩項原則指的是以個案的意識經驗狀態為目標，聯結並促發其圖像與體感意識作用，這將造成個案轉化進入催眠狀態。其間語意意識的判斷作用要被保持在低度活躍程度，以免舊有的思維模式干擾新經驗的生成。

第三項與第四項原則中的「暗示」其實就是以經驗歷程為目標的口語溝通。「個案的個別性、早先的生活經驗，以及獨特的潛能」在引動個案特定的圖像與體感意識時被喚起，進入治療現場，成為個案當下的存在經驗狀態。存在經驗狀態與存在經驗狀態之間的「連結、串接、相似與對比」，屬經驗生成的歷程作用，治療師要加以掌握，從而在個案身上創造新的經驗。同樣地，這樣的口語溝通要注意不要引起壓制新經驗產生的語意意識判斷作用。

我們可以看到，這四項原則反映著迴避個案判斷意識以及打開經驗生成可能性的「艾瑞克森矛盾」。而放到經驗歷程理解上，很明顯地符合口語溝通的經驗生成作用特性、存在狀態與意識三重構作的視野。

接著來看羅西所整理出的艾瑞克森催眠引導與催眠暗示五階段（Erickson & Rossi, 1979）：

1. 注意力的固定；利用個案自己所關注的方向來把個案的注意力導引到內在現實。
2. 削弱個案的慣用信念參照系統；以使其分心、出其不意、比喻等方式讓個案一般使用的意識判斷中止下來。
3. 潛意識地搜尋能夠引至問題解決的意義或經驗。
4. 促發個人經驗重新組織的潛意識歷程。
5. 個案發現一些催眠所促發的行為是獨立於其意識控制的，如懸浮的手臂，而能夠接受這樣的想法：自己本身擁有超過自己意識所知的資源來協助自己面對生活。（p. 13）

同樣地，我們可以從經驗歷程來理解上述這五階段的催眠引導與催眠暗示。第一階段中所稱的「內在現實」指的是個案當下「所關注的方向」的感受與圖像經驗。除了潛意識心靈，艾瑞克森也經常用「內在」一詞來指個案當下的經驗歷程。（Erickson & Rossi, 1979）因此，注意力的固定其實是在當下讓個案的體感與圖像意識活躍，從而產生意識狀態的變化。如此以體感與圖像意識的活躍來做為催眠引導也見於前述的三個案例中。「注意力的固著」其實是傳統關於催眠引導的用語，但用來捕捉艾瑞克森催眠手法的內涵就顯得有所不足。

第二階段很明顯就是擱置語意意識的判斷作用。語意意識的主要功能就是歸類事物、判斷對錯，而歸類事物與判斷對錯需要奠立在一個參照系統中。這樣的系統必然是限制在某一觀點下，但會用來對治療師的各項言說進行理解、評估與判斷，甚至批判。這是為何艾瑞克森催眠引導的一個要點是要將個案的慣用信念參照系統削弱。其意涵並非在於破壞理性，而是暫止阻礙改變的判斷作用。而在意識三重構作的理論中，第一階段與第二階段其實是同一經驗歷程的兩面：圖像與體感意識活躍必然削弱語意意識的判斷作用。

第三與第四階段的潛意識搜尋與潛意識歷程指的是在前兩階段後的經驗生成運作。在圖像與體感意識活躍以及語意意識削弱的情況下，治療師以開放性的引導，即間接暗示，讓個案進入經驗重組與重構的歷程。本書第十章解析的澄心法歷程就是這裡所指的「潛意識搜尋與潛意識歷程」。在以圖像與體感意識運作為基礎的經驗生成歷程中，要注意的是迴避語意意識判斷參照架構的干擾，或重構其內容，使之順應新的改變。這正是第五階段的內涵：利用催眠狀態下的自發現象為「證據」，「說服」語意意識重構其內容。

羅西整理的五階段顯示艾瑞克森催眠手法的要旨是，促發圖像與體感意識並抑制語意意識，或者說促發潛意識心靈作用並抑制意識心靈作用。而這樣的意識活動配置符合存在催眠治療所提出的經驗生成歷程。

結語

如同本章一開頭所述，二十餘年來艾瑞克森催眠治療一直沒有離開筆者的視野。而在以現象學方法繞道本土心理療癒現象之後，筆者提出的存在催眠治療成為一個可以理解艾瑞克森催眠治療的架構。同樣清晰起來的是，心理治療的核心原則實是在於治療師與個案之間所產生的經驗生成歷程，即倫理療癒。

艾瑞克森可說是一位風格獨特的治療師，將心理治療的核心工作以簡潔但極具效力的方式進行。然而令人難以捉摸的「艾瑞克森矛盾」讓後繼者相繼聚焦於解碼其「獨特風格」，而不是探究其所展現的心理治療核心本質，實是可惜。不過在他眾多的學生當中，幾乎沒有人採用突兀、失禮與令人尷尬的「艾瑞克森矛盾」治療手法，可說是形成了另一種「艾瑞克森矛盾」！

從這個角度來看，筆者以倫理療癒的經驗生成本質結構做為心理治療的核心，得以就此觀察到艾瑞克森催眠治療的工作架構與目標指向，也將「艾瑞克森矛盾」化解於意識三重構作的運作型態之中。意識三重構作與經驗生成的倫理照顧如此可做為艾瑞克森催眠治療與存在催眠治療的共同語言，也會是後者吸收前者治療手法的轉化管道。

參考文獻

Bliss, S. & Klein, R. E. (1990). M. H. Erickson's interventions in an Adlerian context: Treatment of eating disorders. *Individual Psychology*, 46(4), 473-480.

Erickson, M. H., & Rossi, E. (1979). *Hypnotherapy: An exploratory casebook*. New York: Irvington.

Gunnison, H. (1985). The uniqueness of similarities: Parallels of

Milton H. Erickson and Carl Rogers. *Journal of Counseling and Development*, 63, 561-564.

Haley, J. (1985). *Conversations with Milton H. Erickson, M.D.: Changing individuals*, Vol. 1. New York: Triangle Press.

Haley, J. (1993). *Uncommon Therapy: The psychiatric techniques of Milton H. Erickson, M.D.*. New York: W. W. Norton & Company.（傑・海利〔2012〕：《不尋常的治療：催眠大師米爾頓・艾瑞克森的策略療法》，蘇曉波、焦玉梅譯。台北：心靈工坊。）

Lankton, S. (2004). *Assembling Ericksonian Therapy: The collected papers of Stephen Lankton*. Phoenix: Zeig-Tucker.

Matthews, W. J., Lankton, S., & Lankton, C. (1993). An Ericksonian model of hypnotherapy. In J. W. Judith, S. J. Lynn, & I. Kirsch (Eds.), *Handbook of Clinical Hypnosis* (pp. 187-214). Washington, DC: American Psychological Association.

Ong, W. J. (2002). *Orality and literacy*. New York: Routledge.

Parke, J. S. (2000). *Milton H. Erickson M.D. and the Art of the Oral Tradition*. (Doctoral dissertation). Ann Arbor, MI: UMI.

Rosen, S. (1979). Foreword. In M. H. Erickson & E. L. Rossi, *Hypnotherapy: An exploratory casebook* (pp. ix-xiii). New York: John Wiley.

Rosen, S. (Ed.) (1982). *My Voice Will Go With You: The teaching tales of Milton H. Erickson*. New York: W. W. Norton & Company.

Yapko, M. D. (2001). Revisiting the Question: What is Ericksonian Hypnosis? In B. B. Geary & J. K. Zeig (Eds.), *The Handbook of Ericksonian Psychotherapy* (pp. 168-186) Phoenix: The Milton H. Erickson Foundation Press.

Zeig, J. K. (2014). *The Induction of Hypnosis: An Ericksonian elicitation approach*. The Milton H. Erickson Foundation Press.

【跋】

行進中的存在催眠治療

本書的寫成距離我 2010 年首次以「存在催眠治療」為名在東華大學諮商與臨床心理學系碩士班臨床心理學組開課已有十二年；成立於 2015 年的台灣存在催眠治療學會（網址：existential-hypnotherapy.org.tw）至今也過了七個年頭。因此，存在催眠治療並非台灣心理治療界裡的全然新鮮人。不過，本書的完成仍然標示了一個里程碑，它讓存在催眠治療更有機會跨越我們自身世代生命的限制，接觸到往後世代的心靈。

僅只是一本書顯然不足以在盡是外來種的心理治療花園中保持原生品種的盛開，呼朋引伴的照料會是必要的工作。閱讀本書的讀者已經知道，我其實只是這群為了在自己家鄉栽種人類心靈花朵的工作者之一。而我希望能夠在自己的值班任期內為以後接棒的伙伴準備健康的根苗。這就需要以實務上的鍛煉讓存在催眠治療茁壯，並以理論上的深化讓它具體擴展能力。因此，除了這本書，最後我想簡短說明存在催眠治療在實務領域上的進展以及接續的理論建構規畫，以做為邀請——邀請讀者加入目擊在世為人的存在過程、見證阻礙生命流動的陷阱，以及在憂懼、絕望與冷漠襲來時照顧彼此。

邁向實踐有效性的淬煉

心理治療與心理諮商是當代醫療體制中的專業，它不能僅是本土心理學裡的一項學術運動。如果本土化道路無法與當代心理治療與心理諮商專業接軌，將成為無法在當代生活中立足的空談。這是說，面對台灣社會生活中各式各樣的心理受苦，存在催眠治療必須能夠在專業體制內實踐。若不能在當代醫療建制實務場域上獲得實踐有效性，存在催眠治療的發展就顯得只是學術上的一廂情願。

除了接軌當代的專業形式，存在催眠治療也必然要進入市場接受考驗。心理治療師為何要採用存在催眠治療？它比精神分析、認知行為治療、個案中心學派、薩提爾家族治療以及心理劇等等，更能夠支持心理治療師的執業嗎？它能夠提出完整的訓練課程嗎？就算具備專業實踐的可能性，若無法面對市場競爭，獲得心理治療師的青睞，「本土」兩個字毫無用處。

結合本土心理學的學術認同與專業實踐上的必要性，我認為任何本土心理治療與心理諮商的發展必須包括六項工作：

1. 從台灣社會中的受苦療癒現象開始，獲得文化契合性；
2. 不自限於特殊性的文化視野，而以一般性的心理治療理論為目標；
3. 要有消解苦痛的實用性與專業形式上的可用性；
4. 能夠提供心理師職前與在職訓練課程，在市場上接受檢驗；
5. 成為心理師認可與投入的心理治療與諮商模式；
6. 形成專業團體，在專業領域中傳承。

以這六項工作來考量存在催眠治療，雖然我早於 2004 年就完成〈做為倫理行動的心理治療〉一文，提出倫理療癒的心理治療模式，並且於 2010 年開始正式授課，但藉由本書的完成才算是真正底定了其中第一、二項任務。而隨著投入存在催眠治療的學生逐年成為心理師進入職場、站穩腳跟並拓展執業範圍，第三項任務也獲得展開，並取得實踐經驗上的驗證。

在前述的基礎上，我與一群已經在實務工作中實踐存在催眠治療的心理師決定成立自己的學會。完備了內政部與衛生福利部的申請條件後，「台灣存在催眠治療學會」於 2015 年正式成立，其目的在於推動存在催眠治療的研究深化與實踐創新。存在催眠治療學會設有訓練辦法，內容包含存在催眠治療發展歷史脈絡、理論與操作架構、存在取向的個案概念化、現象學方法、技術演練與督導，以及相關臨床實務應用方式等主題課程。此外，學會也設計了三層級的進階考核認證，授予完成訓練的學員「存在催眠治療師」、「存在催眠治療講師」以及「存在催眠治療資深講師」等任務資格。至今存在催眠治療學會已推出相當時數的專業課程與推廣課程，成為台灣心理師實務工作與在職教育中的一項選擇。也就是說，藉由學會的成立，存在催眠治療邁向前述四至六項的專業發展任務。

透過心理治療的教育訓練及市場需求來定義存在催眠治療的實踐有效性，是存在催眠治療是否能夠生存下去的重要挑戰。如果能夠持續成長發展，那就意謂著存在催眠治療不只是一項學術主張，同時也是具有實際療效的心理治療與心理諮商方法。如此確定的療效是奠基於心理治療的實務工作，也是一項學術研究與專業實踐的具體結合成果。

理論建構的展望

雖然存在催眠治療的論述已相當完整，不過我認為它的學術理路仍有待完整揭示，它的發展潛力仍有待具體提示。這兩個方向的工作對於接棒參與存在催眠治療的實務者與學術者都會有支持的作用。目前看來，至少有四個主題的專書寫作需要接續展開。

首先關於學術理路的完整揭示，我規畫了兩本專書寫作計畫，分別以現象學心理學發展思路及本土臨床心理學為主題。這兩本書是存在催眠治療的「前傳」，它們是存在催眠治療的理路根源。在現象學心理學發展思路主題上，我將從胡塞爾刻畫的以人類經驗為對象的現象學心理學開始，展示它在進入心理學領域後的存在取向轉折，其中最重要的是現象學還原方法的重構，成為多重意義下的存在行動。我也將揭示現象學心理學在實徵領域實踐後的契合形式是心理治療學，而非一般意義下的心理學。心理治療學因此不能被視為當代實證心理學底下的一個次領域；它本身是一個獨立於實證典範外的學門。同時，現象學心理學的真正影響力也不在於只是做為一項心理學研究方法，而是現身為理解與行動合一的實踐心理學。我認為不論從事研究工作與否，存在催眠治療師必然是一位現象學心理學家。因此現象學心理學發展思路一書會是存在催眠治療師的行動與論述依據。

本土臨床心理學一書則是關於存在催眠治療所奠基的學術研究，它會是我過去研究寫作所彙整的論文集。雖然把這些論文分篇呈現不若《存在催眠治療》一書具整合性，但可回返地展示每一個研究個別的問題性與內在理路，以及存在催眠治療在台灣本土心理學的脈絡位置。這本書將提供存在催眠治療一路走來的學術議題挑戰與其所引領的回應策略。

其次在發展潛力的具體提示上，意識三重構作理論可以在兒童發展與心理苦痛的病理學兩方面進一步開展。從佛洛伊德精神分析的發展來看，兒童發展與心理病理學兩者是相輔相成，同時也鞏固了其治療理論。這是值得存在催眠治療學習的範例。在本書第七章已經有以意識三重構作為視野的兒童鏡像發展理論。而完整的、至少包括從出生到語言習得階段的幼兒現象學論述，將會是存在催眠治療通達幼兒經驗世界的窗口，將有助於發展存在催眠治療的兒童心理治療。

以心理苦痛為主題的專書將包括部分 DSM 分類之精神疾病

的存在現象學分析以及台灣華人社會中的倫理受苦樣態。這兩部分筆者都已累積相當數量的實徵研究。以 DSM 系統為參照是因為心理治療服務的對象通常也是精神醫學服務的對象，而精神醫學的語言也會是個案語言使用的一部分。精神醫學的語言是存在催眠治療要理解而非排斥的語言。而從現象學的角度來看，不論以何分類，種種精神疾病實是人類種種存在樣態。對於這些存在樣態的描述有助於心理治療師理解個案，並與專業伙伴溝通。此外，存在催眠治療主張受苦總是倫理的受苦，許多的心理苦痛來自規範倫理的壓迫。這一部分雖然不適宜以病理學稱之，但仍需要被揭示出來，並探究心理治療協助的路徑。

現象學心理學發展思路、本土臨床心理學、幼兒現象學以及心理苦痛等四個主題的專書寫作是我希望在自己所能做到的範圍內，為後續的實務者與學術者提供完整的理論論述支持，進一步擴展與充實存在催眠治療的視野。

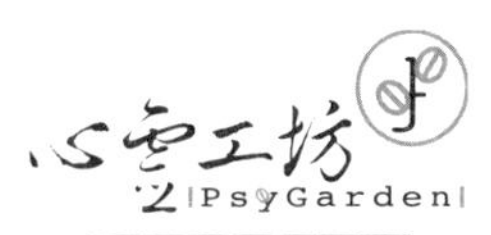

Master 081

存在催眠治療

Existential Hypnotherapy with Situated Consciousness Theory

著一李維倫

出版者一心靈工坊文化事業股份有限公司
發行人一王浩威　總編輯一徐嘉俊
責任編輯一裘佳慧　特約編輯一林婉華
內文排版一龍虎電腦排版股份有限公司
通訊地址一106 台北市信義路四段 53 巷 8 號 2 樓
郵政劃撥一19546215　戶名一心靈工坊文化事業股份有限公司
電話一02）2702-9186　傳真一02）2702-9286
Email一service@psygarden.com.tw
網址一www.psygarden.com.tw

製版・印刷一彩峰造藝印像股份有限公司
總經銷一大和書報圖書股份有限公司
電話一02）8990-2588　傳真一02）2290-1658
通訊地址一242 新北市新莊區五工五路 2 號（五股工業區）
初版一刷一2022 年 7 月　初版二刷一2024 年 5 月
ISBN一978-986-357-243-5　定價一680 元

國家圖書館出版品預行編目資料

存在催眠治療 = Existential Hypnotherapy with Situated Consciousness Theory ／
李維倫著 . -- 初版 . --
臺北市：心靈工坊文化事業股份有限公司，2022.07
面；　公分 . -- (Master ; 81)

ISBN 978-986-357-243-5（平裝）

1. CST: 催眠療法　2. CST: 現象學

418.984　　111010220

心靈工坊 PsyGarden 書香家族 讀友卡

感謝您購買心靈工坊的叢書，爲了加強對您的服務，請您詳填本卡，
直接投入郵筒（免貼郵票）或傳眞，我們會珍視您的意見，
並提供您最新的活動訊息，共同以書會友，追求身心靈的創意與成長。

書系編號—MA 081　　書名—存在催眠治療

姓名　　是否已加入書香家族？□是 □現在加入

電話 (O)　　(H)　　手機

E-mail　　生日　年　月　日

地址 □□□

服務機構　　職稱

您的性別—□1.女 □2.男 □3.其他

婚姻狀況—□1.未婚 □2.已婚 □3.離婚 □4.不婚 □5.同志 □6.喪偶 □7.分居

請問您如何得知這本書？

□1.書店 □2.報章雜誌 □3.廣播電視 □4.親友推介 □5.心靈工坊書訊
□6.廣告DM □7.心靈工坊網站 □8.其他網路媒體 □9.其他

您購買本書的方式？

□1.書店 □2.劃撥郵購 □3.團體訂購 □4.網路訂購 □5.其他

您對本書的意見？

□ 封面設計　1.須再改進 2.尚可 3.滿意 4.非常滿意
□ 版面編排　1.須再改進 2.尚可 3.滿意 4.非常滿意
□ 內容　1.須再改進 2.尚可 3.滿意 4.非常滿意
□ 文筆／翻譯　1.須再改進 2.尚可 3.滿意 4.非常滿意
□ 價格　1.須再改進 2.尚可 3.滿意 4.非常滿意

您對我們有何建議？

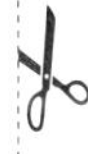

□本人同意 ＿＿＿＿＿＿（請簽名）提供（真實姓名/E-mail/地址/電話/年齡/等資料），以作為心靈工坊（聯絡/寄貨/加入會員/行銷/會員折扣/等之用，詳細內容請參閱http://shop.psygarden.com.tw/member_register.asp。

廣　告　回　信
台北郵政登記證
台北廣字第1143號
免　貼　郵　票

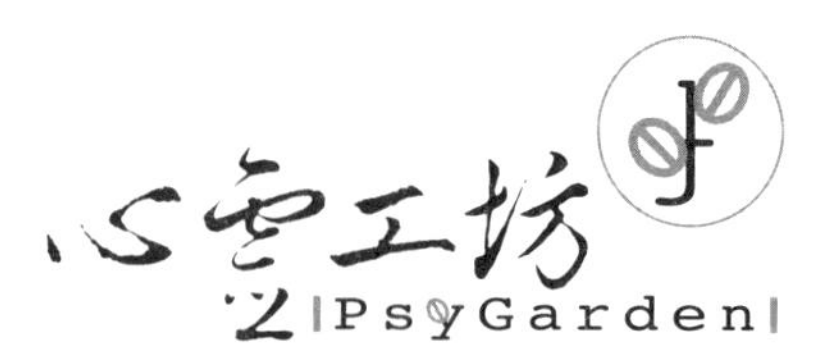

10684台北市信義路四段53巷8號2樓

讀者服務組　收

免　貼　郵　票

（對折線）

加入心靈工坊書香家族會員
共享知識的盛宴，成長的喜悅

請寄回這張回函卡（免貼郵票），
您就成爲心靈工坊的書香家族會員，您將可以——

⊙隨時收到新書出版和活動訊息

⊙獲得各項回饋和優惠方案

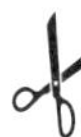